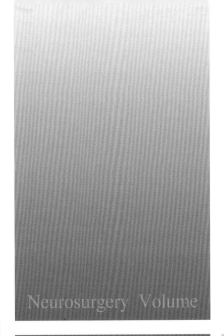

Neurosurgery Volume

神经外科分册
临床人体解剖图谱

Atlas of Clinical Human Anatomy

主编
陈金宝　包义君

主审
王运杰

上海科学技术出版社

图书在版编目（CIP）数据

临床人体解剖图谱. 神经外科分册 / 陈金宝, 包义
君主编 . － 上海：上海科学技术出版社, 2016.7
ISBN 978-7-5478-3058-1

Ⅰ. ①临⋯　Ⅱ. ①陈⋯　②包⋯　Ⅲ. ①神经系统－人
体解剖学－图谱　Ⅳ. ① R322-64

中国版本图书馆 CIP 数据核字 (2016) 第 096195 号

临床人体解剖图谱　神经外科分册
主编　陈金宝　包义君

上海世纪出版股份有限公司
上 海 科 学 技 术 出 版 社　出版
（上海钦州南路 71 号　邮政编码 200235）
上海世纪出版股份有限公司发行中心发行
200001　上海福建中路 193 号　www.ewen.co
浙江新华印刷技术有限公司印刷
开本 889×1194　1/16　印张 21.75　插页 4
字数 450 千字
2016 年 7 月第 1 版　2016 年 7 月第 1 次印刷
ISBN 978-7-5478-3058-1/R · 1123
定价：248.00 元

主编简介

曾任职务

中国医科大学教育技术中心主任，网络教育学院常务副院长。卫生部继续医学教育和乡村医生教育的视听教育专家，中华医学会教育技术分会委员、常务委员、副主任委员、主任委员、名誉主任委员，教育部高等医药院校现代教育技术与计算机教学指导委员会委员，中国电化教育协会理事、医学委员会主任委员，辽宁省高等院校电化教育研究会副理事长等职。

承担课题

国家"九五"重点攻关课题"人体解剖学课件""组织胚胎学课件"2项，国家新世纪网络建设工程课题"人体解剖学网络课程""组织胚胎学网络课程"2项，教育部重大研究课题子课题1项，"药理学"国家级优秀网络课程1项，辽宁省科委课题1项，辽宁省教育厅课题1项。

获得奖励

获得卫生部奖6项，教育部奖1项，美国医学电教学会（HESCA）奖1项。辽宁省科技进步一等奖"现代医学教育资源库"1项，辽宁省优秀教学成果一等奖1项，辽宁省优秀教学成果二等奖2项，辽宁省优秀教学成果三等奖1项，辽宁省优秀课件一等奖1项，沈阳市科技进步三等奖1项。

发表论文及著作

在国家级杂志发表的论文、编写出版的教材及专著共140余篇（部）。其中担任专著《医学摄影》主编，担任《断面解剖与MRI、CT、ECT对照图谱》副主编，策划并参加主编的医学彩色图谱有《人体解剖学彩色图谱》《组织胚胎学彩色图谱》《寄生虫学彩色图谱》《病理解剖学彩色图谱》《实验诊断学彩色图谱》5部，主编《实用人体解剖图谱》（4个分册），《人体系统解剖图谱》《人体局部解剖图谱》，策划并参加总主编系列教材54种。

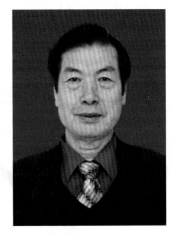

陈金宝

1944年生，山东单县人，1963年考入中国医科大学医疗系学习，1969年毕业。1994年晋升为教授，2000年获得国务院特殊津贴。一直在中国医科大学从事医学图像制作和医学图像处理的研究及资源库建设等工作。

主编简介

2000 年中国医科大学 80 期六年制英语班毕业并留校工作至今，2005 年于日本医科大学研修垂体瘤的临床诊治和基础研究；2006~2011 年获得日本文部省奖学金资助，于东京医科齿科大学攻读理学博士学位，2011 年毕业回国，破格晋升副高级职称，并获得中国医科大学医学博士学位，同年获聘东京医科齿科大学医学生化学客座讲师，2015 年于奥地利萨尔茨堡 Paracelsus 大学医学中心研修颅脑创伤标准化和规范化治疗及脊髓、脊柱病变的手术治疗。

发表 SCI 论文 19 篇，其中作为第一作者 6 篇，作为通讯作者 6 篇，发表中文论文 10 余篇。主持省部级课题 4 项，参与 4 项，多次在全国学术会议上做大会发言。目前专业主攻方向为颅脑创伤的规范化治疗、椎管内肿瘤的微创治疗及其他神经肿瘤的手术治疗。

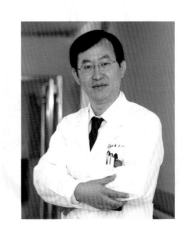

包义君

1975 年生，日本理学博士，中国医学博士、博士后。中国医科大学附属第一医院神经外科副教授、副主任医师、副研究员、硕士研究生导师。现任中华创伤学会神经损伤委员会委员、中国医师协会神经损伤培训委员会委员、中国医师协会神经外科医师分会神经重症委员会委员、中国医师协会科学知识普及分会委员、中国残疾人康复协会神经伤残康复专业委员会委员及辽宁省创伤学会委员兼秘书。

编委名单

主　编

陈金宝　包义君

主　审

王运杰

副主编

刘　强　段坤昌　齐亚力　周艳芬

季雪芳　孙桂媛　傅　强　陆　宇

编　委

按姓氏笔画排序

包义君　刘　强　齐亚力　孙桂媛

杨　雄　陆　宇　陈金宝　季雪芳

周艳芬　官彦雷　赵　丹　段坤昌

陶　钧　傅　强

前言

    《临床人体解剖图谱》是在《实用人体解剖图谱》的基础上，为了方便使用，将内容重新组合，按照临床的学科需要进行分册，即骨科分册、腹部外科分册、泌尿外科分册、胸心外科分册、妇产科分册和神经外科分册。各分册为了满足临床需要，增加了部分疾病的影像学内容、内镜图像和病理学内容，还增加了手术入路解剖学的内容。

    该系列图谱为了充分体现实用性原则，为临床医师提供坚实的解剖学基础，采取了系统解剖、局部解剖、表面解剖、影像解剖和运动解剖相结合，以及正常与变异相结合、大体标本与显微镜切片相结合的方法，充分展示人体的正常结构。此外，在该系列图谱中还包括了有关胚胎学的部分内容。

    系统解剖部分重点展示骨骼、肌肉、血管和神经的有关内容。局部解剖部分按照内容的需要，进行逐层解剖，用高分辨率数码相机拍摄，用图像处理技术对拍摄的图像进行加工处理，充分显示浅组织、筋膜、肌肉、骨骼、血管、神经的相互位置关系。断面解剖部分是将人体进行水平、矢状和冠状断层，用高分辨率数码相机拍摄，用图像处理技术对拍摄的图像进行修整，对标本在固定过程中的萎缩部分进行适当处理，使图像更加真实。

    近年影像技术发展很快，设备的分辨率越来越高，我们应用了超声波、X 线、CT、ECT 和 MRI 图像，从不同侧面展示人体的正常结构。表面解剖部分根据内容的要求，采用不同的姿势，充分显

示人体的结构，用高分辨率数码相机拍摄后进行加工处理，从而获得高质量的图像。

在本套图谱的编绘过程中，参阅了国内外出版的相关图谱和专著。在此，对出版社和作者表示衷心的感谢。

本套图谱在编绘过程中得到了中国医科大学有关领导，网络教育学院、基础医学院有关教研室，以及临床学院有关科室和专家的大力支持，在此一并表示感谢。

由于作者的水平有限，本套图谱难免存在不当之处或错误，敬请学界专家和读者给予批评指正。

陈金宝

2016 年 4 月

目录

肌 肉 / 40

血 管 / 50

第二章 脑

第三章　脑神经

第四章 神经系统传导通路

第五章 脑室及脑脊液循环

第六章 脑血管

第七章　颅　底

第八章　脑异常改变

第九章 脑常用手术入路

参考书目

第一章

头 部

体 表

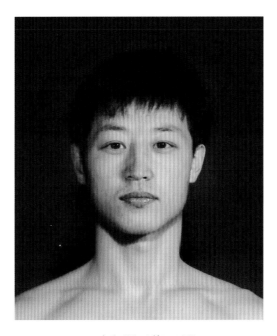

1. 头和颈（前面观）
Head and neck (anterior aspect)

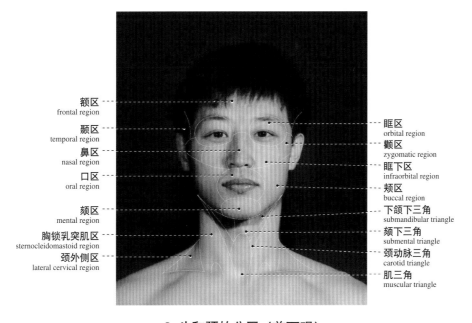

额区
frontal region

颞区
temporal region

鼻区
nasal region

口区
oral region

颏区
mental region

胸锁乳突肌区
sternocleidomastoid region

颈外侧区
lateral cervical region

眶区
orbital region

颧区
zygomatic region

眶下区
infraorbital region

颊区
buccal region

下颌下三角
submandibular triangle

颏下三角
submental triangle

颈动脉三角
carotid triangle

肌三角
muscular triangle

2. 头和颈的分区（前面观）
Regions of the head and neck (anterior aspect)

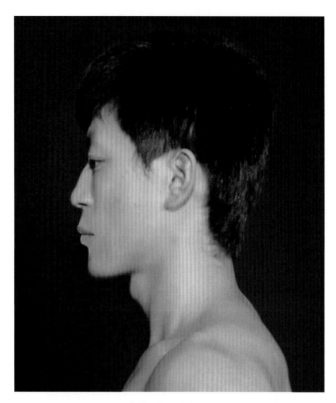

3. 头和颈（侧面观）
Head and neck (lateral aspect)

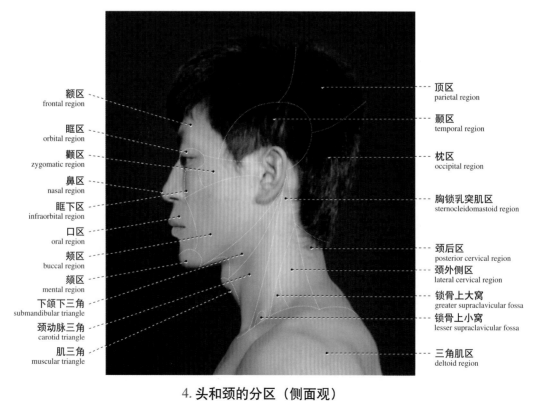

额区
frontal region

眶区
orbital region

颧区
zygomatic region

鼻区
nasal region

眶下区
infraorbital region

口区
oral region

颊区
buccal region

颏区
mental region

下颌下三角
submandibular triangle

颈动脉三角
carotid triangle

肌三角
muscular triangle

顶区
parietal region

颞区
temporal region

枕区
occipital region

胸锁乳突肌区
sternocleidomastoid region

颈后区
posterior cervical region

颈外侧区
lateral cervical region

锁骨上大窝
greater supraclavicular fossa

锁骨上小窝
lesser supraclavicular fossa

三角肌区
deltoid region

4. 头和颈的分区（侧面观）
Regions of the head and neck (lateral aspect)

骨 骼

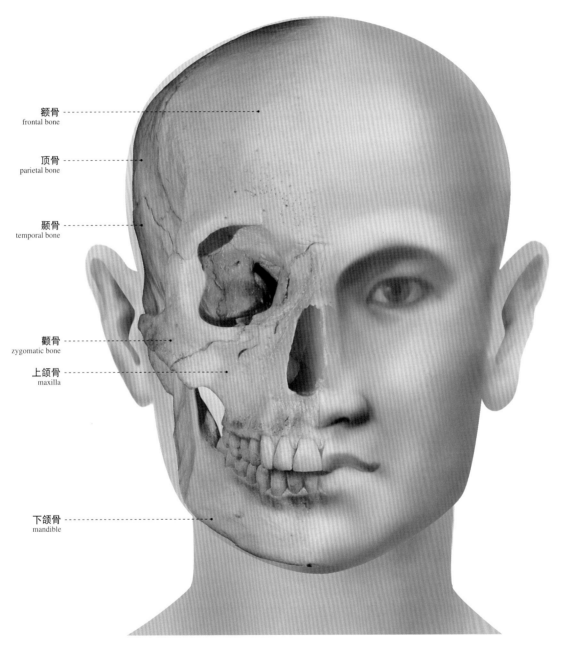

额骨
frontal bone

顶骨
parietal bone

颞骨
temporal bone

颧骨
zygomatic bone

上颌骨
maxilla

下颌骨
mandible

5. 面部骨骼与面部体表对照（前面观）
Comparison of the facial bones and the facial surface (anterior aspect)

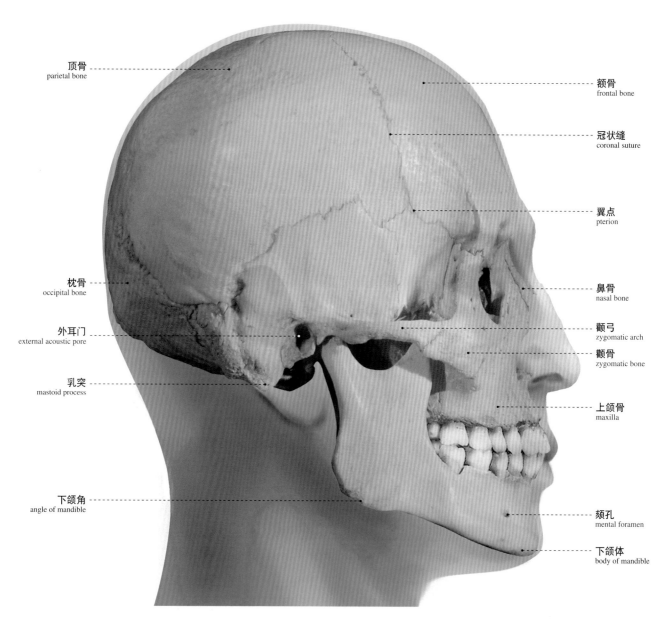

顶骨
parietal bone

额骨
frontal bone

冠状缝
coronal suture

翼点
pterion

枕骨
occipital bone

鼻骨
nasal bone

外耳门
external acoustic pore

颧弓
zygomatic arch

颧骨
zygomatic bone

乳突
mastoid process

上颌骨
maxilla

下颌角
angle of mandible

颏孔
mental foramen

下颌体
body of mandible

6. 颅骨与面部体表对照（侧面观）
Comparison of the skull and the facial surface (lateral aspect)

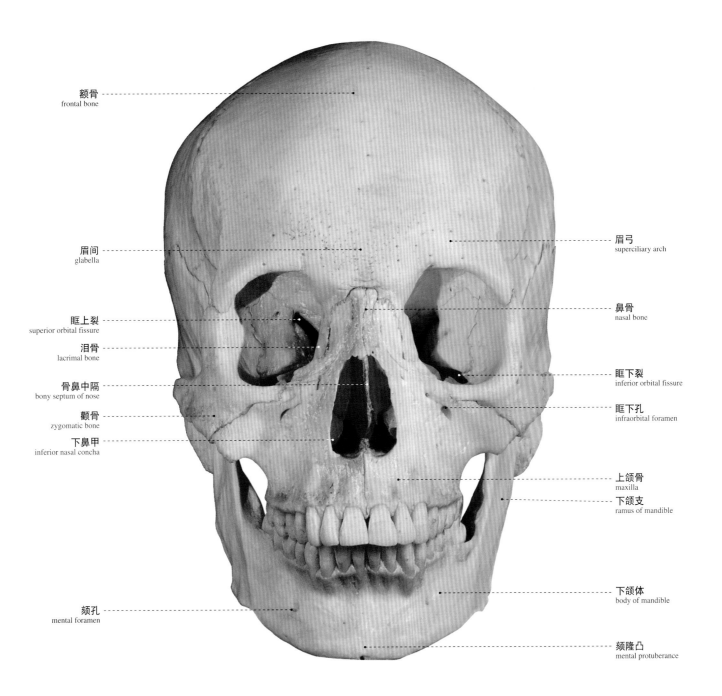

额骨
frontal bone

眉弓
superciliary arch

眉间
glabella

鼻骨
nasal bone

眶上裂
superior orbital fissure

泪骨
lacrimal bone

眶下裂
inferior orbital fissure

骨鼻中隔
bony septum of nose

眶下孔
infraorbital foramen

颧骨
zygomatic bone

下鼻甲
inferior nasal concha

上颌骨
maxilla

下颌支
ramus of mandible

下颌体
body of mandible

颏孔
mental foramen

颏隆凸
mental protuberance

7. 颅（前面观 1）
Skull (anterior aspect 1)

颅位于脊柱上方，由23块形状、大小不同的扁骨和不规则骨组成（中耳的3对听小骨未计入）。除下颌骨和舌骨外，其余各骨都借缝（少数借软骨或骨）牢固连结，形成许多腔洞，容纳、支持和保护脑、感觉器官以及消化系、呼吸系的起始部分。下颌骨是颅骨中唯一能活动的骨。属于颈部的舌骨，位于下颌骨的后方，借韧带和肌连于脑颅。

颅骨分为脑颅骨和面颅骨，通常以经过眶上缘和外耳门下缘的连线为其分界。线以上是脑颅，围成容纳脑的颅腔；线以下是面颅，构成面部的支架。

脑颅骨共8块，包括额骨1块、顶骨2块、枕骨1块、颞骨2块、蝶骨1块和筛骨1块，它们构成容纳脑的颅腔。颅腔的顶是穹窿形的颅盖，由前方的额骨、后方的枕骨和两者之间的顶骨构成。颅腔的底由位于中央的蝶骨以及位于蝶骨后方的枕骨、两侧的颞骨、前方的额骨和筛骨构成。筛骨只有一小部分参与脑颅的组成，其余部分参与构成面颅。

面颅骨共15块，分别围成眶、鼻腔和口腔，它们是成对的额骨、鼻骨、颧骨、泪骨、颚骨和下鼻甲以及单个的犁骨、下颌骨和舌骨。额骨位于面颅的中心部位，分别参与眶、鼻腔和口腔的构成。鼻骨、犁骨、腭骨和下鼻甲以及上颌骨参与鼻腔的构成。鼻骨构成鼻背，犁骨构成鼻中隔的后下部，腭骨位于额骨后方，构成骨腭和鼻外侧壁的后份。下鼻甲附于鼻腔外侧壁的下份。泪骨和颧骨分别位于上颌骨的上内和上外侧，都参与眶的构成。此外，属于脑颅的筛骨和蝶骨，亦参与眶和鼻腔的构成。下颌骨位于上颌骨下方，它们共同构成口腔的前壁和侧壁。舌骨位于下颌骨的后方，借肌和韧带与颅相连。

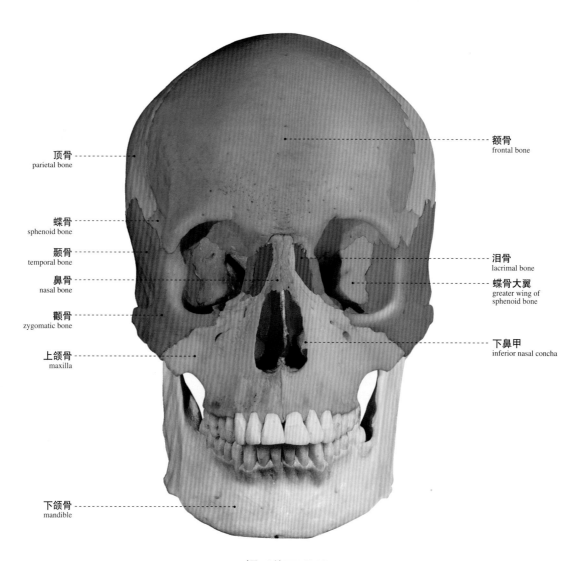

顶骨
parietal bone

蝶骨
sphenoid bone

颞骨
temporal bone

鼻骨
nasal bone

颧骨
zygomatic bone

上颌骨
maxilla

下颌骨
mandible

额骨
frontal bone

泪骨
lacrimal bone

蝶骨大翼
greater wing of
sphenoid bone

下鼻甲
inferior nasal concha

8. 颅（前面观 2）
Skull (anterior aspect 2)

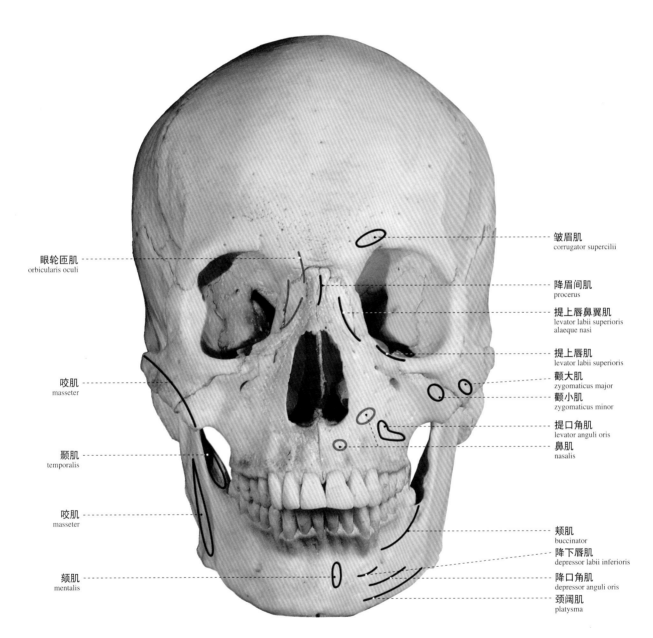

眼轮匝肌
orbicularis oculi

咬肌
masseter

颞肌
temporalis

咬肌
masseter

颏肌
mentalis

皱眉肌
corrugator supercilii

降眉间肌
procerus

提上唇鼻翼肌
levator labii superioris
alaeque nasi

提上唇肌
levator labii superioris

颧大肌
zygomaticus major

颧小肌
zygomaticus minor

提口角肌
levator anguli oris

鼻肌
nasalis

颊肌
buccinator

降下唇肌
depressor labii inferioris

降口角肌
depressor anguli oris

颈阔肌
platysma

9. 颅骨肌肉附着部位（前面观）
Muscle attachment sites of the skull (anterior aspect)

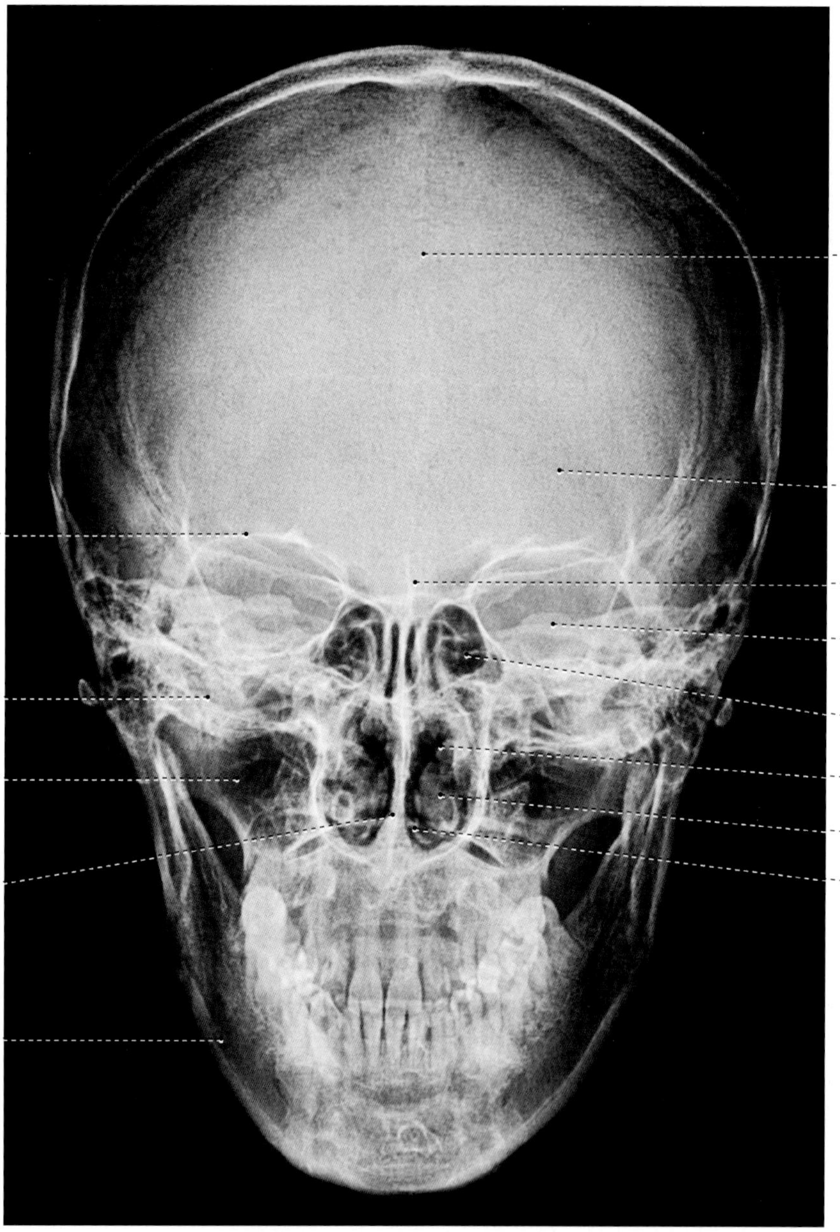

矢状缝
sagittal suture

人字缝
lambdoid suture

鸡冠
crista galli

颞骨岩部
petrous part of temporal bone

筛窦
ethmoid sinus

中鼻甲
middle nasal concha

下鼻甲
inferior nasal concha

鼻腔
nasal cavity

眶上缘
superior orbital margin

眶下缘
inferior orbital margin

上颌窦
maxillary sinus

鼻中隔
nasal septum

下颌骨
mandible

10. 颅 X 线像（前后位）
Radiograph of the skull (anteroposterior view)

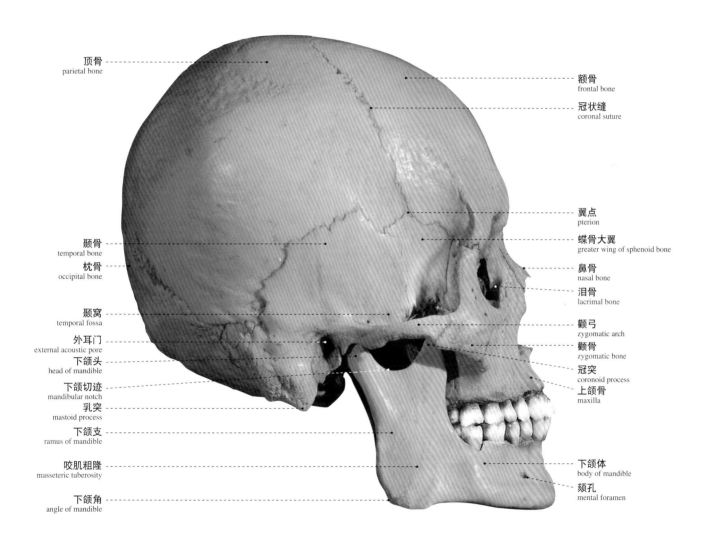

顶骨
parietal bone

额骨
frontal bone

冠状缝
coronal suture

翼点
pterion

颞骨
temporal bone

蝶骨大翼
greater wing of sphenoid bone

枕骨
occipital bone

鼻骨
nasal bone

泪骨
lacrimal bone

颞窝
temporal fossa

颧弓
zygomatic arch

外耳门
external acoustic pore

颧骨
zygomatic bone

下颌头
head of mandible

冠突
coronoid process

下颌切迹
mandibular notch

上颌骨
maxilla

乳突
mastoid process

下颌支
ramus of mandible

咬肌粗隆
masseteric tuberosity

下颌体
body of mandible

颏孔
mental foramen

下颌角
angle of mandible

11. 颅（侧面观）
Skull (lateral aspect)

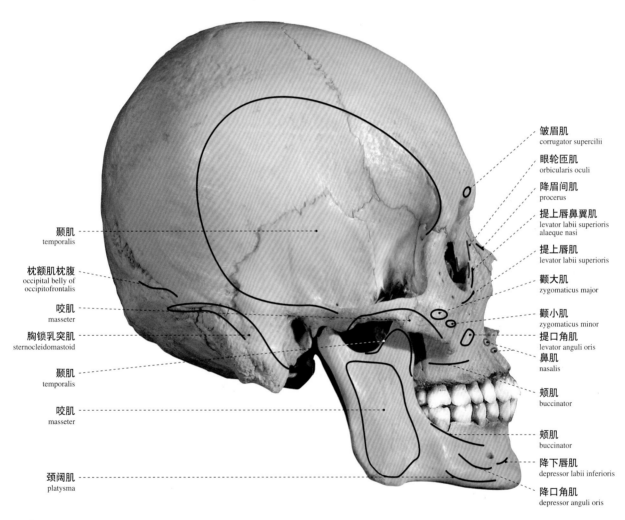

颞肌
temporalis

枕额肌枕腹
occipital belly of
occipitofrontalis

咬肌
masseter

胸锁乳突肌
sternocleidomastoid

颞肌
temporalis

咬肌
masseter

颈阔肌
platysma

皱眉肌
corrugator supercilii

眼轮匝肌
orbicularis oculi

降眉间肌
procerus

提上唇鼻翼肌
levator labii superioris
alaeque nasi

提上唇肌
levator labii superioris

颧大肌
zygomaticus major

颧小肌
zygomaticus minor

提口角肌
levator anguli oris

鼻肌
nasalis

颊肌
buccinator

颊肌
buccinator

降下唇肌
depressor labii inferioris

降口角肌
depressor anguli oris

12. 颅骨肌肉附着部位（侧面观）
Muscle attachment sites of the skull (lateral aspect)

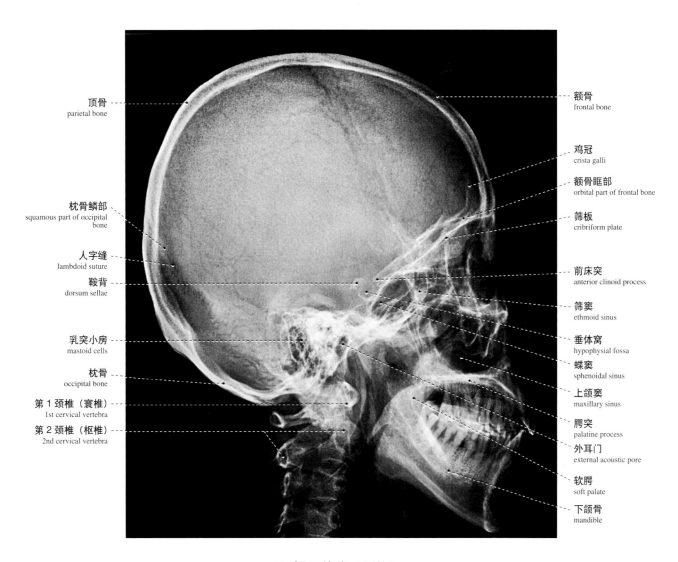

顶骨
parietal bone

枕骨鳞部
squamous part of occipital bone

人字缝
lambdoid suture

鞍背
dorsum sellae

乳突小房
mastoid cells

枕骨
occipital bone

第 1 颈椎（寰椎）
1st cervical vertebra

第 2 颈椎（枢椎）
2nd cervical vertebra

额骨
frontal bone

鸡冠
crista galli

额骨眶部
orbital part of frontal bone

筛板
cribriform plate

前床突
anterior clinoid process

筛窦
ethmoid sinus

垂体窝
hypophysial fossa

蝶窦
sphenoidal sinus

上颌窦
maxillary sinus

腭突
palatine process

外耳门
external acoustic pore

软腭
soft palate

下颌骨
mandible

13. 颅 X 线像（侧位）
Radiograph of the skull (lateral view)

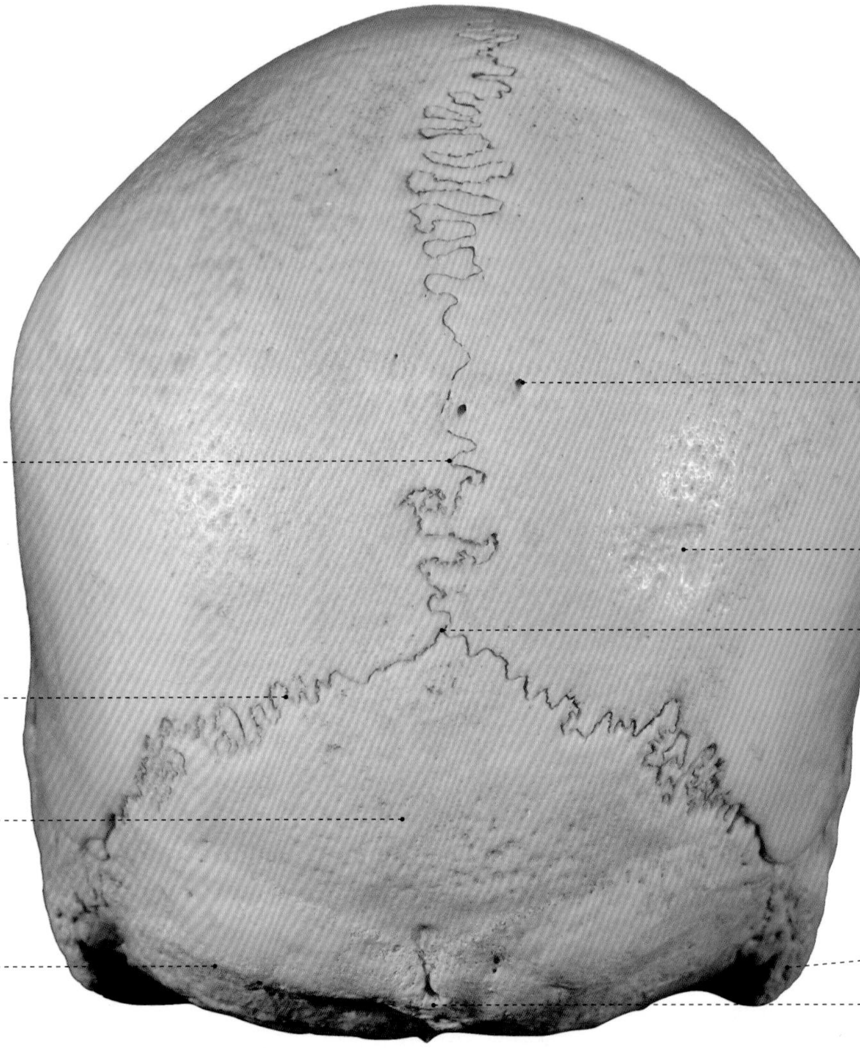

矢状缝
sagittal suture

人字缝
lambdoid suture

枕骨
occipital bone

上项线
superior nuchal line

顶孔
parietal foramen

顶骨
parietal bone

人字点
lambda

乳突
mastoid process

枕外隆凸
external occipital
protuberance

14. 颅（后面观）

Skull (posterior aspect)

颅的后面观可见人字缝、两顶骨后份、枕骨的枕鳞、两侧颞骨的乳突。枕鳞中央最突出的部分是枕外隆凸，由它向两侧延伸至乳突的骨嵴称为上项线。乳突和枕外隆凸都是重要的骨性标志。

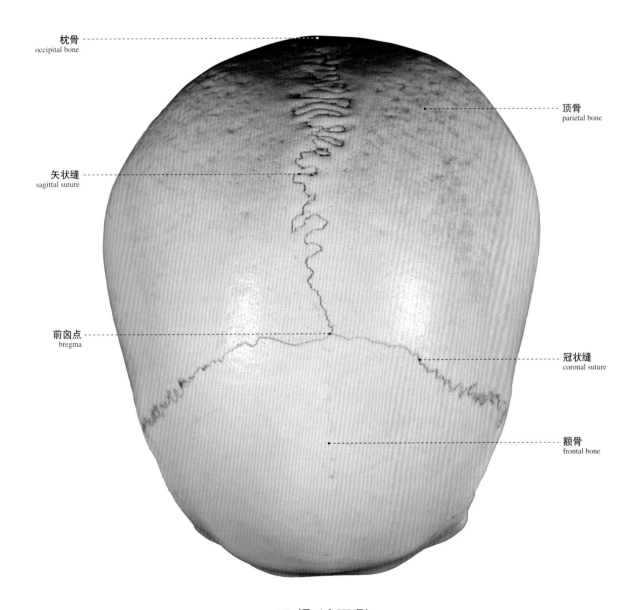

枕骨
occipital bone

顶骨
parietal bone

矢状缝
sagittal suture

前囟点
bregma

冠状缝
coronal suture

额骨
frontal bone

15. 颅（上面观）
Skull (superior aspect)

颅的上面观，颅顶呈卵圆形，前窄后宽。额骨和两顶骨接连处是冠状缝，两顶骨接连处是矢状缝，两顶骨和枕骨相接处是人字缝。顶骨最隆凸处称为顶结节。矢状缝后份两侧常各有 1 对小孔，称为顶孔。

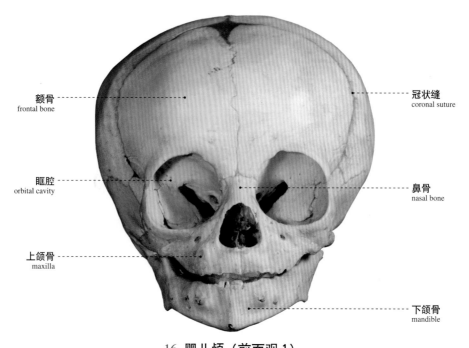

额骨
frontal bone

冠状缝
coronal suture

眶腔
orbital cavity

鼻骨
nasal bone

上颌骨
maxilla

下颌骨
mandible

16. 婴儿颅（前面观 1）
Skull of an infant (anterior aspect 1)

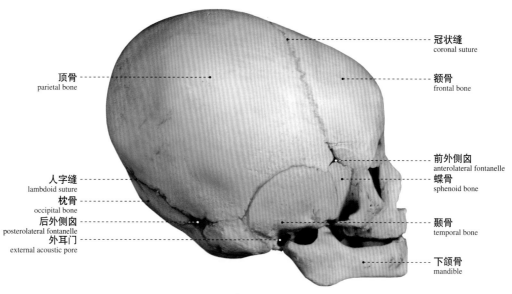

顶骨
parietal bone

冠状缝
coronal suture

额骨
frontal bone

前外侧囟
anterolateral fontanelle

蝶骨
sphenoid bone

人字缝
lambdoid suture

枕骨
occipital bone

后外侧囟
posterolateral fontanelle

外耳门
external acoustic pore

颞骨
temporal bone

下颌骨
mandible

17. 婴儿颅（侧面观 1）
Skull of an infant (lateral aspect 1)

　　婴儿颅顶各骨间为结缔组织膜连结，颅骨之间的间隙部分膜较大，称颅囟。最大的颅囟呈菱形，位于矢状缝与冠状缝相接处，称前囟；位于矢状缝与人字缝相交处称后囟，呈三角形。顶骨前下角处有前外侧囟。顶骨后下角处有后外侧囟。前囟在生后 1~2 岁时闭合，其余各囟都在生后不久即闭合。婴儿从出生到 7 岁，颅的生长最快，因牙的出现及鼻旁窦的相继发育，面颅迅速扩大。从约 7 岁到性成熟期，颅的生长相对缓慢，但逐渐出现性别差异。从性成熟到 25 岁，性别差异更加明显，额部前突，下颌角明显。成年后，颅底诸软骨逐渐骨化。老年因牙齿脱落，牙槽被吸收变平，面部又显短小。

　　颅骨的发育可根据头围大小，骨缝和前、后囟闭合时间等进行衡量。出生时颅缝分离，生后 3~4 个月闭合。颅缝早闭或头围过小见于小头畸形；颅缝迟闭、头围过大见于佝偻病、先天性甲状腺功能减退症等。前囟饱满常提示颅内压增高，常见于脑积水、脑炎、脑膜炎、脑肿瘤等疾病；前囟凹陷常见于极度消瘦或脱水。

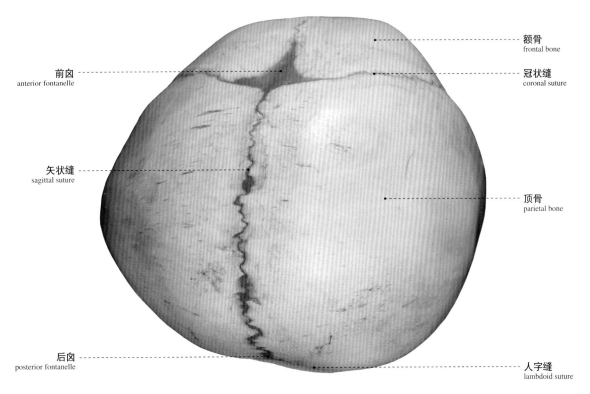

额骨
frontal bone

前囟
anterior fontanelle

冠状缝
coronal suture

矢状缝
sagittal suture

顶骨
parietal bone

后囟
posterior fontanelle

人字缝
lambdoid suture

18. 婴儿颅（上面观）
Skull of an infant (superior aspect)

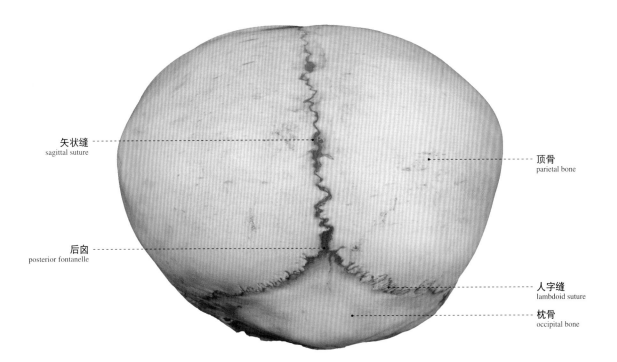

矢状缝
sagittal suture

顶骨
parietal bone

后囟
posterior fontanelle

人字缝
lambdoid suture

枕骨
occipital bone

19. 婴儿颅（后面观）
Skull of an infant (posterior aspect)

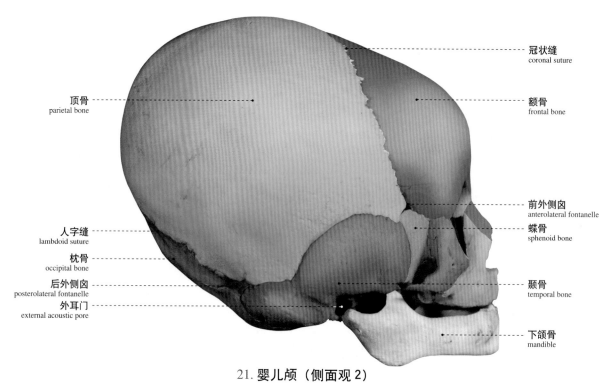

额骨
frontal bone

冠状缝
coronal suture

眶腔
orbital cavity

鼻骨
nasal bone

上颌骨
maxilla

下颌骨
mandible

20. 婴儿颅（前面观 2）
Skull of an infant (anterior aspect 2)

顶骨
parietal bone

冠状缝
coronal suture

额骨
frontal bone

人字缝
lambdoid suture

前外侧囟
anterolateral fontanelle

枕骨
occipital bone

蝶骨
sphenoid bone

后外侧囟
posterolateral fontanelle

外耳门
external acoustic pore

颞骨
temporal bone

下颌骨
mandible

21. 婴儿颅（侧面观 2）
Skull of an infant (lateral aspect 2)

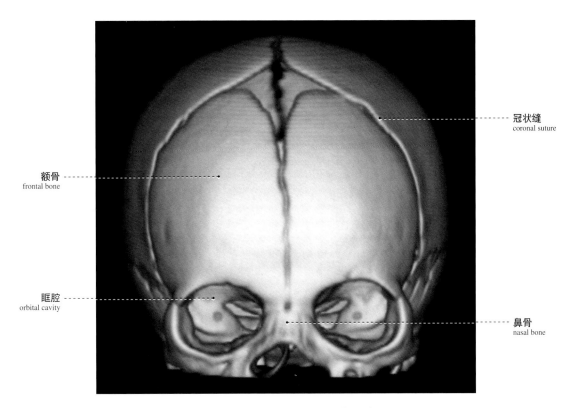

冠状缝
coronal suture

额骨
frontal bone

眶腔
orbital cavity

鼻骨
nasal bone

22. 儿童额骨 CT 三维重建图像
CT 3D reconstruction image of the child frontal bone

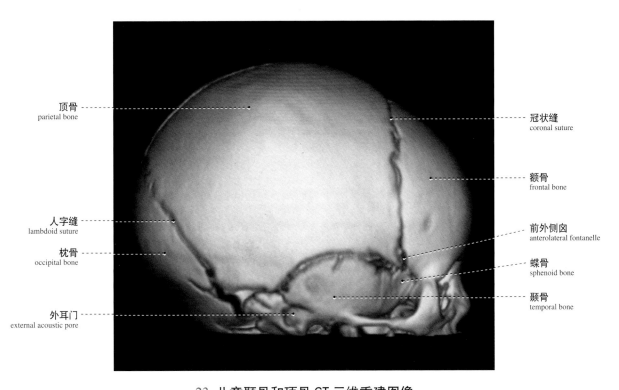

顶骨
parietal bone

冠状缝
coronal suture

额骨
frontal bone

人字缝
lambdoid suture

前外侧囟
anterolateral fontanelle

枕骨
occipital bone

蝶骨
sphenoid bone

颞骨
temporal bone

外耳门
external acoustic pore

23. 儿童颞骨和顶骨 CT 三维重建图像
CT 3D reconstruction image of the child temporal bone and parietal bone

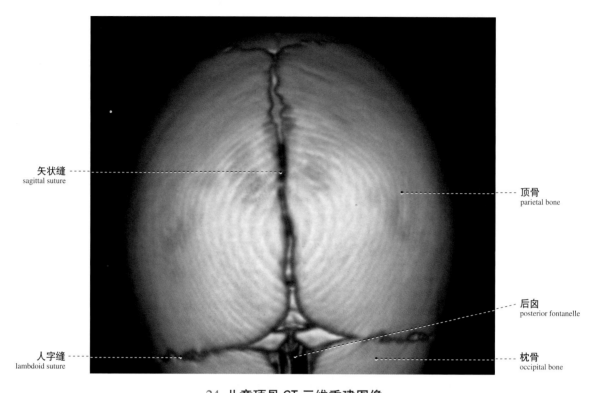

矢状缝
sagittal suture

顶骨
parietal bone

人字缝
lambdoid suture

后囟
posterior fontanelle

枕骨
occipital bone

24. 儿童顶骨 CT 三维重建图像
CT 3D reconstruction image of the child parietal bone

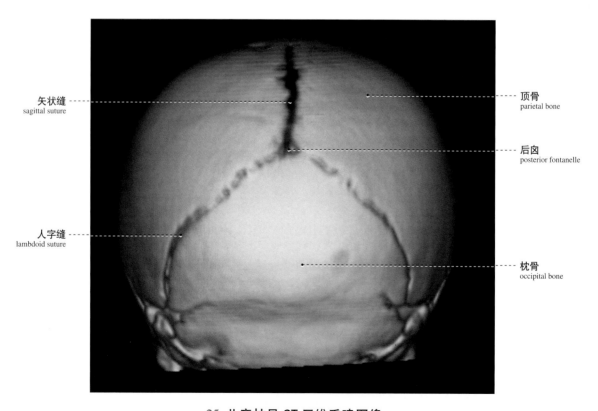

矢状缝
sagittal suture

顶骨
parietal bone

后囟
posterior fontanelle

人字缝
lambdoid suture

枕骨
occipital bone

25. 儿童枕骨 CT 三维重建图像
CT 3D reconstruction image of the child occipital bone

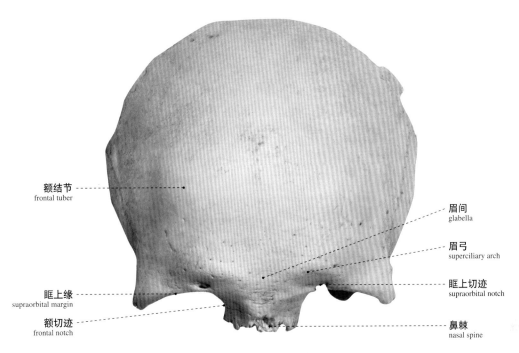

额结节
frontal tuber

眉间
glabella

眉弓
superciliary arch

眶上切迹
supraorbital notch

眶上缘
supraorbital margin

额切迹
frontal notch

鼻棘
nasal spine

26. 额骨（前面观）
Frontal bone (anterior aspect)

额骨位于前额处，可分为 3 部分：①额鳞，是构成前额基础的部分，是呈瓢形或贝壳形的扁骨，两侧部的中央均隆起成额结节。②眶部，是在眶上部与颅腔之间向前伸出的部分，构成眶上壁。③鼻部，位于左、右眶部间，呈马蹄铁形，与后方的筛骨和下方的鼻骨连接，缺口处为筛切迹。额骨内有额窦，开口于鼻腔的中鼻道。

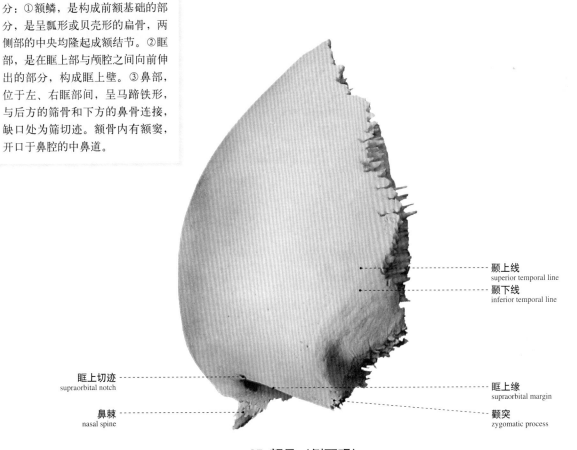

颞上线
superior temporal line

颞下线
inferior temporal line

眶上切迹
supraorbital notch

鼻棘
nasal spine

眶上缘
supraorbital margin

颧突
zygomatic process

27. 额骨（侧面观）
Frontal bone (lateral aspect)

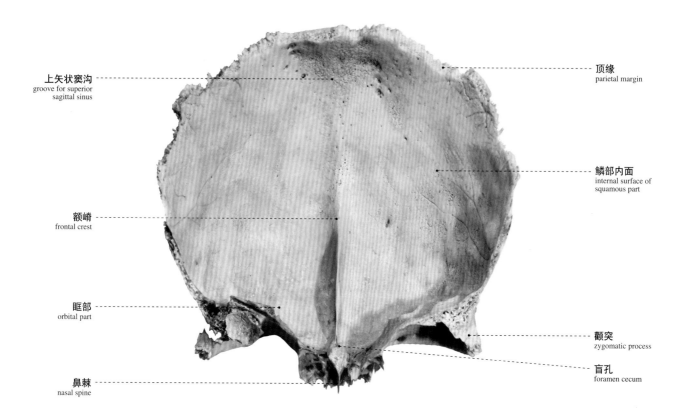

上矢状窦沟
groove for superior
sagittal sinus

额嵴
frontal crest

眶部
orbital part

鼻棘
nasal spine

顶缘
parietal margin

鳞部内面
internal surface of
squamous part

颧突
zygomatic process

盲孔
foramen cecum

28. 额骨（内面观）
Frontal bone (internal aspect)

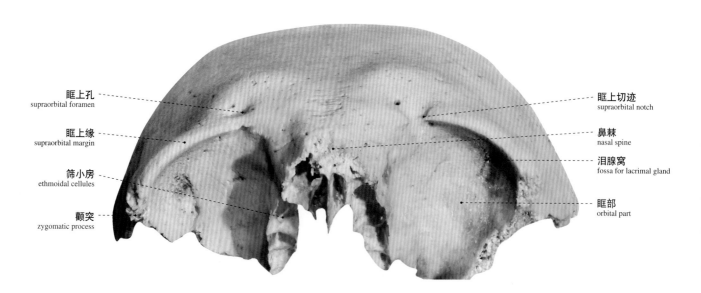

眶上孔
supraorbital foramen

眶上缘
supraorbital margin

筛小房
ethmoidal cellules

颧突
zygomatic process

眶上切迹
supraorbital notch

鼻棘
nasal spine

泪腺窝
fossa for lacrimal gland

眶部
orbital part

29. 额骨（下面观）
Frontal bone (inferior aspect)

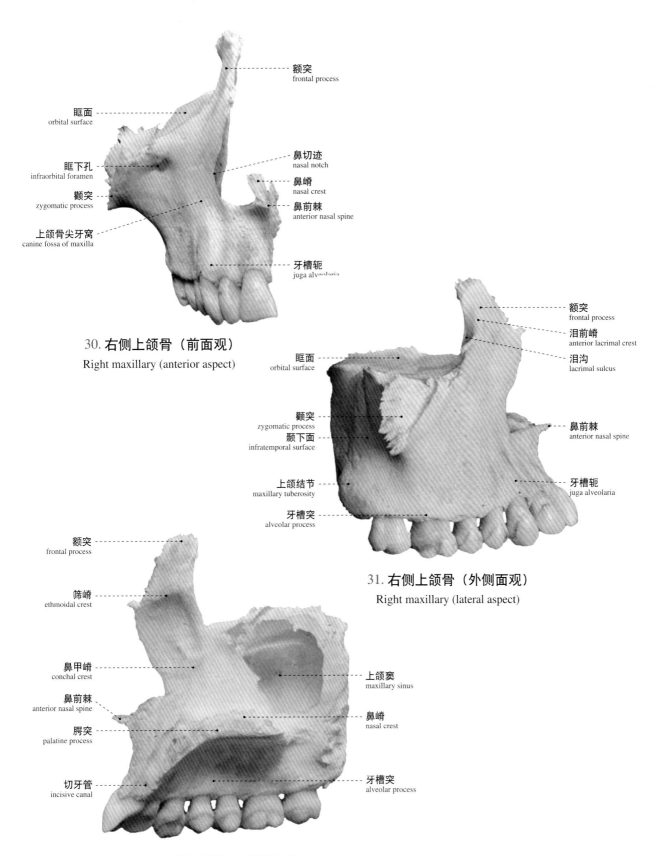

额突
frontal process

眶面
orbital surface

眶下孔
infraorbital foramen

颧突
zygomatic process

上颌骨尖牙窝
canine fossa of maxilla

鼻切迹
nasal notch

鼻嵴
nasal crest

鼻前棘
anterior nasal spine

牙槽轭
juga alveolaria

30. 右侧上颌骨（前面观）
Right maxillary (anterior aspect)

额突
frontal process

泪前嵴
anterior lacrimal crest

泪沟
lacrimal sulcus

眶面
orbital surface

颧突
zygomatic process

颞下面
infratemporal surface

上颌结节
maxillary tuberosity

牙槽突
alveolar process

鼻前棘
anterior nasal spine

牙槽轭
juga alveolaria

31. 右侧上颌骨（外侧面观）
Right maxillary (lateral aspect)

额突
frontal process

筛嵴
ethmoidal crest

鼻甲嵴
conchal crest

鼻前棘
anterior nasal spine

腭突
palatine process

切牙管
incisive canal

上颌窦
maxillary sinus

鼻嵴
nasal crest

牙槽突
alveolar process

32. 右侧上颌骨（内侧面观）
Right maxillary (medial aspect)

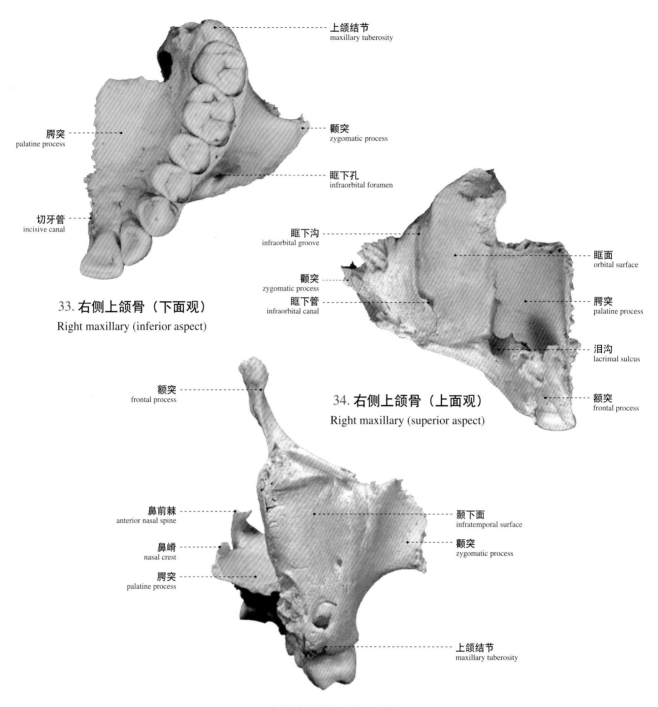

上颌结节
maxillary tuberosity

腭突
palatine process

颧突
zygomatic process

眶下孔
infraorbital foramen

切牙管
incisive canal

33. 右侧上颌骨（下面观）
Right maxillary (inferior aspect)

眶下沟
infraorbital groove

颧突
zygomatic process

眶下管
infraorbital canal

眶面
orbital surface

腭突
palatine process

泪沟
lacrimal sulcus

额突
frontal process

额突
frontal process

34. 右侧上颌骨（上面观）
Right maxillary (superior aspect)

鼻前棘
anterior nasal spine

鼻嵴
nasal crest

腭突
palatine process

颞下面
infratemporal surface

颧突
zygomatic process

上颌结节
maxillary tuberosity

35. 右侧上颌骨（后面观）
Right maxillary (posterior aspect)

　　上颌骨的上面参与构成眼眶的下壁，下面参与构成口腔顶部，其内侧面参与构成鼻腔的外侧壁，其后下部分呈粗糙之圆形隆起称为上颌结节，上牙槽后神经、血管由此进入上颌骨内。上颌骨体部内为一空腔，称为上颌窦，上颌窦底骨壁较薄，距离后牙牙根很近，后牙根尖部感染可向上蔓延造成牙源性上颌窦炎。上颌窦肿瘤或其他病变，有时可出现牙齿疼痛和松动等症状。有时因拔牙手术不慎，可造成口腔上颌窦穿通，或将牙断根推入上颌窦内。

　　上颌骨的前面有眶下孔，眶下神经、血管即此孔穿出。上颌骨的下面即硬腭部，在上颌中切牙的腭侧约 5 mm 处有切牙孔，鼻腭神经、血管即从此孔通过。在上颌第 2、3 磨牙的腭侧约 1 cm 处有腭大孔，左、右各一，腭大神经、腭大动脉从此孔穿出，临床上做口腔局部麻醉时应熟悉这些骨性标志。

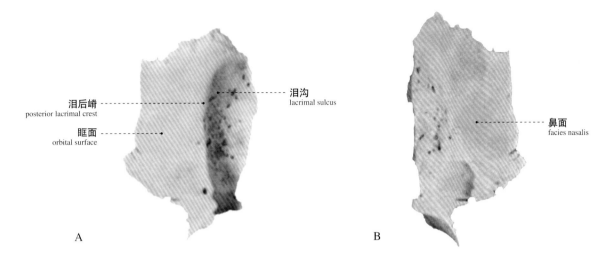

泪后嵴
posterior lacrimal crest

眶面
orbital surface

泪沟
lacrimal sulcus

鼻面
facies nasalis

A

B

36. 右侧泪骨
Right lacrimal bone

A. 外侧面观。B. 内侧面观

泪骨是 1 对薄的骨，其大小及形状像一手指甲，是脸部最小的骨。泪骨在鼻骨的后外侧壁，在眼眶的内侧壁。泪腺窝内有泪囊位于其中。前接上颌骨，后连筛骨迷路眶板。

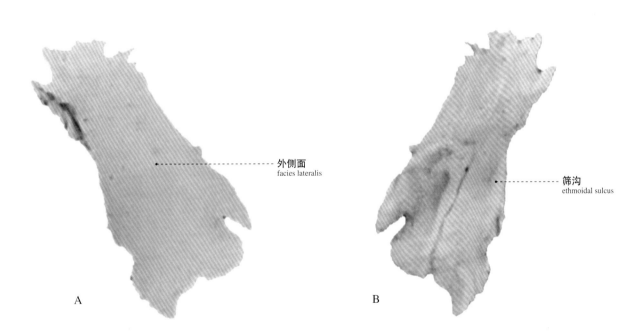

外侧面
facies lateralis

筛沟
ethmoidal sulcus

A

B

37. 右侧鼻骨
Right nasal bone

A. 外侧面观。B. 内侧面观

鼻骨为 2 块长方形骨板，上厚下薄，上窄下宽，鼻骨间的接合上端紧密，下端则稍微分开，接合线与正中矢状线重合；鼻骨向上与额骨鼻部相连接，两侧与上颌骨额突相连，鼻骨下端在眶下缘水平向下与侧鼻软骨相连。

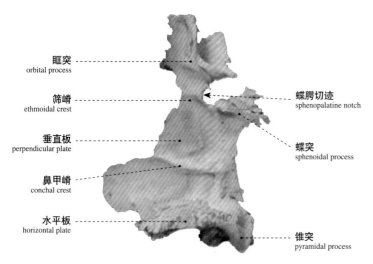

眶突
orbital process

筛嵴
ethmoidal crest

垂直板
perpendicular plate

鼻甲嵴
conchal crest

水平板
horizontal plate

蝶腭切迹
sphenopalatine notch

蝶突
sphenoidal process

锥突
pyramidal process

38. 右侧腭骨（内侧面观）
Right palatine bone (medial aspect)

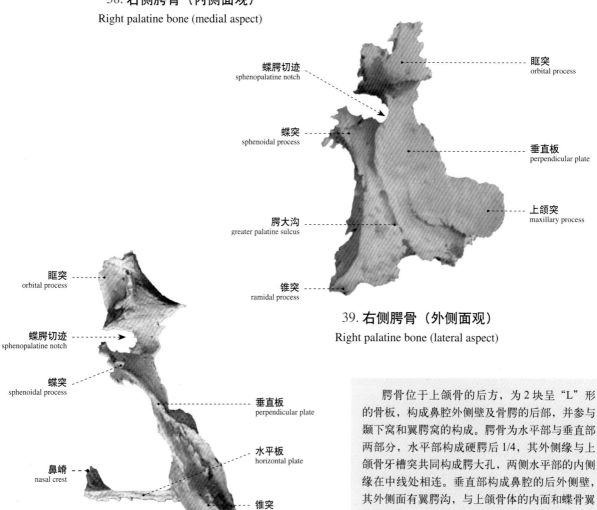

蝶腭切迹
sphenopalatine notch

蝶突
sphenoidal process

腭大沟
greater palatine sulcus

锥突
ramidal process

眶突
orbital process

垂直板
perpendicular plate

上颌突
maxillary process

39. 右侧腭骨（外侧面观）
Right palatine bone (lateral aspect)

眶突
orbital process

蝶腭切迹
sphenopalatine notch

蝶突
sphenoidal process

鼻嵴
nasal crest

垂直板
perpendicular plate

水平板
horizontal plate

锥突
pyramidal process

40. 右侧腭骨（后面观）
Right palatine bone (posterior aspect)

　　腭骨位于上颌骨的后方，为 2 块呈 "L" 形的骨板，构成鼻腔外侧壁及骨腭的后部，并参与颞下窝和翼腭窝的构成。腭骨为水平部与垂直部两部分，水平部构成硬腭后 1/4，其外侧缘与上颌骨牙槽突共同构成腭大孔，两侧水平部的内侧缘在中线处相连。垂直部构成鼻腔的后外侧壁，其外侧面有翼腭沟，与上颌骨体的内面和蝶骨翼突前面的沟围成翼腭管。垂直部上缘有蝶突和眶突，两突间的凹陷为蝶腭切迹，蝶腭切迹与蝶骨体的下面合成蝶腭孔，翼腭窝经此孔通向鼻腔。在水平部与垂直部连接处有锥突，锥突后面的中部构成翼突窝底，为翼内肌的起始处。

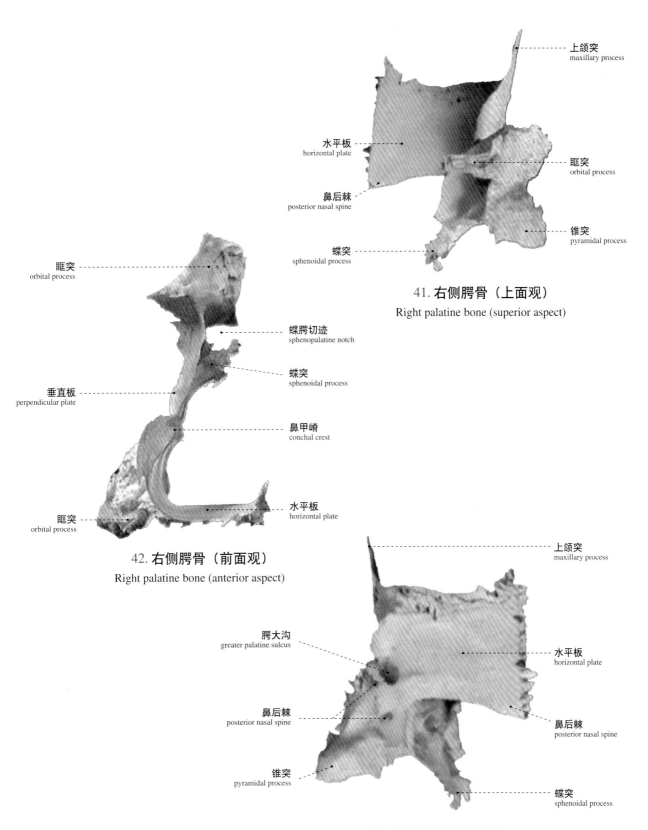

上颌突
maxillary process

水平板
horizontal plate

眶突
orbital process

鼻后棘
posterior nasal spine

锥突
pyramidal process

蝶突
sphenoidal process

41. 右侧腭骨（上面观）
Right palatine bone (superior aspect)

眶突
orbital process

蝶腭切迹
sphenopalatine notch

蝶突
sphenoidal process

垂直板
perpendicular plate

鼻甲嵴
conchal crest

眶突
orbital process

水平板
horizontal plate

42. 右侧腭骨（前面观）
Right palatine bone (anterior aspect)

腭大沟
greater palatine sulcus

上颌突
maxillary process

水平板
horizontal plate

鼻后棘
posterior nasal spine

鼻后棘
posterior nasal spine

锥突
pyramidal process

蝶突
sphenoidal process

43. 右侧腭骨（下面观）
Right palatine bone (inferior aspect)

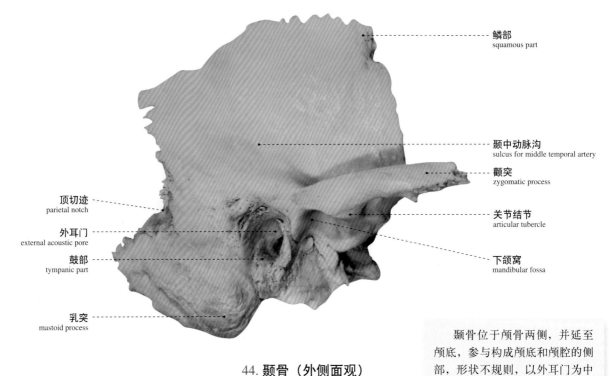

鳞部
squamous part

颞中动脉沟
sulcus for middle temporal artery

颧突
zygomatic process

顶切迹
parietal notch

外耳门
external acoustic pore

鼓部
tympanic part

乳突
mastoid process

关节结节
articular tubercle

下颌窝
mandibular fossa

44. 颞骨（外侧面观）
Temporal bone (lateral aspect)

颞骨位于颅骨两侧，并延至颅底，参与构成颅底和颅腔的侧部，形状不规则，以外耳门为中心可分为颞鳞、鼓部和岩部 3 部分，周围与顶骨、枕骨及蝶骨相接，由鳞部、鼓部、乳突部、岩部和茎突组成。颞骨嵌于蝶骨、顶骨和枕骨之间，参与组成颅中窝与颅后窝，与大脑及颅内的许多重要神经血管关系密切。

脑膜中动脉沟
sulcus for middle meningeal artery

鼓室盖
tegmen tympani

弓状隆起
arcuate eminence

乙状窦沟
sulcus for sigmoid sinus

内耳门
internal acoustic pore

三叉神经压迹
trigeminal impression

45. 颞骨（内侧面观）
Temporal bone (medial aspect)

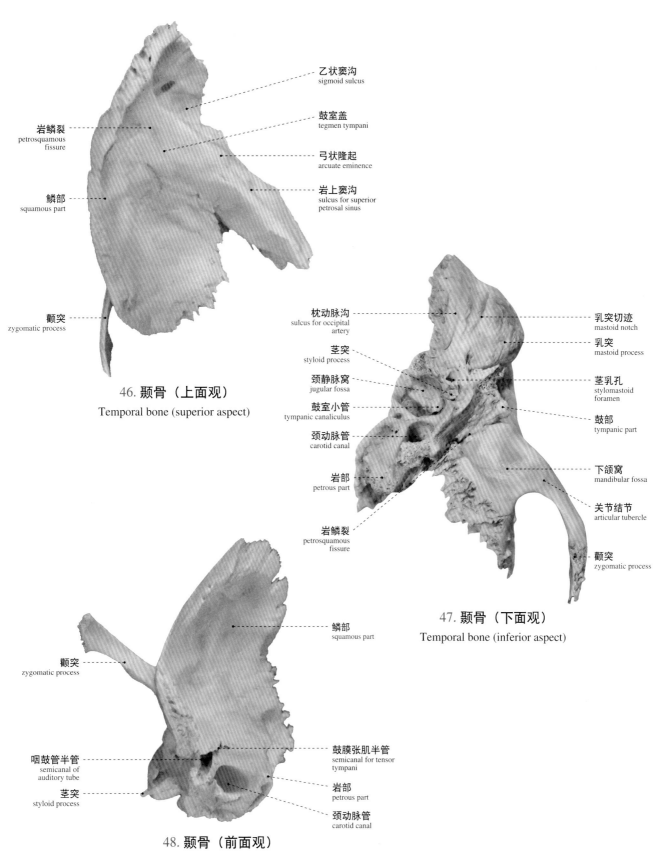

乙状窦沟
sigmoid sulcus

鼓室盖
tegmen tympani

弓状隆起
arcuate eminence

岩上窦沟
sulcus for superior
petrosal sinus

岩鳞裂
petrosquamous
fissure

鳞部
squamous part

颧突
zygomatic process

46. 颞骨（上面观）
Temporal bone (superior aspect)

枕动脉沟
sulcus for occipital
artery

茎突
styloid process

颈静脉窝
jugular fossa

鼓室小管
tympanic canaliculus

颈动脉管
carotid canal

岩部
petrous part

岩鳞裂
petrosquamous
fissure

乳突切迹
mastoid notch

乳突
mastoid process

茎乳孔
stylomastoid
foramen

鼓部
tympanic part

下颌窝
mandibular fossa

关节结节
articular tubercle

颧突
zygomatic process

47. 颞骨（下面观）
Temporal bone (inferior aspect)

鳞部
squamous part

颧突
zygomatic process

咽鼓管半管
semicanal of
auditory tube

茎突
styloid process

鼓膜张肌半管
semicanal for tensor
tympani

岩部
petrous part

颈动脉管
carotid canal

48. 颞骨（前面观）
Temporal bone (anterior aspect)

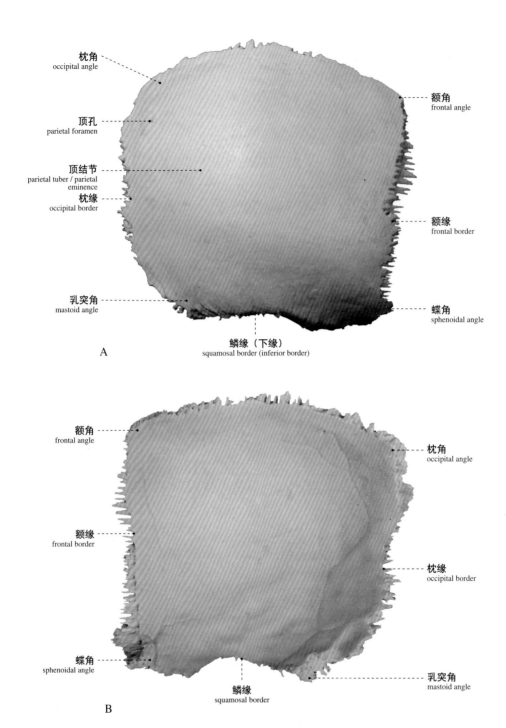

枕角
occipital angle

顶孔
parietal foramen

顶结节
parietal tuber / parietal eminence

枕缘
occipital border

乳突角
mastoid angle

额角
frontal angle

额缘
frontal border

蝶角
sphenoidal angle

鳞缘（下缘）
squamosal border (inferior border)

A

额角
frontal angle

额缘
frontal border

蝶角
sphenoidal angle

枕角
occipital angle

枕缘
occipital border

乳突角
mastoid angle

鳞缘
squamosal border

B

49. 右侧顶骨
Right parietal bone

A. 外侧面观。B. 内侧面观

　　顶骨是头骨之一，略呈扁方形，在头的顶部，左、右各1块。顶骨属扁骨。前方为额骨，后方为枕骨。在额、枕骨之间是左、右顶骨。两侧前方小部分为蝶骨大翼；后方大部分为颞骨鳞部。颅顶各骨之间以颅缝相接合，发生颅内压增高时，小儿骨缝可稍分离。成人颅顶骨的厚度约为0.5 cm，最厚的部位可达1 cm，最薄的为颞区，仅有0.2 cm。由于颅顶骨各部的厚度不一，故开颅钻孔时应予注意。

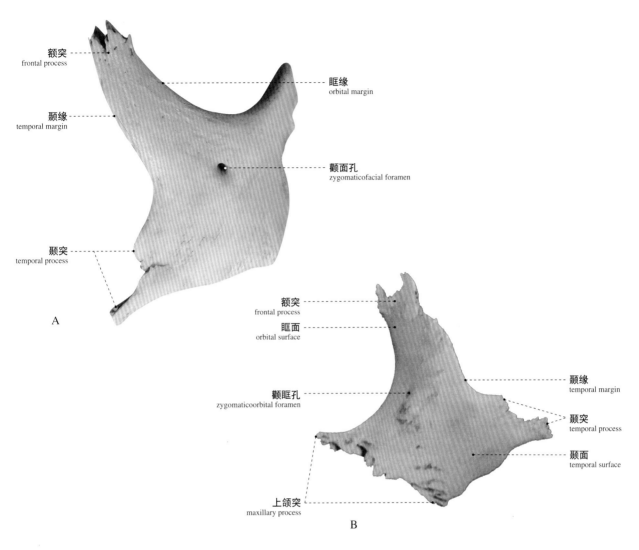

额突
frontal process

眶缘
orbital margin

颞缘
temporal margin

颧面孔
zygomaticofacial foramen

颞突
temporal process

A

额突
frontal process

眶面
orbital surface

颧眶孔
zygomaticoorbital foramen

颞缘
temporal margin

颞突
temporal process

颞面
temporal surface

上颌突
maxillary process

B

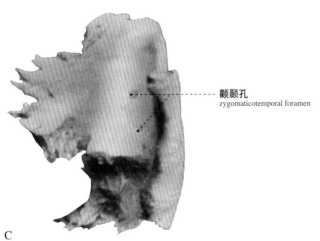

颧颞孔
zygomaticotemporal foramen

C

颧骨是面颅骨之一，位于面中部前面，在眼眶的外下方，呈菱形，形成面颊部的骨性突起。颧骨共有 4 个突起，分别是：额突、上颌突、颞突和眶突。颧骨的颞突向后接颞骨的颧突，构成颧弓。颧骨及颧弓是面中部的重要骨性支撑，是人体面形轮廓的重要构成部分。

颧骨及颧弓的生理功能主要有 3 个：①保护作用，这 2 个结构位于面部两侧最突出的部位，当外力从侧面打击面部时，可起到对上颌窦和颞肌的保护作用。②构成面中部两侧的外形轮廓，其大小和形状的不同在很大程度上影响着面部的外形轮廓和外观。③对深层的颞肌和浅层的皮肤起到分隔的作用。

50. 右侧颧骨
Right zygomatic bone
A. 外侧面观。B. 内侧面观。C. 后面观

额缘
frontal margin

小翼
lesser wing

蝶嵴
sphenoidal crest

圆孔
foramen rotundum

颧缘
zygomatic margin

翼管
pterygoid canal

翼突外侧板
lateral pterygoid plate

翼突内侧板
medial pterygoid plate

颞面
temporal surface

眶上裂
superior orbital fissure

眶面
orbital surface

大翼
greater wing

上颌面
maxillary surface

翼突
pterygoid process

翼切迹
pterygoid fissure

翼钩
pterygoid hamulus

51. 蝶骨（前面观）

Sphenoid bone (anterior aspect)

小翼
lesser wing

斜坡
clivus

大脑面
cerebral surface

圆孔
foramen rotundum

翼管
pterygoid canal

翼突外侧板
lateral pterygoid plate

翼突内侧板
medial pterygoid plate

大翼
greater wing

前床突
anterior clinoid process

眶上裂
superior orbital fissure

颈动脉沟
carotid sulcus

翼窝
pterygoid fossa

翼切迹
pterygoid fissure

52. 蝶骨（后面观）

Sphenoid bone (posterior aspect)

　　蝶骨位于前方的额骨、筛骨和后方的颞骨、枕骨之间，横向伸展于颅底部，形如蝴蝶。蝶骨分为体部、小翼、大翼和翼突4部分。体部位居中央，上面构成颅中窝的中央部，呈马鞍状，叫蝶鞍，其中央凹陷部分叫垂体窝。体部内有空腔，叫蝶窦，向前开口于鼻腔。小翼从体部前上方向左、右平伸，小翼后缘是颅前窝和颅中窝的分界线。小翼根部有视神经管通过，两视神经管内口之间有交叉前沟。大翼由体部平伸向两侧，继而上翘，可分3个面：脑面位于颅中窝，眶面朝向眶，颞面向外向下。在大翼近根部由前向后可见圆孔、卵圆孔和棘孔。从棘孔入颅的脑膜中动脉在骨面上留有动脉沟。体部两侧有颈动脉沟，颈内动脉经颈动脉管入颅后行于此沟内。在小翼和大翼之间有狭长的眶上裂使颅腔与眶腔相通。翼突位于蝶骨下面，由内侧板和外侧板构成，两板的后部之间有楔形深窝叫翼窝，翼突根部有前后方向贯穿的翼管。

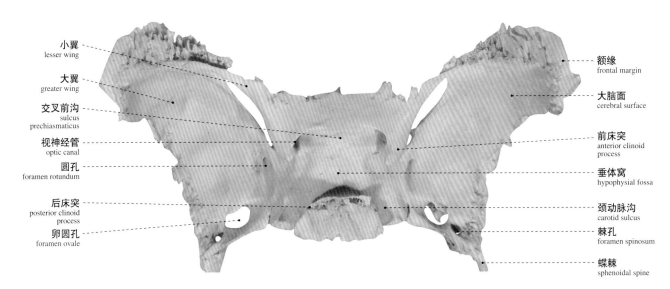

小翼
lesser wing

大翼
greater wing

交叉前沟
sulcus
prechiasmaticus

视神经管
optic canal

圆孔
foramen rotundum

后床突
posterior clinoid
process

卵圆孔
foramen ovale

额缘
frontal margin

大脑面
cerebral surface

前床突
anterior clinoid
process

垂体窝
hypophysial fossa

颈动脉沟
carotid sulcus

棘孔
foramen spinosum

蝶棘
sphenoidal spine

53. 蝶骨（上面观）
Sphenoid bone (superior aspect)

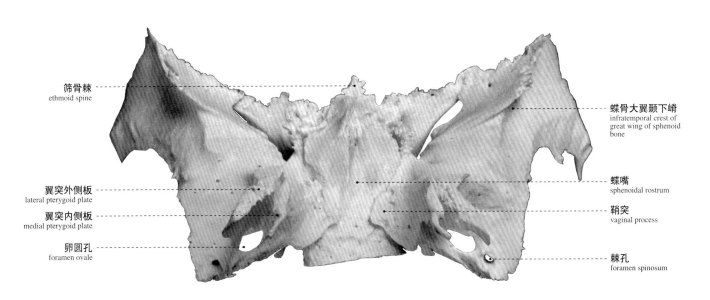

筛骨棘
ethmoid spine

翼突外侧板
lateral pterygoid plate

翼突内侧板
medial pterygoid plate

卵圆孔
foramen ovale

蝶骨大翼颞下嵴
infratemporal crest of
great wing of sphenoid
bone

蝶嘴
sphenoidal rostrum

鞘突
vaginal process

棘孔
foramen spinosum

54. 蝶骨（下面观）
Sphenoid bone (inferior aspect)

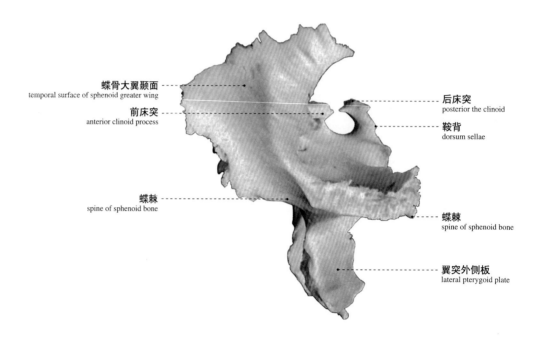

蝶骨大翼颞面
temporal surface of sphenoid greater wing

前床突
anterior clinoid process

后床突
posterior the clinoid

鞍背
dorsum sellae

蝶棘
spine of sphenoid bone

蝶棘
spine of sphenoid bone

翼突外侧板
lateral pterygoid plate

55. 蝶骨（左侧面观）
Sphenoid bone (left lateral aspect)

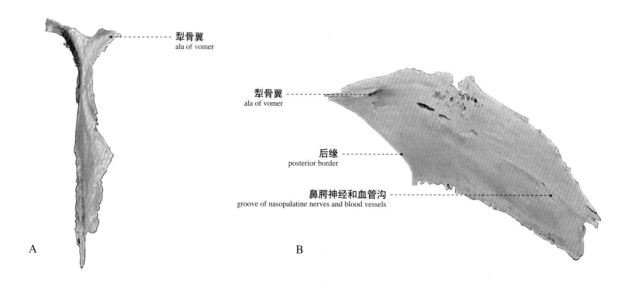

犁骨翼
ala of vomer

犁骨翼
ala of vomer

后缘
posterior border

鼻腭神经和血管沟
groove of nasopalatine nerves and blood vessels

A

B

56. 犁骨
Vomer bone

A. 后面观。B. 右侧面观

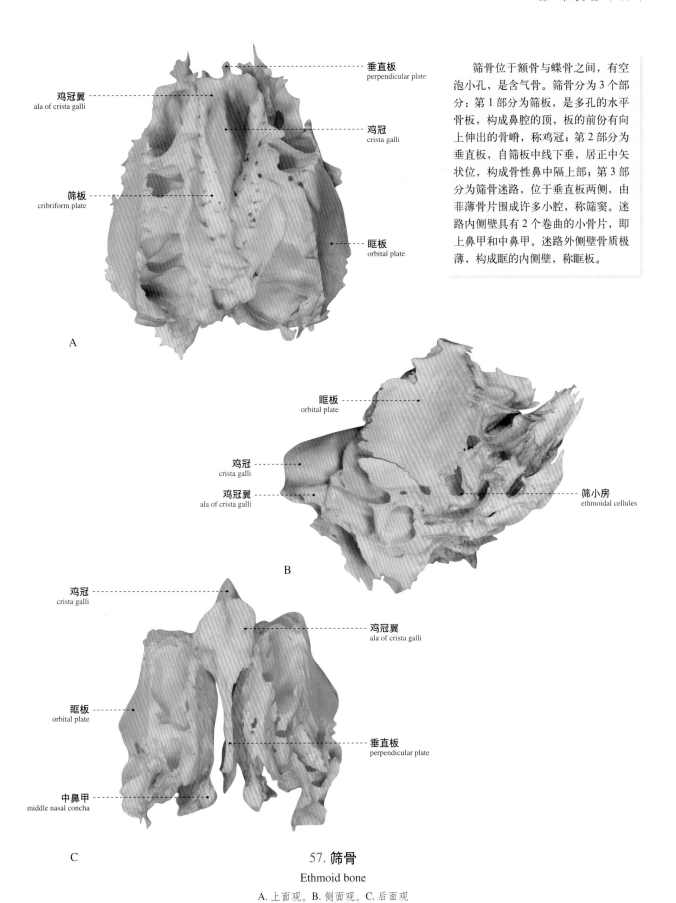

筛骨位于额骨与蝶骨之间，有空泡小孔，是含气骨。筛骨分为3个部分：第1部分为筛板，是多孔的水平骨板，构成鼻腔的顶，板的前份有向上伸出的骨嵴，称鸡冠；第2部分为垂直板，自筛板中线下垂，居正中矢状位，构成骨性鼻中隔上部；第3部分为筛骨迷路，位于垂直板两侧，由菲薄骨片围成许多小腔，称筛窦。迷路内侧壁具有2个卷曲的小骨片，即上鼻甲和中鼻甲。迷路外侧壁骨质极薄，构成眶的内侧壁，称眶板。

A

垂直板
perpendicular plate

鸡冠翼
ala of crista galli

鸡冠
crista galli

筛板
cribriform plate

眶板
orbital plate

B

眶板
orbital plate

鸡冠
crista galli

鸡冠翼
ala of crista galli

筛小房
ethmoidal cellules

C

鸡冠
crista galli

鸡冠翼
ala of crista galli

眶板
orbital plate

垂直板
perpendicular plate

中鼻甲
middle nasal concha

57. 筛骨

Ethmoid bone

A. 上面观。B. 侧面观。C. 后面观

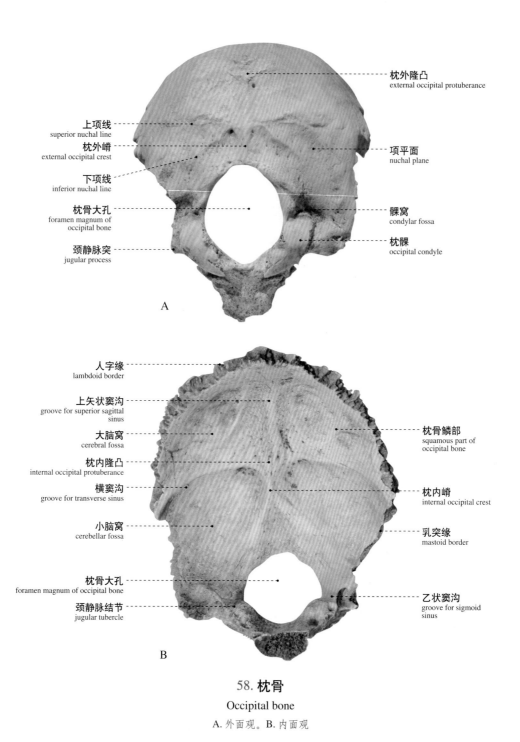

58. 枕骨

Occipital bone

A. 外面观。B. 内面观

枕骨位于顶骨之后，并延伸至颅底。在枕骨的中央有1个大孔，叫枕骨大孔，脑和脊髓在此处相续。以枕骨大孔为中心，枕骨可分为4部分：后为鳞部，前为基底部，两侧为侧部。侧部下方的椭圆形关节面，被称为枕髁，与寰椎的关节凹构成寰枕关节。

枕骨内面：枕骨大孔向前上为斜坡，舌下神经管位于枕骨大孔的前外侧，管的两端分别称舌下神经管内口和外口。枕骨大孔后方有枕内嵴及枕内隆凸，其上方有上矢状窦沟，两侧有横窦沟。在枕骨前外侧缘有颈静脉切迹，它与颞骨上的颈静脉窝共同围成颈静脉孔。

枕骨外面：在枕骨大孔两侧有枕髁，与寰椎的上关节凹组成寰枕关节。枕骨大孔后方有枕外嵴延伸至枕外隆凸，隆凸向两侧为上项线，其下方有与之平行的下项线。

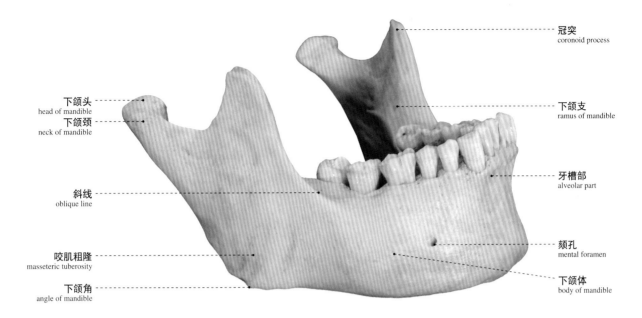

冠突
coronoid process

下颌头
head of mandible

下颌颈
neck of mandible

下颌支
ramus of mandible

斜线
oblique line

牙槽部
alveolar part

咬肌粗隆
masseteric tuberosity

颏孔
mental foramen

下颌角
angle of mandible

下颌体
body of mandible

59. 下颌骨（外侧面观）
Mandible (lateral aspect)

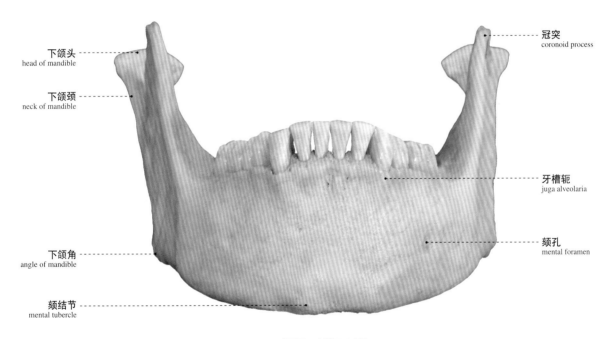

冠突
coronoid process

下颌头
head of mandible

下颌颈
neck of mandible

牙槽轭
juga alveolaria

颏孔
mental foramen

下颌角
angle of mandible

颏结节
mental tubercle

60. 下颌骨（前面观）
Mandible (anterior aspect)

　　下颌骨是面颅中最大的骨，分一体两支。下颌体为弓状板，有上、下两缘及内、外两面。下缘圆钝，为下颌底；上缘构成牙槽弓，有容纳下牙根的牙槽。下颌体外面正中凸向前为颏隆凸。前外侧面有颏孔。内面正中有 2 对小棘，称颏棘。其下外方有一椭圆形浅窝，称二腹肌窝。下颌支是由体后方上耸的方形骨板构成，末端有 2 个突起，前方的称冠突，后方的称髁突，两突之间的凹陷为下颌切迹。髁突上端的膨大为下颌头，与下颌窝相关节，头下方较细处是下颌颈。下颌支后缘与下颌底相交处，称下颌角。下颌支内面中央有下颌孔，孔的前缘有伸向上后的骨突，称下颌小舌。

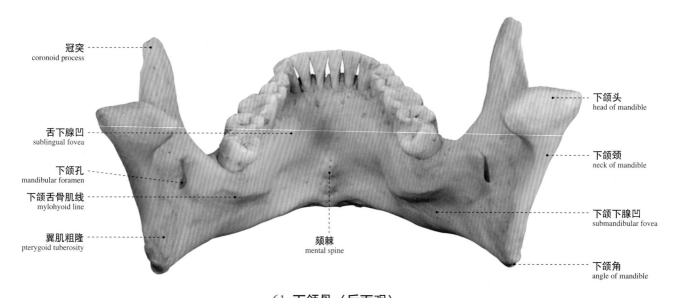

冠突
coronoid process

舌下腺凹
sublingual fovea

下颌孔
mandibular foramen

下颌舌骨肌线
mylohyoid line

翼肌粗隆
pterygoid tuberosity

颏棘
mental spine

下颌头
head of mandible

下颌颈
neck of mandible

下颌下腺凹
submandibular fovea

下颌角
angle of mandible

61. 下颌骨（后面观）
Mandible (posterior aspect)

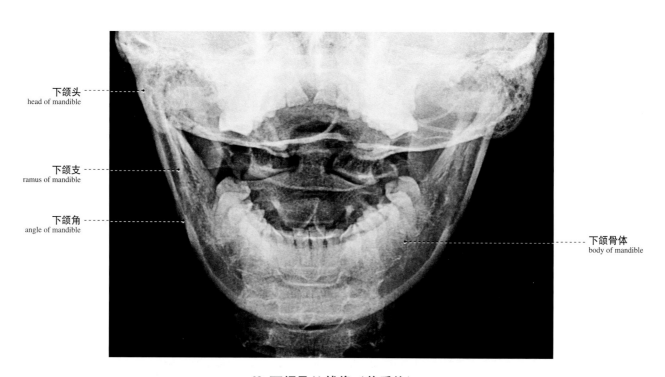

下颌头
head of mandible

下颌支
ramus of mandible

下颌角
angle of mandible

下颌骨体
body of mandible

62. 下颌骨 X 线像（前后位）
Radiograph of the mandible (anteroposterior view)

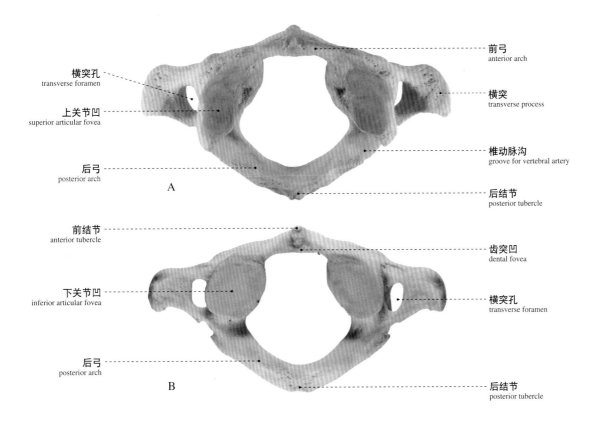

横突孔
transverse foramen

上关节凹
superior articular fovea

后弓
posterior arch

前弓
anterior arch

横突
transverse process

椎动脉沟
groove for vertebral artery

后结节
posterior tubercle

A

前结节
anterior tubercle

下关节凹
inferior articular fovea

后弓
posterior arch

齿突凹
dental fovea

横突孔
transverse foramen

后结节
posterior tubercle

B

63. 寰椎
Atlas

A. 上面观。B. 下面观

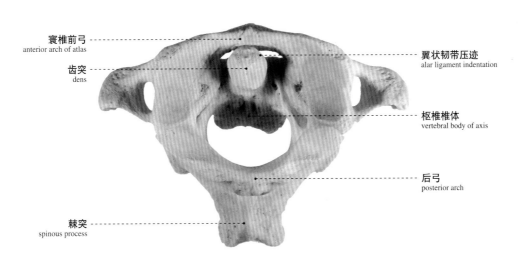

寰椎前弓
anterior arch of atlas

齿突
dens

翼状韧带压迹
alar ligament indentation

枢椎椎体
vertebral body of axis

后弓
posterior arch

棘突
spinous process

64. 寰枢关节（上面观）
Atlantoaxial joint (superior aspect)

寰椎是第 1 颈椎，成环形。没有椎体、棘突和上关节突，由前弓、后弓和 2 个侧块构成。前弓较短，后面正中有齿突凹，与枢椎的齿突相关节。侧块连接前、后两弓，上面各有一椭圆形关节面，与枕髁相关节。下面有圆形关节面与枢椎上关节面相关节。后弓较长，上面有横行的椎动脉沟，有椎动脉通过。

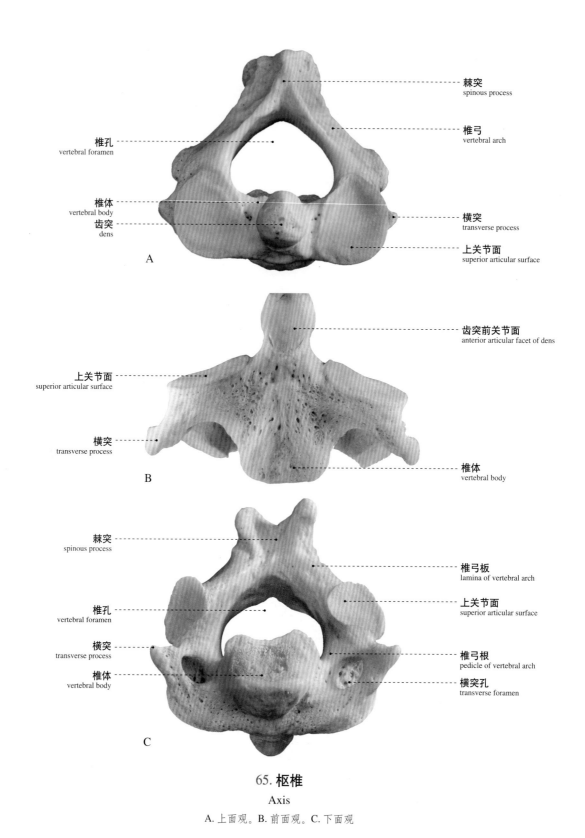

棘突
spinous process

椎弓
vertebral arch

椎孔
vertebral foramen

椎体
vertebral body

齿突
dens

横突
transverse process

上关节面
superior articular surface

A

齿突前关节面
anterior articular facet of dens

上关节面
superior articular surface

横突
transverse process

椎体
vertebral body

B

棘突
spinous process

椎孔
vertebral foramen

横突
transverse process

椎体
vertebral body

椎弓板
lamina of vertebral arch

上关节面
superior articular surface

椎弓根
pedicle of vertebral arch

横突孔
transverse foramen

C

65. 枢椎

Axis

A. 上面观。B. 前面观。C. 下面观

枢椎是第 2 颈椎。枢椎的特点是椎体有 1 个向上的齿突。齿突原为寰椎椎体，发育过程中脱离寰椎而与枢椎体融合。齿突与寰椎前弓后面形成关节，椎体上方在齿突两侧各有 1 个向上关节面与寰椎连接。棘突宽大且分叉，横突较小且朝下。第 2 颈神经从关节后方通过。

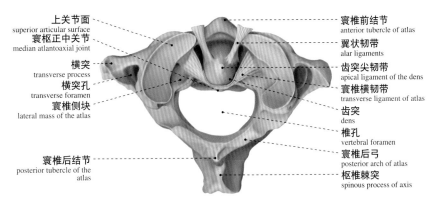

上关节面
superior articular surface
寰枢正中关节
median atlantoaxial joint
横突
transverse process
横突孔
transverse foramen
寰椎侧块
lateral mass of the atlas
寰椎后结节
posterior tubercle of the atlas

寰椎前结节
anterior tubercle of atlas
翼状韧带
alar ligaments
齿突尖韧带
apical ligament of the dens
寰椎横韧带
transverse ligament of atlas
齿突
dens
椎孔
vertebral foramen
寰椎后弓
posterior arch of atlas
枢椎棘突
spinous process of axis

66. 寰枢正中关节韧带
Ligaments of the median atlantoaxial joint

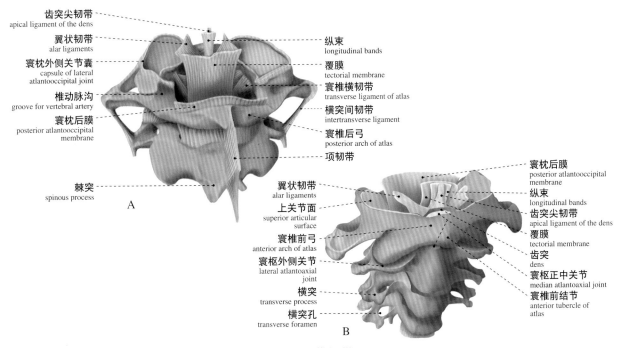

齿突尖韧带
apical ligament of the dens
翼状韧带
alar ligaments
寰枕外侧关节囊
capsule of lateral atlantooccipital joint
椎动脉沟
groove for vertebral artery
寰枕后膜
posterior atlantooccipital membrane
项韧带
棘突
spinous process

纵束
longitudinal bands
覆膜
tectorial membrane
寰椎横韧带
transverse ligament of atlas
横突间韧带
intertransverse ligament
寰椎后弓
posterior arch of atlas

A

翼状韧带
alar ligaments
上关节面
superior articular surface
寰椎前弓
anterior arch of atlas
寰枢外侧关节
lateral atlantoaxial joint
横突
transverse process
横突孔
transverse foramen

寰枕后膜
posterior atlantooccipital membrane
纵束
longitudinal bands
齿突尖韧带
apical ligament of the dens
覆膜
tectorial membrane
齿突
dens
寰枢正中关节
median atlantoaxial joint
寰椎前结节
anterior tubercle of atlas

B

67. 颅颈关节韧带
Ligaments of the craniovertebral joints
A. 后上面观。B. 前上面观

寰椎横韧带：中央部比较宽阔，其宽度为 7~8 mm，而在两侧侧块的附着部则宽度变窄。横韧带中央部分将枢椎齿突的大部分覆盖，并分别向上方、下方发出纵行纤维束，分别止于枕骨大孔前缘及枢椎椎体后面，呈十字形，故称寰椎十字韧带。寰椎横韧带是寰枢关节最强有力的束状组织。它是重要的系带结构，可使齿突稳定在寰椎骨环内，对保持寰枢关节的完整性具有十分重要的意义。

翼状韧带：位于寰椎横韧带的前上方，止于齿突与枕骨髁之间，有限制头部过度前俯和旋转的作用。寰椎横韧带和翼状韧带又合称为寰枢韧带复合，具有稳定寰枢关节和寰枕关节的作用。在使齿突局限于寰椎前弓后面的关节凹内，阻止寰椎向前移位和头部的过度旋转运动中，寰椎横韧带起主要作用，翼状韧带起辅助作用。

齿突尖韧带：也称为齿突悬韧带，位于寰椎横韧带的深面，连接齿突尖与枕骨大孔前正中缘，并分别与寰枕前膜和寰椎十字韧带相融合，头部后仰时，该韧带紧张；前俯时，则变松弛。

覆膜：为后纵韧带于 C3 向上的延续，略呈扇形附着于枢椎椎体后面，上行于寰椎横韧带和枢椎齿突之后，止于枕骨的斜坡。前面同寰椎十字韧带相连，外侧附着于寰枢外侧关节囊。它覆盖齿突其他韧带，广泛而且坚韧，进一步加强寰枢关节的稳定性。

肌 肉

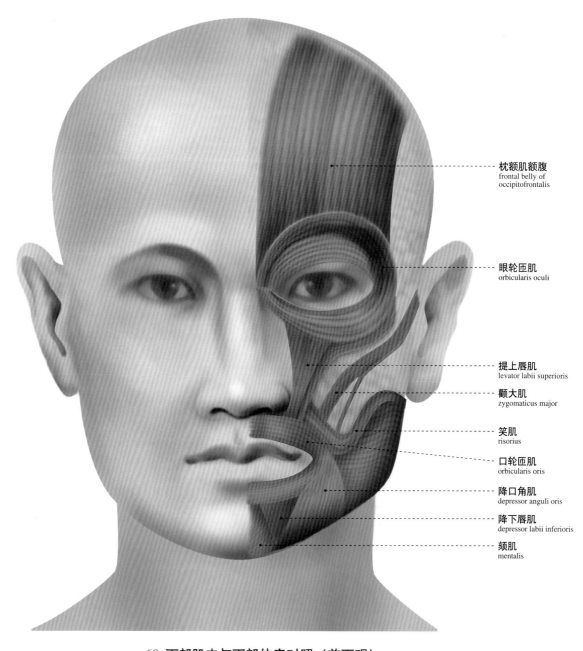

枕额肌额腹
frontal belly of
occipitofrontalis

眼轮匝肌
orbicularis oculi

提上唇肌
levator labii superioris

颧大肌
zygomaticus major

笑肌
risorius

口轮匝肌
orbicularis oris

降口角肌
depressor anguli oris

降下唇肌
depressor labii inferioris

颏肌
mentalis

68. 面部肌肉与面部体表对照（前面观）

Comparison of the facial muscles and the facial surface (anterior aspect)

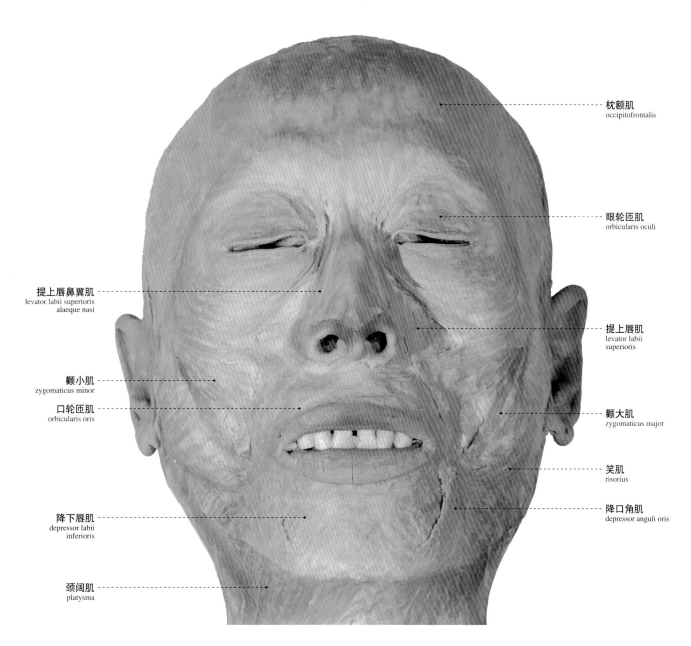

枕额肌
occipitofrontalis

眼轮匝肌
orbicularis oculi

提上唇鼻翼肌
levator labii superioris
alaeque nasi

提上唇肌
levator labii
superioris

颧小肌
zygomaticus minor

口轮匝肌
orbicularis oris

颧大肌
zygomaticus major

笑肌
risorius

降下唇肌
depressor labii
inferioris

降口角肌
depressor anguli oris

颈阔肌
platysma

69. 面部肌肉（前面观）
Muscles of the face (anterior aspect)

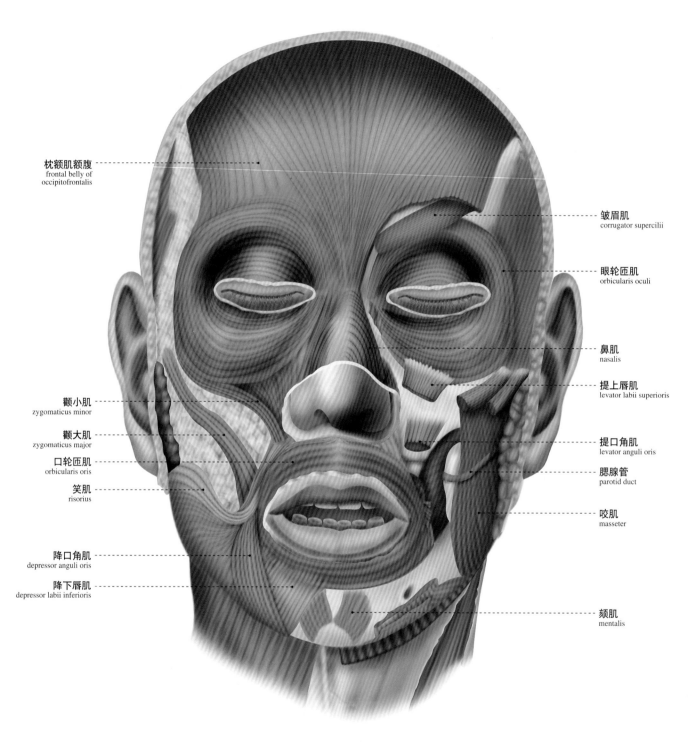

枕额肌额腹
frontal belly of
occipitofrontalis

皱眉肌
corrugator supercilii

眼轮匝肌
orbicularis oculi

鼻肌
nasalis

提上唇肌
levator labii superioris

颧小肌
zygomaticus minor

颧大肌
zygomaticus major

口轮匝肌
orbicularis oris

笑肌
risorius

提口角肌
levator anguli oris

腮腺管
parotid duct

咬肌
masseter

降口角肌
depressor anguli oris

降下唇肌
depressor labii inferioris

颏肌
mentalis

70. 面肌
Facial muscles

咬肌：呈四边形，起自颧弓，附于下颌支及下颌角的外面。

颊肌：位于上、下颌骨的方形薄肌，自翼下颌韧带前缘及上、下颌骨第 3 磨牙牙槽突的外面，直达口角而入口轮匝肌内。

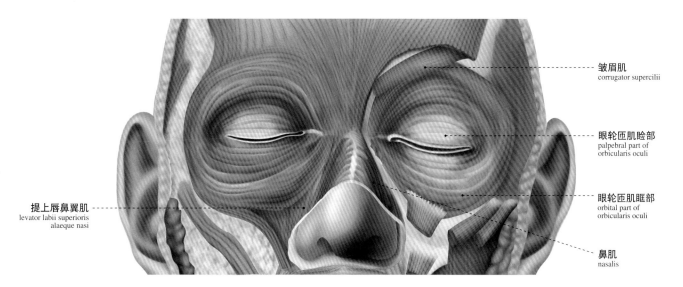

皱眉肌
corrugator supercilii

眼轮匝肌睑部
palpebral part of
orbicularis oculi

眼轮匝肌眶部
orbital part of
orbicularis oculi

鼻肌
nasalis

提上唇鼻翼肌
levator labii superioris
alaeque nasi

71. 眼部肌肉
Ocular muscles

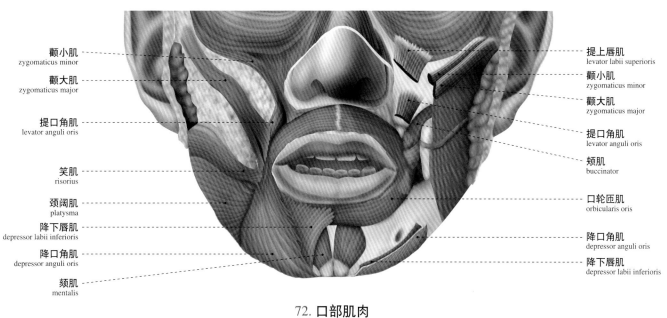

颧小肌
zygomaticus minor

颧大肌
zygomaticus major

提口角肌
levator anguli oris

笑肌
risorius

颈阔肌
platysma

降下唇肌
depressor labii inferioris

降口角肌
depressor anguli oris

颏肌
mentalis

提上唇肌
levator labii superioris

颧小肌
zygomaticus minor

颧大肌
zygomaticus major

提口角肌
levator anguli oris

颊肌
buccinator

口轮匝肌
orbicularis oris

降口角肌
depressor anguli oris

降下唇肌
depressor labii inferioris

72. 口部肌肉
Mouth muscles

  眼轮匝肌位于眼裂周围，呈扁椭圆形，分眶部、睑部、泪囊部。睑部纤维可使人体眨眼，与眶部纤维共同收缩使眼裂闭合。泪囊部纤维可扩大泪囊，使囊内产生负压，以利于泪液的引流。

  口轮匝肌是环绕口裂的环形肌，收缩时闭口。在人类中，口周围肌在结构上高度分化，形成复杂的肌群，包括辐射状肌和环形肌。辐射状肌分别位于口唇的上、下方，能上提上唇、降下唇或拉口角向上、向下或向外。在面颊深部有 1 对颊肌，此肌紧贴口腔侧壁，可以外拉口，使唇、颊紧贴牙齿，帮助咀嚼和吸吮，与口轮匝肌共同作用，能做吹口哨的动作，故又称吹奏肌。

帽状腱膜
galea aponeurotica

颞肌
temporalis

枕额肌枕腹
occipital belly of
occipitofrontalis

颧小肌
zygomaticus minor

颧大肌
zygomaticus major

笑肌
risorius

斜方肌
trapezius

枕额肌额腹
frontal belly of
occipitofrontalis

眼轮匝肌
orbicularis oculi

鼻肌
nasalis

提上唇肌
levator labii superioris

口轮匝肌
orbicularis oris

降下唇肌
depressor labii inferioris

降口角肌
depressor anguli oris

颈阔肌
platysma

73. 头颈肌（侧面观）
Muscles of the head and neck (lateral aspect)

颈阔肌：位于颈部浅筋膜中，为一皮肌，薄而宽阔，起自胸大肌和三角肌表面的筋膜，向上内止于口角、下颌骨下缘及面部皮肤。此肌收缩、紧张颈部皮肤，并牵拉口角及下颌向下。

笑肌：菲薄而窄，自腮腺咬肌筋膜经咬肌浅面达口角皮肤和黏膜。收缩时，有些人在外眦垂直线与口角水平线相交处出现凹陷（酒窝）。

颧肌：位于面静脉和面动脉的浅面，自颧骨颧颞缝的前方，经咬肌和颊肌浅面斜向前下达于口角皮肤和黏膜。

枕额肌：也称为颅顶肌，阔而薄，左、右各有1块枕额肌。它由2个肌腹和中间的帽状腱膜构成。前方的肌腹位于额部皮下，称额腹，后方的肌腹位于枕部皮下，称枕腹，它们与颅部的皮肤和皮下组织共同组成头皮，而与深部的骨膜则隔以疏松的结缔组织。额腹止于眉部皮肤，枕腹起自枕骨。额腹收缩时可提眉并使额部皮肤出现皱纹，枕腹可向后牵拉帽状腱膜。

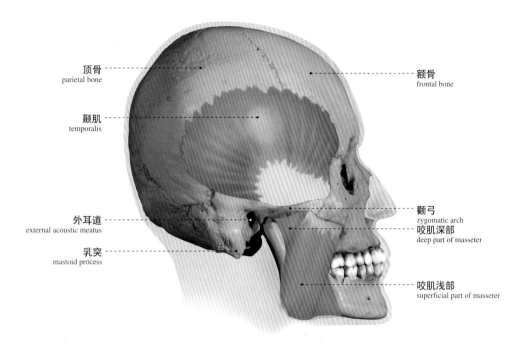

74. 咀嚼肌浅层（侧面观）

Superficial layer of the masticatory muscles (lateral aspect)

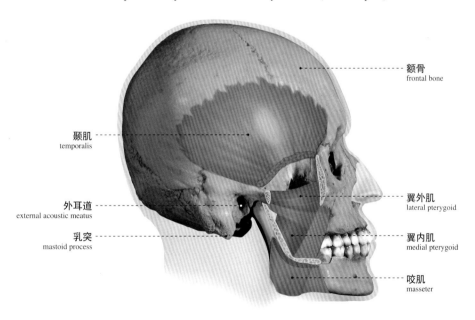

75. 咀嚼肌深层（侧面观）

Deep layer of the masticatory muscles (lateral aspect)

　　咬肌：呈四边形，起自颧弓，附于下颌支及下颌角的外面。咬肌是咬合动作的主要执行肌肉，其与颊肌、颞肌、翼内肌、翼外肌、口轮匝肌等一起协同作用，共同完成咀嚼动作。

　　翼外肌：位于颞下窝，有上、下2个头，分别起自蝶骨大翼的颞下面、颞下嵴和翼外板外面。肌束呈水平走行，分别止于颞下颌关节囊前方、关节盘和髁突前方的翼肌窝。一侧下颌骨下颌颈骨折，髁突多因翼外肌的牵拉向前内方移位。该肌在咀嚼肌痉挛中最为多见。

　　翼内肌：位于下颌支内面，起自翼外板内面、腭骨锥突和上颌结节环绕翼外肌下头，止于下颌骨内面的翼肌粗隆。

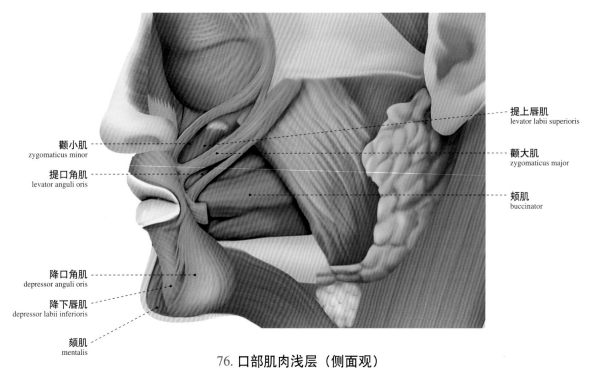

颧小肌
zygomaticus minor

提口角肌
levator anguli oris

降口角肌
depressor anguli oris

降下唇肌
depressor labii inferioris

颏肌
mentalis

提上唇肌
levator labii superioris

颧大肌
zygomaticus major

颊肌
buccinator

76. 口部肌肉浅层（侧面观）
Superficial layer of the mouth muscles (lateral aspect)

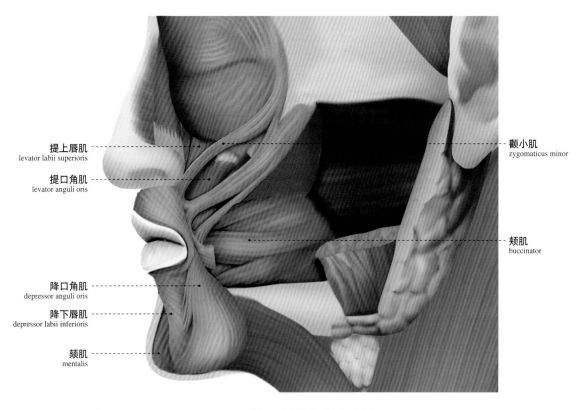

提上唇肌
levator labii superioris

提口角肌
levator anguli oris

降口角肌
depressor anguli oris

降下唇肌
depressor labii inferioris

颏肌
mentalis

颧小肌
zygomaticus minor

颊肌
buccinator

77. 口部肌肉深层（侧面观）
Deep layer of the mouth muscles (lateral aspect)

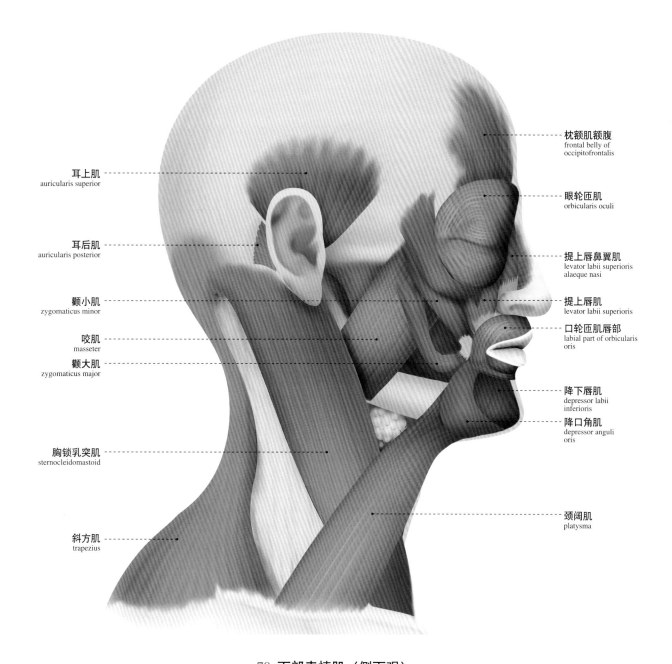

耳上肌
auricularis superior

耳后肌
auricularis posterior

颧小肌
zygomaticus minor

咬肌
masseter

颧大肌
zygomaticus major

胸锁乳突肌
sternocleidomastoid

斜方肌
trapezius

枕额肌额腹
frontal belly of
occipitofrontalis

眼轮匝肌
orbicularis oculi

提上唇鼻翼肌
levator labii superioris
alaeque nasi

提上唇肌
levator labii superioris

口轮匝肌唇部
labial part of orbicularis
oris

降下唇肌
depressor labii
inferioris

降口角肌
depressor anguli
oris

颈阔肌
platysma

78. 面部表情肌（侧面观）
Muscles of facial expression (lateral aspect)

　　斜方肌：位于项部和背部的皮下，属于背部的浅层肌。一侧成三角形，左、右两侧相合构成斜方形，称为斜方肌。该肌起自上项线、枕外隆凸、项韧带、第 7 颈椎和全部胸椎的棘突，止于锁骨外侧 1/3 部分、肩峰和肩胛冈。该肌的作用是使肩胛骨向脊柱靠拢，上部下行纤维收缩，使肩胛骨上提、上回旋、后缩；中部横纤维收缩，使肩胛骨后缩，靠近脊柱；下部上行纤维收缩，使肩胛骨下降和上回旋；上、下两部纤维同时收缩，则使肩胛骨向上移动。肩胛骨固定时，一侧收缩，使头向同侧屈；两侧斜方肌收缩，使头后仰。

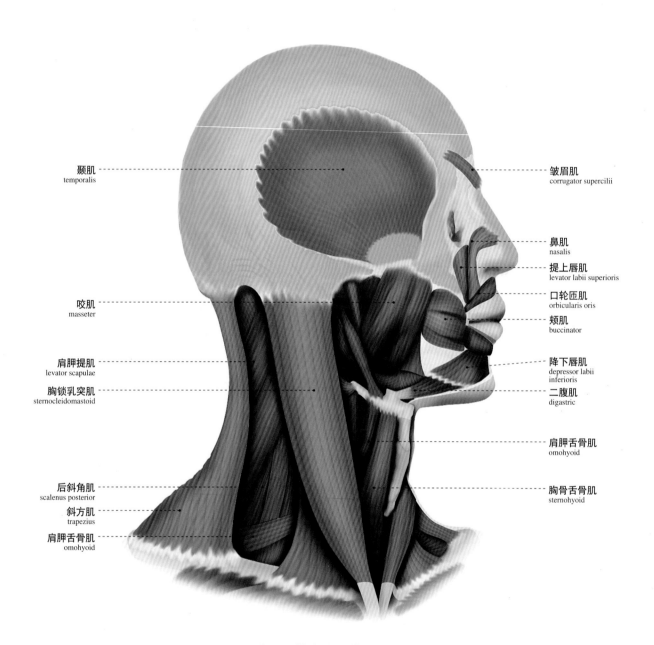

颞肌
temporalis

咬肌
masseter

肩胛提肌
levator scapulae

胸锁乳突肌
sternocleidomastoid

后斜角肌
scalenus posterior

斜方肌
trapezius

肩胛舌骨肌
omohyoid

皱眉肌
corrugator supercilii

鼻肌
nasalis

提上唇肌
levator labii superioris

口轮匝肌
orbicularis oris

颊肌
buccinator

降下唇肌
depressor labii inferioris

二腹肌
digastric

肩胛舌骨肌
omohyoid

胸骨舌骨肌
sternohyoid

79. 头颈肌的浅层（外侧面观）
Superficial layer of the muscles of the head and neck (lateral aspect)

胸锁乳突肌：胸锁乳突肌起自胸骨柄和锁骨的胸骨端，两头汇会后，斜向上后方，止于乳突。下端固定时，一侧作用可使头转向对侧，并向同侧倾斜；当头部处于正常姿势时，肌肉合力通过寰枕关节横轴的后面而使头前屈。上端固定时，上提胸廓帮助吸气。此肌一侧收缩，使头向同侧倾斜，并向对侧回旋。两侧同时收缩，可使头后仰。

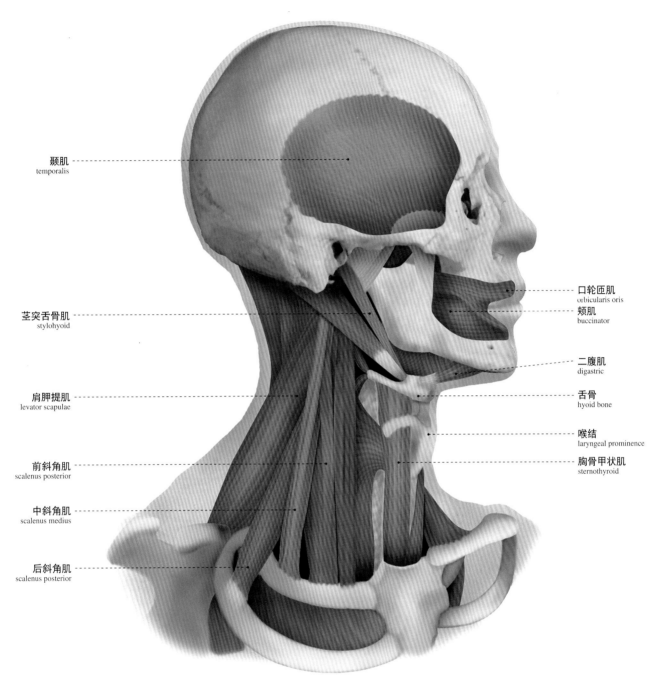

颞肌
temporalis

口轮匝肌
orbicularis oris

颊肌
buccinator

茎突舌骨肌
stylohyoid

二腹肌
digastric

舌骨
hyoid bone

肩胛提肌
levator scapulae

喉结
laryngeal prominence

前斜角肌
scalenus posterior

胸骨甲状肌
sternothyroid

中斜角肌
scalenus medius

后斜角肌
scalenus posterior

80. 头颈肌的深层（外侧面观）

Deep layer of the muscles of the head and neck (lateral aspect)

　　肩胛提肌：位于项部两侧，肌肉上部位于胸锁乳突肌深侧，下部位于斜方肌的深面，为 1 对带状长肌，起自上 4 块颈椎的横突，肌纤维斜向后下稍外方，止于肩胛骨上角和肩胛骨脊柱缘的上部。其作用是上提肩胛骨并使肩胛骨下角转向内，如果肩胛骨固定，可使颈向同侧屈曲。

　　斜角肌：每侧 3 块，按位置分别命名为前、中、后斜角肌，均起自颈椎横突，纤维斜向外下，分别止于第 1 肋骨、第 2 肋骨。其作用是一侧收缩使颈侧屈，两侧同时收缩可上提第 1 肋骨、第 2 肋骨帮助深呼吸。如果肋骨固定，则可使颈前屈。在前、中斜角肌和第 1 肋骨之间，形成三角形间隙，称斜角肌间隙，内有锁骨下动脉和臂丛神经通过，故临床上将麻醉药注入此间隙，进行臂丛神经阻滞麻醉。前斜角肌肥厚或痉挛，可压迫锁骨下动脉和臂丛，引起前斜角肌综合征。

血 管

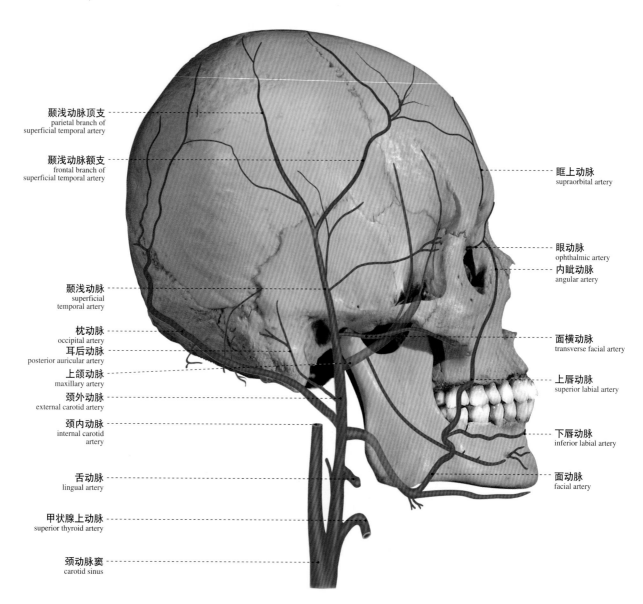

颞浅动脉顶支
parietal branch of
superficial temporal artery

颞浅动脉额支
frontal branch of
superficial temporal artery

颞浅动脉
superficial
temporal artery

枕动脉
occipital artery

耳后动脉
posterior auricular artery

上颌动脉
maxillary artery

颈外动脉
external carotid artery

颈内动脉
internal carotid
artery

舌动脉
lingual artery

甲状腺上动脉
superior thyroid artery

颈动脉窦
carotid sinus

眶上动脉
supraorbital artery

眼动脉
ophthalmic artery

内眦动脉
angular artery

面横动脉
transverse facial artery

上唇动脉
superior labial artery

下唇动脉
inferior labial artery

面动脉
facial artery

81. 颅的动脉（外侧面观）
Arteries of the skull (lateral aspect)

颈外动脉：位于颈内动脉前内侧，经其前方转至外侧上行，穿腮腺，在下颌颈部后方分为颞浅动脉与上颌动脉。其分支有：甲状腺上动脉、舌动脉、面动脉、颞浅动脉、上颌动脉、枕动脉、耳后动脉和咽升动脉。①面动脉，平下颌角起自颈外动脉，经下颌下腺深面至咬肌前缘，绕过下颌骨下缘至面部，经口角及鼻翼外侧上行到内眦移行为内眦动脉。②颞浅动脉，在外耳门前方上行，越颧弓根至颞部皮下。③上颌动脉，在下颌颈深面至颞下窝，经翼内、外肌之间至翼腭窝。主要分支有脑膜中动脉，向上穿棘孔入颅腔，分前、后支，贴颅骨内面走行，分布于颅骨和硬脑膜。

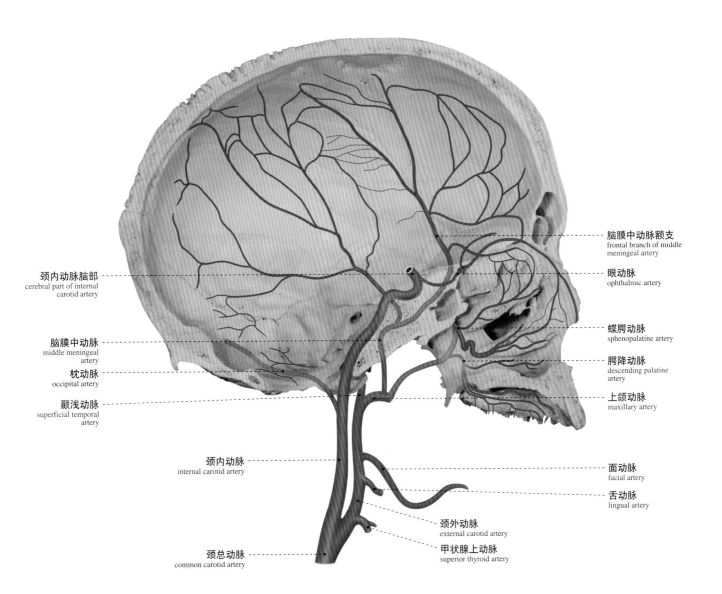

脑膜中动脉额支
frontal branch of middle meningeal artery

眼动脉
ophthalmic artery

颈内动脉脑部
cerebral part of internal carotid artery

蝶腭动脉
sphenopalatine artery

脑膜中动脉
middle meningeal artery

腭降动脉
descending palatine artery

枕动脉
occipital artery

上颌动脉
maxillary artery

颞浅动脉
superficial temporal artery

颈内动脉
internal carotid artery

面动脉
facial artery

舌动脉
lingual artery

颈外动脉
external carotid artery

颈总动脉
common carotid artery

甲状腺上动脉
superior thyroid artery

82. 颅的动脉（内侧面观）
Arteries of the skull (medial aspect)

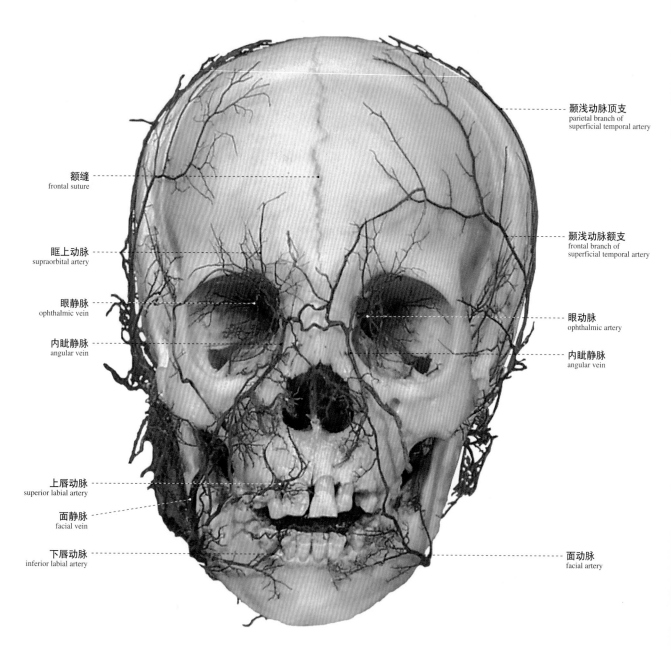

颞浅动脉顶支
parietal branch of
superficial temporal artery

额缝
frontal suture

颞浅动脉额支
frontal branch of
superficial temporal artery

眶上动脉
supraorbital artery

眼静脉
ophthalmic vein

眼动脉
ophthalmic artery

内眦静脉
angular vein

内眦静脉
angular vein

上唇动脉
superior labial artery

面静脉
facial vein

下唇动脉
inferior labial artery

面动脉
facial artery

83. 头部血管（前面观）
Blood vessels of the head (anterior aspect)

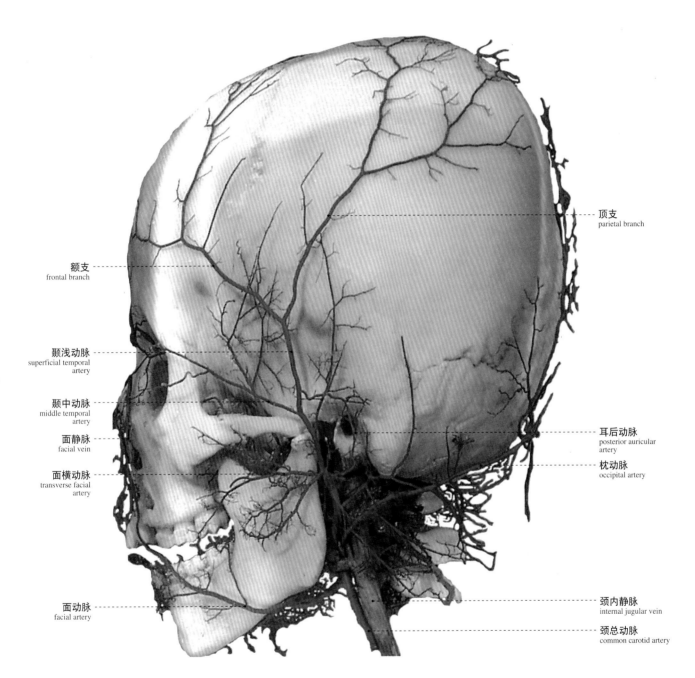

额支
frontal branch

颞浅动脉
superficial temporal artery

颞中动脉
middle temporal artery

面静脉
facial vein

面横动脉
transverse facial artery

面动脉
facial artery

顶支
parietal branch

耳后动脉
posterior auricular artery

枕动脉
occipital artery

颈内静脉
internal jugular vein

颈总动脉
common carotid artery

84. 头部血管（侧面观）
Blood vessels of the head (lateral aspect)

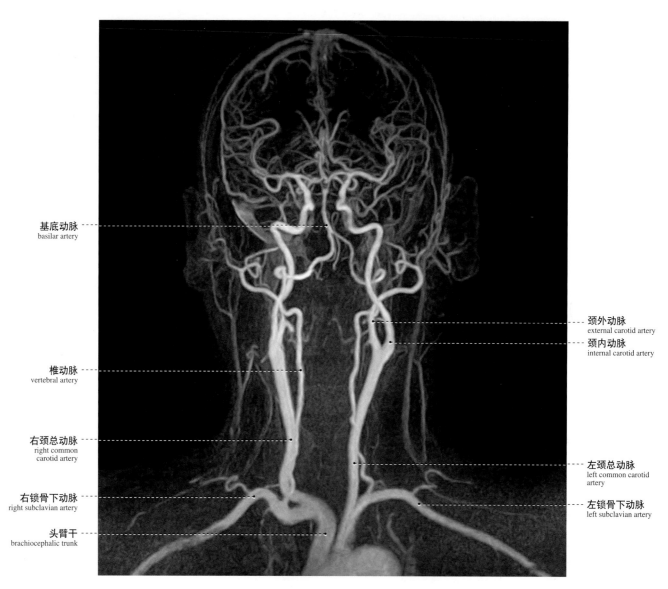

基底动脉
basilar artery

颈外动脉
external carotid artery

颈内动脉
internal carotid artery

椎动脉
vertebral artery

右颈总动脉
right common
carotid artery

左颈总动脉
left common carotid
artery

右锁骨下动脉
right subclavian artery

左锁骨下动脉
left subclavian artery

头臂干
brachiocephalic trunk

85. 头颈部数字减影血管造影（前后位）
DSA of the head and neck (anteroposterior view)

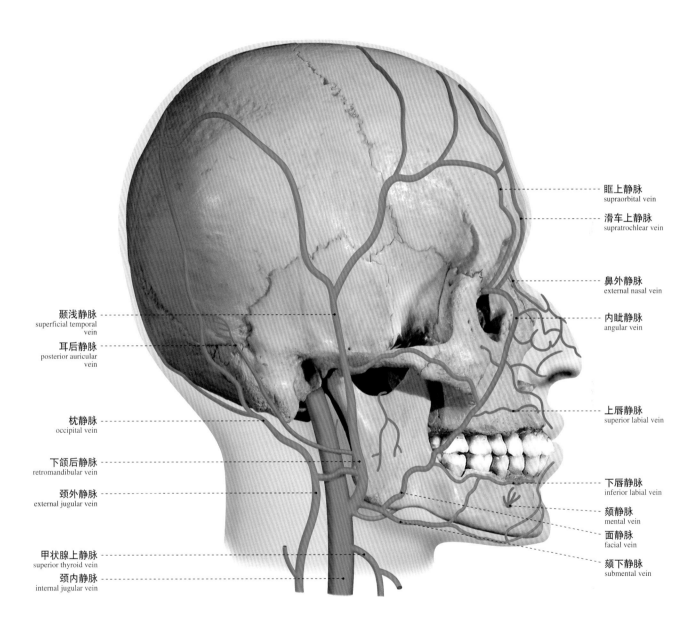

颞浅静脉
superficial temporal
vein

耳后静脉
posterior auricular
vein

枕静脉
occipital vein

下颌后静脉
retromandibular vein

颈外静脉
external jugular vein

甲状腺上静脉
superior thyroid vein

颈内静脉
internal jugular vein

眶上静脉
supraorbital vein

滑车上静脉
supratrochlear vein

鼻外静脉
external nasal vein

内眦静脉
angular vein

上唇静脉
superior labial vein

下唇静脉
inferior labial vein

颏静脉
mental vein

面静脉
facial vein

颏下静脉
submental vein

86. 头部浅静脉（侧面观 1）
Superficial veins of the head (lateral aspect 1)

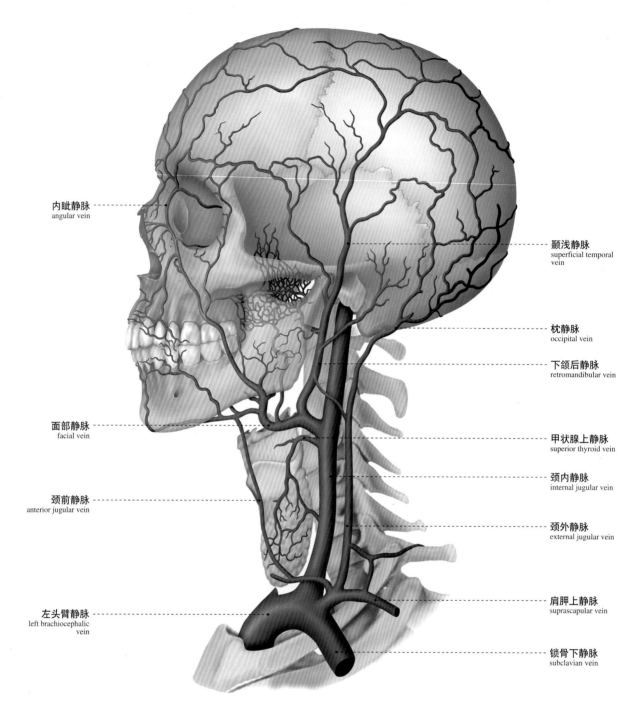

内眦静脉
angular vein

颞浅静脉
superficial temporal vein

枕静脉
occipital vein

下颌后静脉
retromandibular vein

面部静脉
facial vein

甲状腺上静脉
superior thyroid vein

颈内静脉
internal jugular vein

颈前静脉
anterior jugular vein

颈外静脉
external jugular vein

肩胛上静脉
suprascapular vein

左头臂静脉
left brachiocephalic vein

锁骨下静脉
subclavian vein

87. 头部浅静脉（侧面观 2）

Superficial veins of the head (lateral aspect 2)

颈外静脉：是颈部最大的浅静脉，由下颌后静脉的后支和耳后静脉、枕静脉等汇合而成，沿胸锁乳突肌浅面斜向下后行，在锁骨中点上方 2~5 cm 穿颈深筋膜注入锁骨下静脉或静脉角。颈外静脉是小儿静脉穿刺的常用部位。颈外静脉主要收集耳郭、枕部及颈前区浅层的静脉血。该静脉末端虽有 1 对瓣膜，但不能阻止血液反流。当上腔静脉血回心受阻时，可致颈外静脉扩张。因为颈外静脉与颈深筋膜结合紧密，当静脉壁受伤破裂时，管腔不易闭合，可致气体栓塞。

颈内静脉：颈内静脉于颈静脉孔处与颅内乙状窦相续，与颈内动脉和颈总动脉同行在颈动脉鞘内，至胸锁关节后方与锁骨下静脉汇合成头臂静脉。

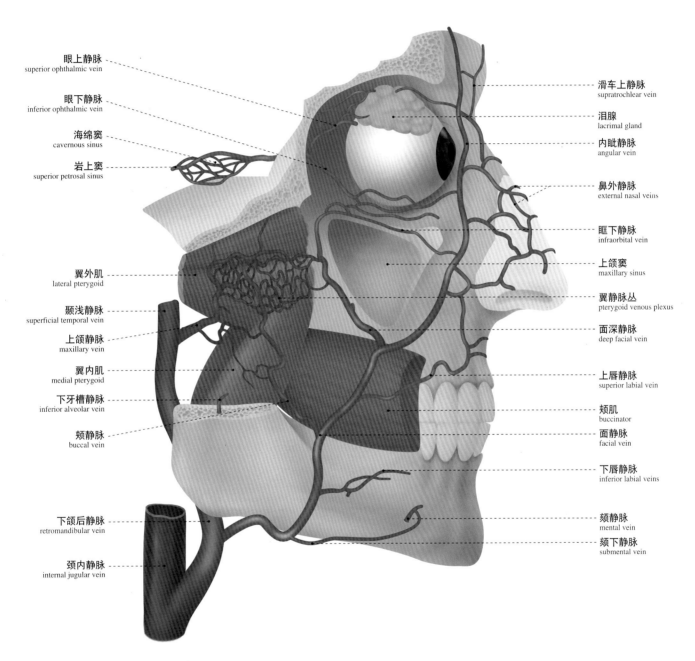

眼上静脉
superior ophthalmic vein

眼下静脉
inferior ophthalmic vein

海绵窦
cavernous sinus

岩上窦
superior petrosal sinus

翼外肌
lateral pterygoid

颞浅静脉
superficial temporal vein

上颌静脉
maxillary vein

翼内肌
medial pterygoid

下牙槽静脉
inferior alveolar vein

颊静脉
buccal vein

下颌后静脉
retromandibular vein

颈内静脉
internal jugular vein

滑车上静脉
supratrochlear vein

泪腺
lacrimal gland

内眦静脉
angular vein

鼻外静脉
external nasal veins

眶下静脉
infraorbital vein

上颌窦
maxillary sinus

翼静脉丛
pterygoid venous plexus

面深静脉
deep facial vein

上唇静脉
superior labial vein

颊肌
buccinator

面静脉
facial vein

下唇静脉
inferior labial veins

颏静脉
mental vein

颏下静脉
submental vein

88. 头部深静脉（侧面观）
Deep veins of the head (lateral aspect)

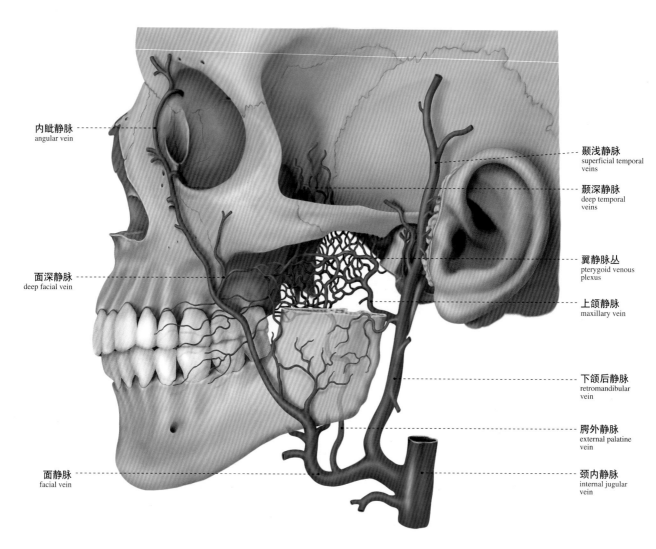

内眦静脉
angular vein

颞浅静脉
superficial temporal
veins

颞深静脉
deep temporal
veins

翼静脉丛
pterygoid venous
plexus

面深静脉
deep facial vein

上颌静脉
maxillary vein

下颌后静脉
retromandibular
vein

腭外静脉
external palatine
vein

面静脉
facial vein

颈内静脉
internal jugular
vein

89. 头部深静脉（左侧面观）

Deep veins of the head (left lateral aspect)

　　翼静脉丛位于颞下窝内，是翼内、外肌与颞肌之间的静脉丛。翼静脉丛收纳与上颌动脉分支伴行的静脉，最后汇合成上颌静脉，回流到下颌后静脉。翼静脉丛通过眼下静脉和面深静脉与面静脉相通，并经卵圆孔及破裂孔与海绵窦相通，故口、鼻、咽等部的感染，可沿上述途径蔓延至颅内。

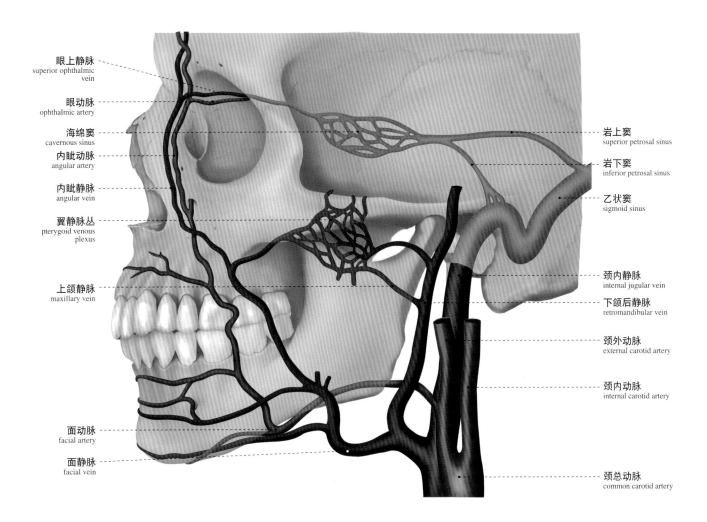

眼上静脉
superior ophthalmic vein

眼动脉
ophthalmic artery

海绵窦
cavernous sinus

内眦动脉
angular artery

内眦静脉
angular vein

翼静脉丛
pterygoid venous plexus

上颌静脉
maxillary vein

面动脉
facial artery

面静脉
facial vein

岩上窦
superior petrosal sinus

岩下窦
inferior petrosal sinus

乙状窦
sigmoid sinus

颈内静脉
internal jugular vein

下颌后静脉
retromandibular vein

颈外动脉
external carotid artery

颈内动脉
internal carotid artery

颈总动脉
common carotid artery

90. 面部血管（侧面观）

Facial blood vessels (lateral aspect)

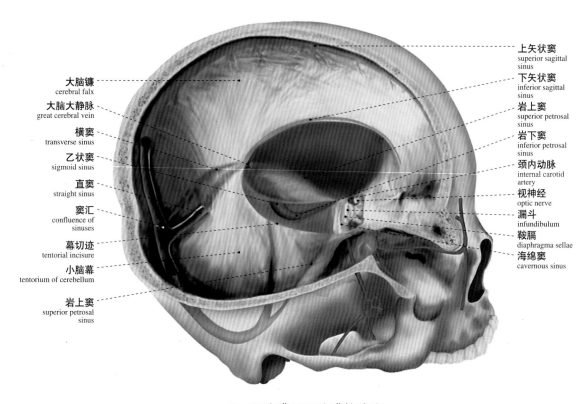

大脑镰
cerebral falx

大脑大静脉
great cerebral vein

横窦
transverse sinus

乙状窦
sigmoid sinus

直窦
straight sinus

窦汇
confluence of
sinuses

幕切迹
tentorial incisure

小脑幕
tentorium of cerebellum

岩上窦
superior petrosal
sinus

上矢状窦
superior sagittal
sinus

下矢状窦
inferior sagittal
sinus

岩上窦
superior petrosal
sinus

岩下窦
inferior petrosal
sinus

颈内动脉
internal carotid
artery

视神经
optic nerve

漏斗
infundibulum

鞍膈
diaphragma sellae

海绵窦
cavernous sinus

91. 硬脑膜及硬脑膜静脉窦
Cerebral dura mater and the venous sinuses of the dura mater

　　硬脑膜静脉窦是位于 2 层硬脑膜之间的静脉道，窦壁的外层是由致密的胶原纤维所组成，坚韧无弹性；内层是由疏松的细胶原纤维构成。窦腔内表面衬有内皮，与静脉的内皮相续，但无瓣膜。在大脑静脉和小脑静脉汇入静脉窦的入口处具有瓣膜装置，如半月瓣、小梁和中隔等，有调节入窦血流的作用。

　　上矢状窦：位于大脑镰凸缘附着处，从鸡冠开始，沿颅内面的矢状沟向后行，至近枕内隆凸处。上矢状窦的横切面呈三角形，由前向后逐渐增大。左、右侧壁有大脑上静脉的开口，还有突入的蛛网膜颗粒。上矢状窦接受大脑半球浅层的血液，在后端还接受经顶孔导入颅骨骨膜的静脉，静脉陷窝处导入板障静脉和硬脑膜静脉的血液。上矢状窦可与头皮静脉、板障静脉和鼻腔的静脉交通，这些部位的化脓性感染，有可能引起上矢状窦的血栓形成。

　　直窦：位于大脑镰与小脑幕结合处的 2 层硬脑膜之间，开始部明显膨大，向后下行，近枕内隆凸处偏向左移行为左横窦，或入窦汇，或分叉为左右 2 支，参与左、右横窦。直窦除接受大脑大静脉和下矢状窦外，还直接接受小脑幕静脉和小脑静脉，这些静脉开口处都有半月瓣。

　　下矢状窦：在大脑镰下缘后半或后 2/3 的 2 层硬膜内，后部稍增大，接受大脑镰静脉。

　　横窦：是 1 对大的硬脑膜静脉窦，位于小脑幕附着缘 2 层硬脑膜之间、颅骨内面的横窦沟内。从枕内隆凸开始，一般右横窦多续于上矢状窦。左横窦续于直窦。但也可以共同起于窦汇，或由上矢状窦与直窦分叉，分别形成左、右横窦。横窦横切面呈三角形，窦内有小梁和中隔等。窦壁也有海绵状间隙系统。横窦除接受上矢状窦和直窦的血液以外，还接受大脑下静脉、小脑及脑干的静脉等。

　　乙状窦：位于颞骨乳突部乙状沟内 2 层硬脑膜之间，在横窦离开小脑幕处开始，沿乙状沟弯曲向下内行，横过颈静脉突转向前，至颈静脉孔，终于颈内静脉上球。乙状窦上部仅以薄骨片与鼓室及乳突小房相隔，乳突小房的感染，有可能涉及乙状窦，引起乙状窦栓塞。乙状窦可由髁管的导静脉与头皮的静脉交通，头皮的感染也有可能波及乙状窦。

　　枕窦：位于小脑镰附着缘的最小静脉窦，从枕骨大孔边缘上行至窦汇或其他静脉窦。枕窦的变异很大，但多为 1 条，汇入直窦及其分支。枕窦也可与乙状窦连结，一般都绕过枕骨大孔边缘，再与乙状窦相连。

　　窦汇：是诸硬膜静脉窦在枕内隆凸处汇流的联合形式。

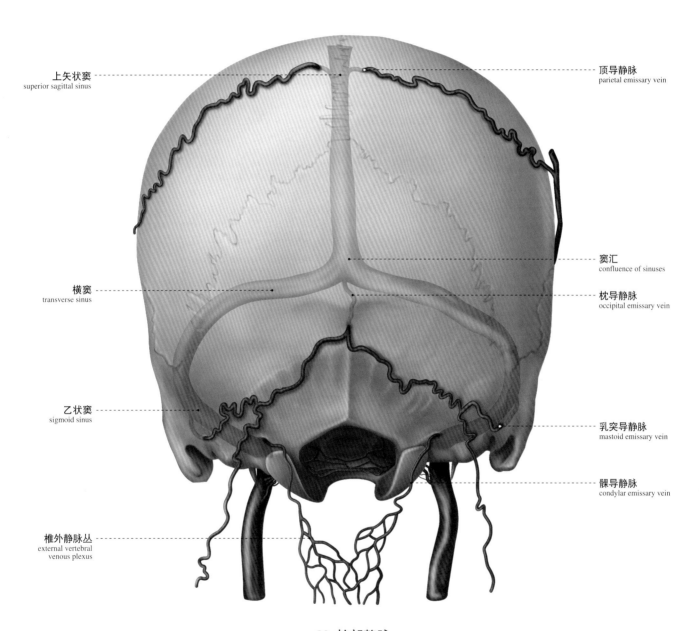

上矢状窦
superior sagittal sinus

顶导静脉
parietal emissary vein

窦汇
confluence of sinuses

横窦
transverse sinus

枕导静脉
occipital emissary vein

乙状窦
sigmoid sinus

乳突导静脉
mastoid emissary vein

髁导静脉
condylar emissary vein

椎外静脉丛
external vertebral
venous plexus

92. 枕部静脉

Veins of the occiput

淋 巴

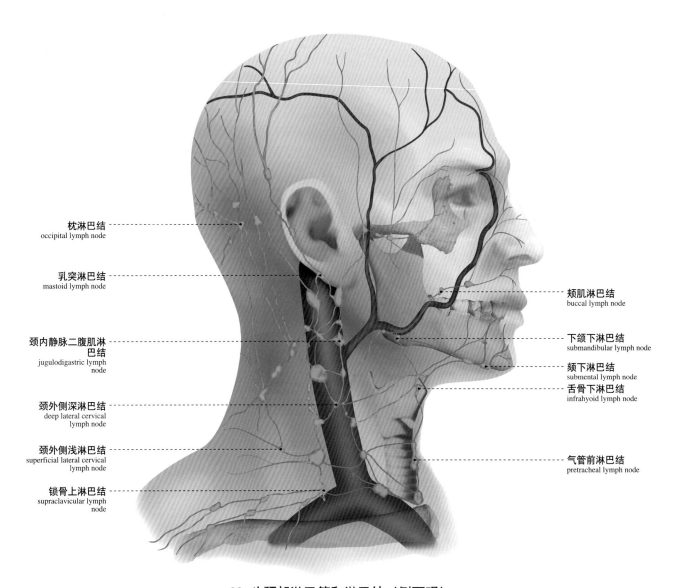

枕淋巴结
occipital lymph node

乳突淋巴结
mastoid lymph node

颈内静脉二腹肌淋
巴结
jugulodigastric lymph
node

颈外侧深淋巴结
deep lateral cervical
lymph node

颈外侧浅淋巴结
superficial lateral cervical
lymph node

锁骨上淋巴结
supraclavicular lymph
node

颊肌淋巴结
buccal lymph node

下颌下淋巴结
submandibular lymph node

颏下淋巴结
submental lymph node

舌骨下淋巴结
infrahyoid lymph node

气管前淋巴结
pretracheal lymph node

93. 头颈部淋巴管和淋巴结（侧面观）
Lymphatic vessels and lymph nodes of the head and neck (lateral aspect)

颈外侧深淋巴结：主要沿颈内静脉排列成纵行的淋巴结群，上自颅底，下至颈根部。通常以肩胛舌骨肌下腹为界，分为上、下两群。上群为颈外侧上深淋巴结，下群为颈外侧下深淋巴结。

颈外侧浅淋巴结：颈外侧浅淋巴结沿颈外静脉排列，收纳枕、耳后及腮腺淋巴结引流的淋巴，输出管注入颈外侧深淋巴结。

锁骨上淋巴结：颈外侧深淋巴结中，位于锁骨下动脉和臂丛附近的称锁骨上淋巴结。锁骨上淋巴结沿颈外静脉排列，收纳枕、耳后及腮腺淋巴结引流的淋巴，输出管注入颈外侧深淋巴结。食管癌和胃癌后期，癌细胞可经胸导管上行，再经左颈干逆流至左锁骨上淋巴结。胸部肿瘤如肺癌可向右侧锁骨上淋巴结转移，胃癌多向左侧锁骨上窝淋巴结群转移，因此处系胸导管进颈静脉的入口，这种肿大的淋巴结称为 Virchow 淋巴结，常为胃癌、食管癌、肺癌转移的标志，可毫无症状。

神 经

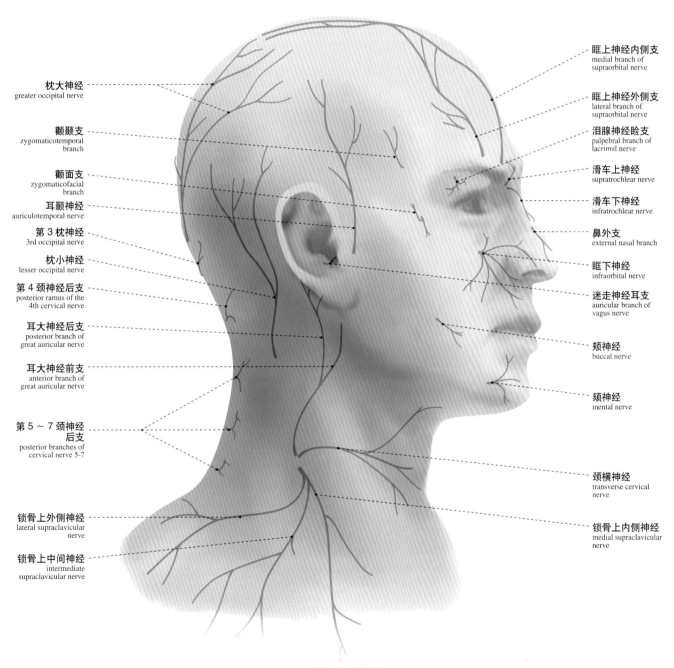

枕大神经
greater occipital nerve

颧颞支
zygomaticotemporal branch

颧面支
zygomaticofacial branch

耳颞神经
auriculotemporal nerve

第 3 枕神经
3rd occipital nerve

枕小神经
lesser occipital nerve

第 4 颈神经后支
posterior ramus of the 4th cervical nerve

耳大神经后支
posterior branch of great auricular nerve

耳大神经前支
anterior branch of great auricular nerve

第 5 ~ 7 颈神经后支
posterior branches of cervical nerve 5-7

锁骨上外侧神经
lateral supraclavicular nerve

锁骨上中间神经
intermediate supraclavicular nerve

眶上神经内侧支
medial branch of supraorbital nerve

眶上神经外侧支
lateral branch of supraorbital nerve

泪腺神经睑支
palpebral branch of lacrimal nerve

滑车上神经
supratrochlear nerve

滑车下神经
infratrochlear nerve

鼻外支
external nasal branch

眶下神经
infraorbital nerve

迷走神经耳支
auricular branch of vagus nerve

颊神经
buccal nerve

颏神经
mental nerve

颈横神经
transverse cervical nerve

锁骨上内侧神经
medial supraclavicular nerve

94. 头颈部皮神经
Cutaneous nerve of the head and neck

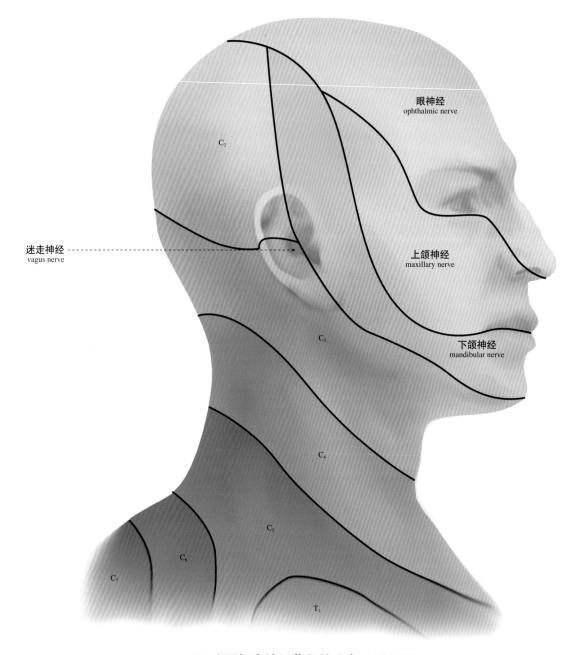

眼神经
ophthalmic nerve

C_2

迷走神经
vagus nerve

上颌神经
maxillary nerve

C_3

下颌神经
mandibular nerve

C_4

C_5

C_6

C_7

T_1

95. 头颈部皮神经节段性分布（侧面观）

Segmental distribution of cutaneous nerve of the head and neck (lateral aspect)

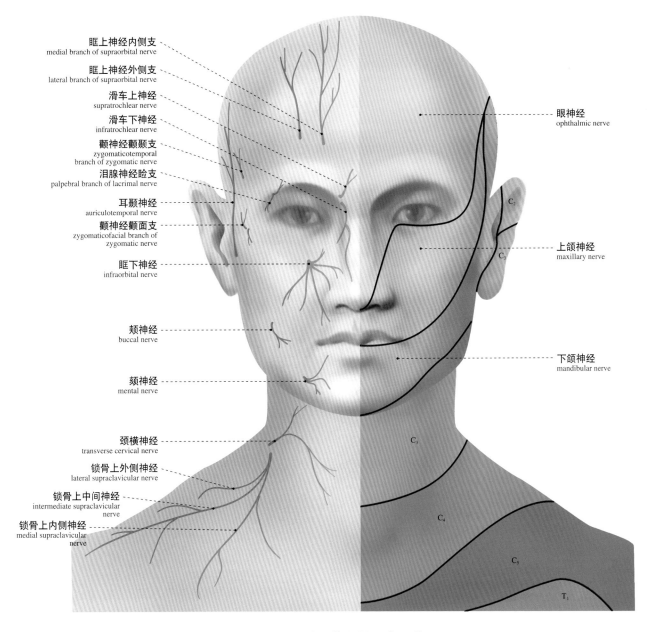

眶上神经内侧支
medial branch of supraorbital nerve

眶上神经外侧支
lateral branch of supraorbital nerve

滑车上神经
supratrochlear nerve

滑车下神经
infratrochlear nerve

颧神经颧颞支
zygomaticotemporal
branch of zygomatic nerve

泪腺神经睑支
palpebral branch of lacrimal nerve

耳颞神经
auriculotemporal nerve

颧神经颧面支
zygomaticofacial branch of
zygomatic nerve

眶下神经
infraorbital nerve

颊神经
buccal nerve

颏神经
mental nerve

颈横神经
transverse cervical nerve

锁骨上外侧神经
lateral supraclavicular nerve

锁骨上中间神经
intermediate supraclavicular
nerve

锁骨上内侧神经
medial supraclavicular
nerve

眼神经
ophthalmic nerve

上颌神经
maxillary nerve

下颌神经
mandibular nerve

C_2

C_3

C_3

C_4

C_5

T_1

96. 头颈部皮神经节段性分布（前面观）
Cutaneous and segmental innervation of the head and neck (anterior aspect)

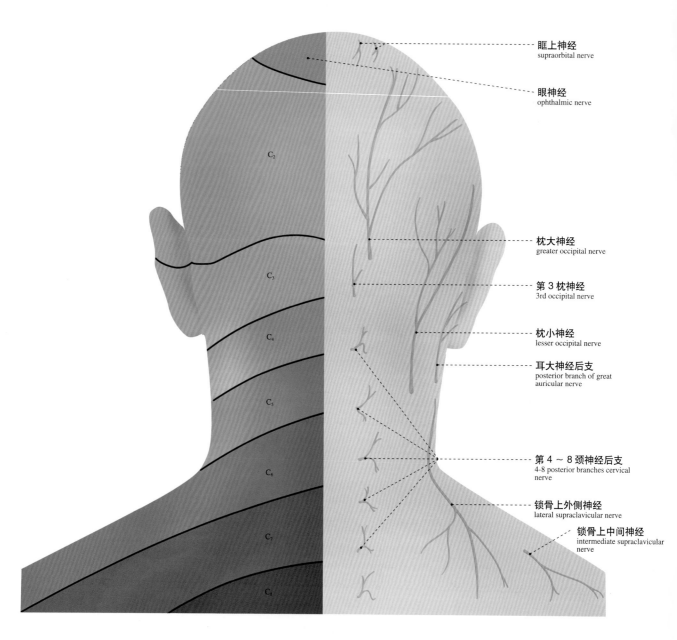

眶上神经
supraorbital nerve

眼神经
ophthalmic nerve

枕大神经
greater occipital nerve

第 3 枕神经
3rd occipital nerve

枕小神经
lesser occipital nerve

耳大神经后支
posterior branch of great
auricular nerve

第 4 ~ 8 颈神经后支
4-8 posterior branches cervical
nerve

锁骨上外侧神经
lateral supraclavicular nerve

锁骨上中间神经
intermediate supraclavicular
nerve

97. 头颈部皮神经节段性分布（后面观）
Cutaneous and segmental innervation of the head and neck (posterior aspect)

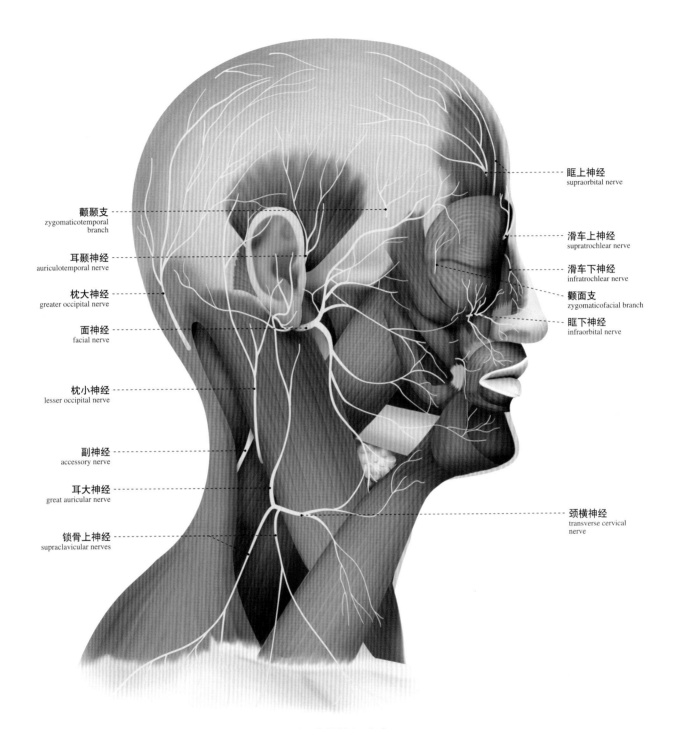

眶上神经
supraorbital nerve

颧颞支
zygomaticotemporal
branch

耳颞神经
auriculotemporal nerve

枕大神经
greater occipital nerve

面神经
facial nerve

枕小神经
lesser occipital nerve

副神经
accessory nerve

耳大神经
great auricular nerve

锁骨上神经
supraclavicular nerves

滑车上神经
supratrochlear nerve

滑车下神经
infratrochlear nerve

颧面支
zygomaticofacial branch

眶下神经
infraorbital nerve

颈横神经
transverse cervical
nerve

98. 头颈部感觉神经分布
Distribution of sensory nerves of the head and neck

枕小神经：沿胸锁乳突肌后缘上行，分布于枕部及耳郭背面上部的皮肤。

耳大神经：沿胸锁乳突肌表面向耳垂方向上行，分布于耳廓及附近的皮肤，是可供移植的神经干之一。

锁骨上神经：有 2~4 支成辐射状行于下外方，分布于颈侧区、胸壁上部和肩部皮肤。

颈横神经：沿胸锁乳突肌表面向前行，分布于颈部皮肤。

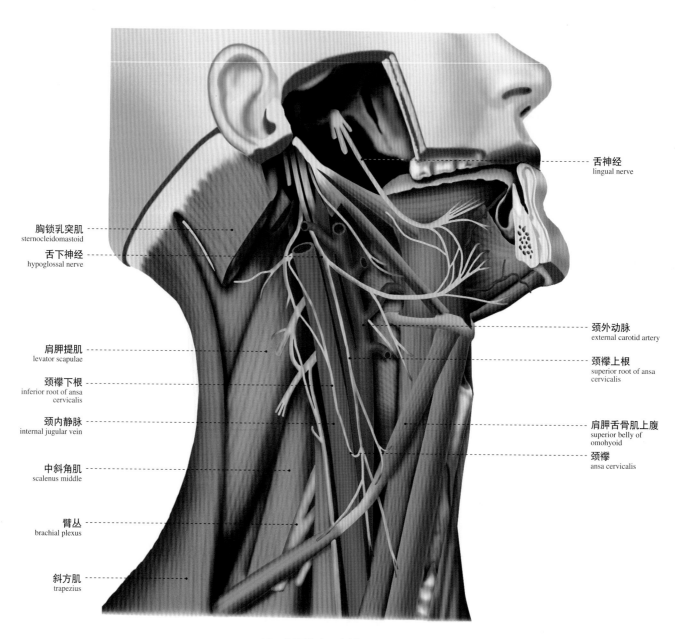

舌神经
lingual nerve

胸锁乳突肌
sternocleidomastoid

舌下神经
hypoglossal nerve

肩胛提肌
levator scapulae

颈襻下根
inferior root of ansa cervicalis

颈内静脉
internal jugular vein

中斜角肌
scalenus middle

臂丛
brachial plexus

斜方肌
trapezius

颈外动脉
external carotid artery

颈襻上根
superior root of ansa cervicalis

肩胛舌骨肌上腹
superior belly of omohyoid

颈襻
ansa cervicalis

99. 头颈部运动神经支配 1

Motor innervation of the head and neck 1

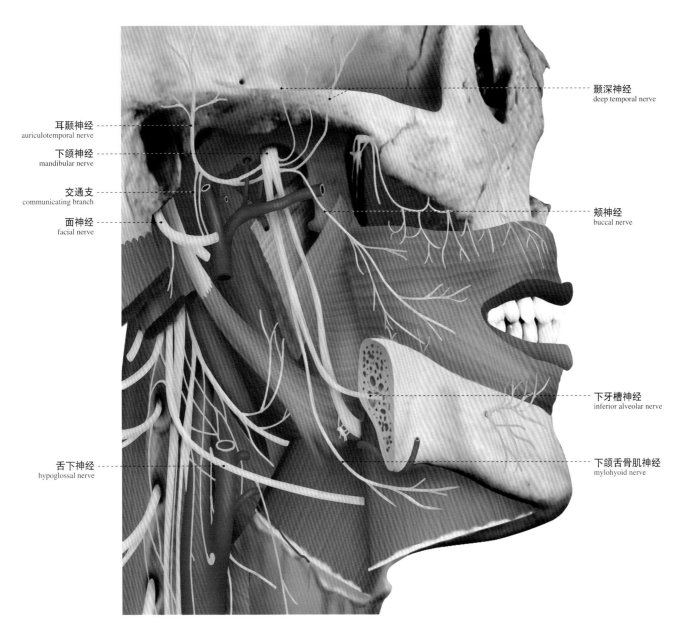

耳颞神经
auriculotemporal nerve

下颌神经
mandibular nerve

交通支
communicating branch

面神经
facial nerve

舌下神经
hypoglossal nerve

颞深神经
deep temporal nerve

颊神经
buccal nerve

下牙槽神经
inferior alveolar nerve

下颌舌骨肌神经
mylohyoid nerve

100. 头颈部运动神经支配 2
Motor innervation of the head and neck 2

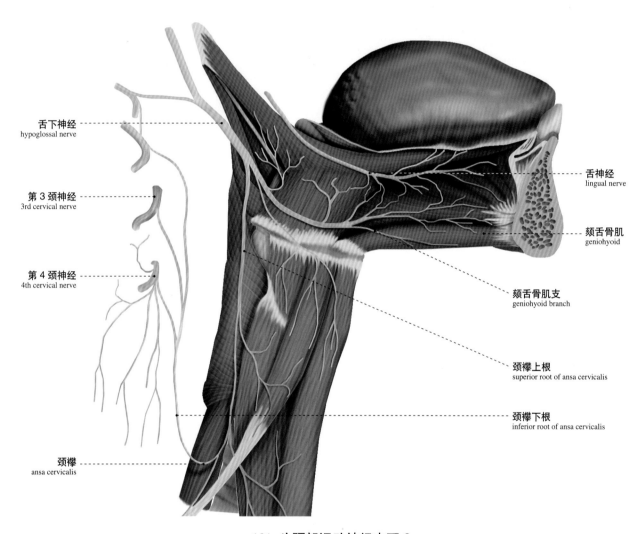

舌下神经
hypoglossal nerve

第 3 颈神经
3rd cervical nerve

第 4 颈神经
4th cervical nerve

颈襻
ansa cervicalis

舌神经
lingual nerve

颏舌骨肌
geniohyoid

颏舌骨肌支
geniohyoid branch

颈襻上根
superior root of ansa cervicalis

颈襻下根
inferior root of ansa cervicalis

101. 头颈部运动神经支配 3
Motor innervation of the head and neck 3

　　颈襻：颈襻是由颈神经襻上、下根连接形成的襻状结构。上根来源于第 1 颈神经，下根由第 2、3 颈神经降支形成。第 1 颈神经前支的部分纤维随舌下神经走行，在颈动脉三角内离开此神经，称为舌下神经降支，沿颈内动脉及颈总动脉浅面下行，又名颈襻上根。第 2、3 颈神经前支的纤维，经过颈丛，发出降支，称为颈襻下根，沿颈内静脉浅面下行。上、下 2 根在肩胛舌骨肌中间腱上缘，平环状软骨弓处，在颈动脉鞘浅面合成颈襻。颈襻支配胸骨舌骨肌、胸骨甲状肌和肩胛舌骨肌。它们的功能主要是在收缩时压低舌骨和喉部，帮助吞咽和说话。

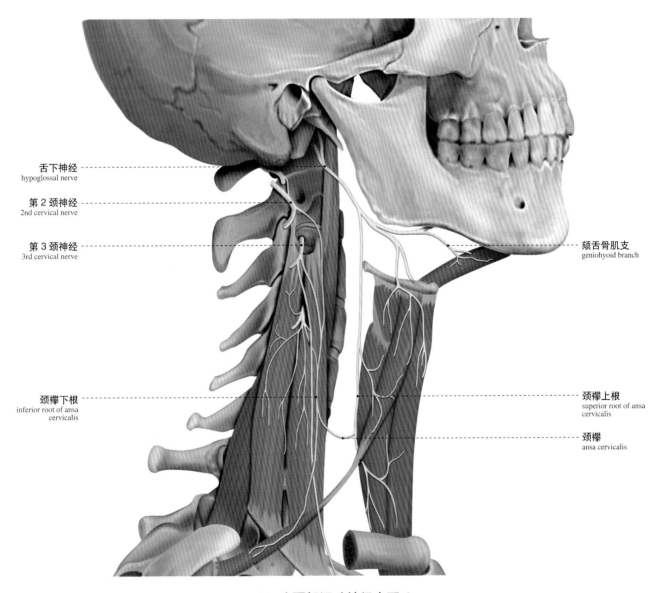

舌下神经
hypoglossal nerve

第 2 颈神经
2nd cervical nerve

第 3 颈神经
3rd cervical nerve

颈襻下根
inferior root of ansa
cervicalis

颏舌骨肌支
geniohyoid branch

颈襻上根
superior root of ansa
cervicalis

颈襻
ansa cervicalis

102. 头颈部运动神经支配 4
Motor innervation of the head and neck 4

局部解剖

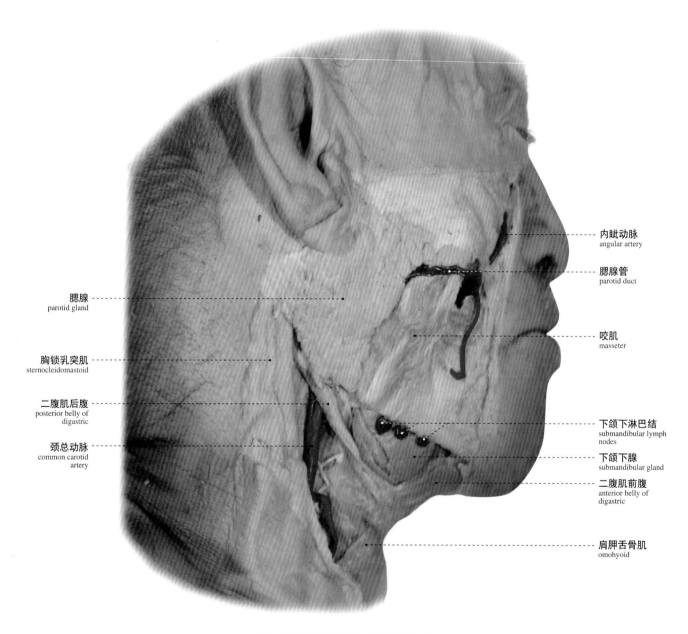

内眦动脉
angular artery

腮腺管
parotid duct

咬肌
masseter

下颌下淋巴结
submandibular lymph nodes

下颌下腺
submandibular gland

二腹肌前腹
anterior belly of digastric

肩胛舌骨肌
omohyoid

腮腺
parotid gland

胸锁乳突肌
sternocleidomastoid

二腹肌后腹
posterior belly of digastric

颈总动脉
common carotid artery

103. 面部局部解剖（侧面观 1）
Facial topography (lateral aspect 1)

　　腮腺：位于腮腺间隙内，略呈锥体形，分为上、外、前内及后内 4 面。各面隔腮腺鞘与下列结构相毗邻：上面形凹，邻外耳道及颞下颌关节后面；外面邻浅筋膜；前内面邻近咬肌、下颌支及翼内肌后部；后内面与乳突、胸锁乳突肌、二腹肌后腹、茎突和茎突诸肌及舌咽神经、迷走神经、副神经、舌下神经、颈内动脉、颈内静脉相毗邻。

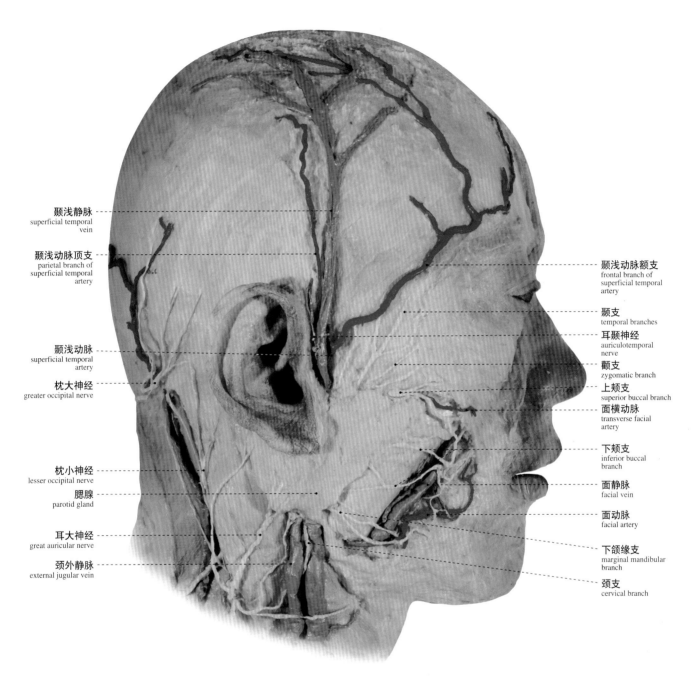

颞浅静脉
superficial temporal vein

颞浅动脉顶支
parietal branch of superficial temporal artery

颞浅动脉
superficial temporal artery

枕大神经
greater occipital nerve

枕小神经
lesser occipital nerve

腮腺
parotid gland

耳大神经
great auricular nerve

颈外静脉
external jugular vein

颞浅动脉额支
frontal branch of superficial temporal artery

颞支
temporal branches

耳颞神经
auriculotemporal nerve

颧支
zygomatic branch

上颊支
superior buccal branch

面横动脉
transverse facial artery

下颊支
inferior buccal branch

面静脉
facial vein

面动脉
facial artery

下颌缘支
marginal mandibular branch

颈支
cervical branch

104. 面部局部解剖（侧面观 2）
Facial topography (lateral aspect 2)

　　腮腺内主要有面神经、耳颞神经、颞浅动脉和上颌动脉、面后静脉及其属支颞浅静脉，以及颌内静脉等穿行。面神经出茎乳孔后，从腮腺后上部进入腮腺峡部。面神经位置较浅，自后向前呈放射状，与上、下走行的面后静脉和颈外动脉相交错。

　　腮腺浅部上缘穿出的神经、血管，自后向前为颞浅静脉、耳颞神经、颞浅动脉、面神经颞支及颧支。

　　腮腺浅部前缘穿出的神经、血管及腮腺导管从上向下依次为面神经颧支、面横动脉、面横静脉、面神经上颊支、腮腺导管、面神经下颊支及下颌缘支。

　　腮腺浅部下端穿出的神经血管，从前向后依次为面神经下颌缘支、面神经颈支、面后静脉及其至颈外静脉的交通支。

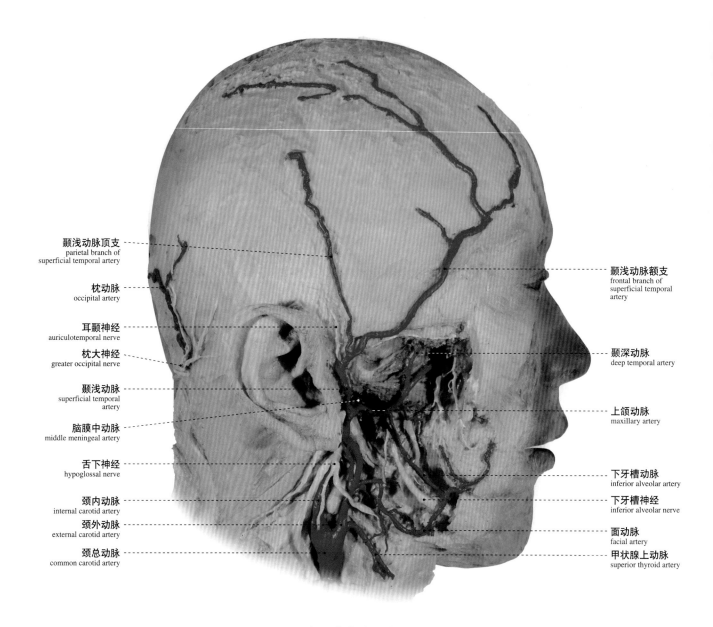

颞浅动脉顶支
parietal branch of
superficial temporal artery

枕动脉
occipital artery

耳颞神经
auriculotemporal nerve

枕大神经
greater occipital nerve

颞浅动脉
superficial temporal
artery

脑膜中动脉
middle meningeal artery

舌下神经
hypoglossal nerve

颈内动脉
internal carotid artery

颈外动脉
external carotid artery

颈总动脉
common carotid artery

颞浅动脉额支
frontal branch of
superficial temporal
artery

颞深动脉
deep temporal artery

上颌动脉
maxillary artery

下牙槽动脉
inferior alveolar artery

下牙槽神经
inferior alveolar nerve

面动脉
facial artery

甲状腺上动脉
superior thyroid artery

105. 面部局部解剖（侧面观 3）

Facial topography (lateral aspect 3)

腮腺深叶深面的神经血管主要有颈内动脉、颈内静脉和第Ⅸ～Ⅻ对脑神经。位于腮腺深面的茎突及茎突诸肌、颈内动脉、颈内静脉以及舌咽神经、迷走神经、副神经和舌下神经，这些结构统称为"腮腺床"。其中，茎突诸肌及颈内静脉紧邻腮腺深叶的后内侧面，其余结构位于更深层。腮腺床内各重要血管神经可以通过下列骨性标志进行辨别和寻找：①颈内动脉、颈内静脉和第Ⅸ～Ⅻ对脑神经位于寰椎横突的前方和茎突的深面。②茎突将浅面的颈外动脉和深面的颈内动脉分开。③在寰椎横突前方：舌咽神经在下颌角上方向前穿过颈内、外动脉之间；舌下神经在下颌角下方，向前越过颈内、外动脉的浅面，进入颌下三角；迷走神经下行于颈内动、静脉之间的后方；副神经多越过颈内静脉的浅面行向后外下。

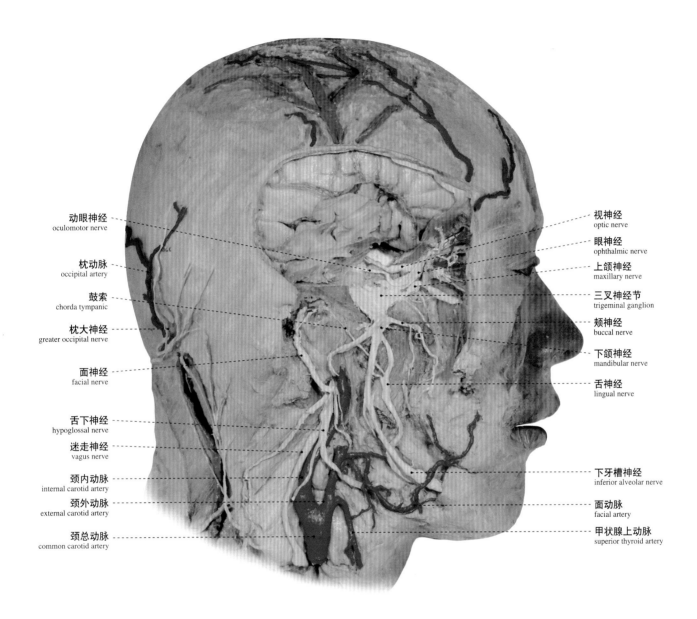

动眼神经
oculomotor nerve

枕动脉
occipital artery

鼓索
chorda tympanic

枕大神经
greater occipital nerve

面神经
facial nerve

舌下神经
hypoglossal nerve

迷走神经
vagus nerve

颈内动脉
internal carotid artery

颈外动脉
external carotid artery

颈总动脉
common carotid artery

视神经
optic nerve

眼神经
ophthalmic nerve

上颌神经
maxillary nerve

三叉神经节
trigeminal ganglion

颊神经
buccal nerve

下颌神经
mandibular nerve

舌神经
lingual nerve

下牙槽神经
inferior alveolar nerve

面动脉
facial artery

甲状腺上动脉
superior thyroid artery

106. 面部局部解剖（侧面观 4）
Facial topography (lateral aspect 4)

腮腺深叶深面的神经主要有：舌下神经、迷走神经、面神经，以及三叉神经和它的主要分支。

第二章

脑

端 脑

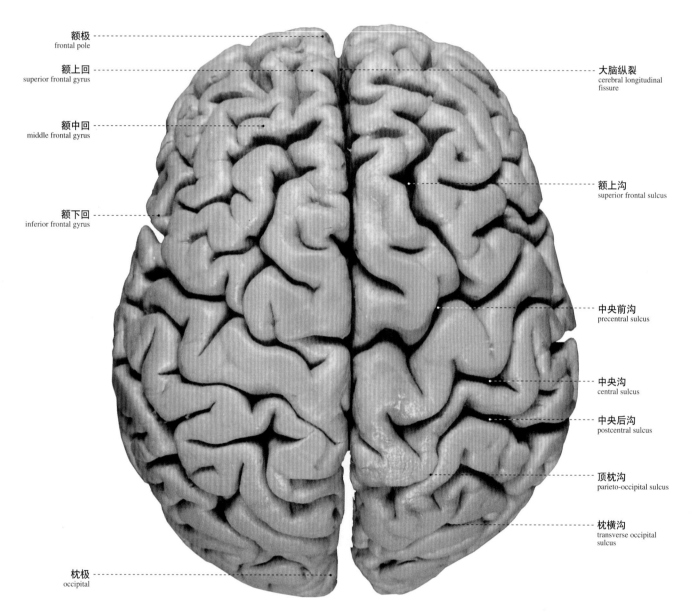

额极
frontal pole

额上回
superior frontal gyrus

额中回
middle frontal gyrus

额下回
inferior frontal gyrus

枕极
occipital

大脑纵裂
cerebral longitudinal
fissure

额上沟
superior frontal sulcus

中央前沟
precentral sulcus

中央沟
central sulcus

中央后沟
postcentral sulcus

顶枕沟
parieto-occipital sulcus

枕横沟
transverse occipital
sulcus

107. 大脑（上面观）
Cerebrum (superior aspect)

　　端脑主要包括左、右大脑半球。每个半球覆盖表面的灰质叫大脑皮质，皮质深方是白质。人类的大脑半球由于高度发展，它笼盖了间脑、中脑和小脑的上面，左、右半球间有大脑纵裂，半球和小脑之间有大脑横裂。

　　大脑半球表面布满深浅不同的沟，沟与沟之间有隆起的回。大脑沟的产生可能是因大脑皮质各部在发生上速度不均所致。在胚胎第5个月开始发生沟回，在出生后逐渐完成。每个半球可分上外侧面、内侧面和下面（底面）。

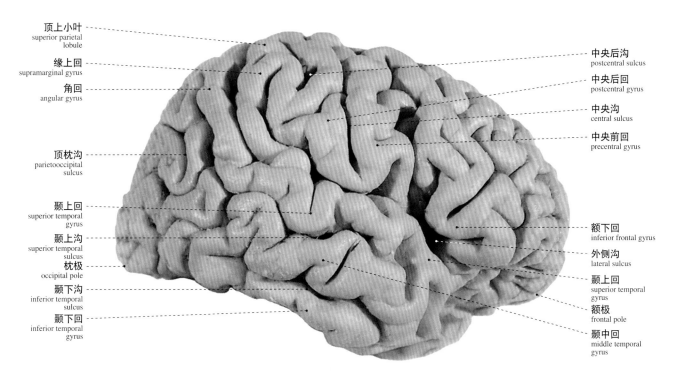

顶上小叶
superior parietal
lobule

缘上回
supramarginal gyrus

角回
angular gyrus

顶枕沟
parietooccipital
sulcus

颞上回
superior temporal
gyrus

颞上沟
superior temporal
sulcus

枕极
occipital pole

颞下沟
inferior temporal
sulcus

颞下回
inferior temporal
gyrus

中央后沟
postcentral sulcus

中央后回
postcentral gyrus

中央沟
central sulcus

中央前回
precentral gyrus

额下回
inferior frontal gyrus

外侧沟
lateral sulcus

颞上回
superior temporal
gyrus

额极
frontal pole

颞中回
middle temporal
gyrus

108. 大脑（外侧面观）
Cerebrum (lateral aspect)

　　额叶的上外侧面上有与中央沟平行的中央前沟，两者间为中央前回。自中央前沟水平向前有 2 个沟，为额上沟和额下沟。额上沟以上为额上回，并沿半球上缘转至内侧面。额中回在额上、下沟之间。额下回在额下沟与外侧沟之间。在顶叶上有与中央沟平行的中央后沟，两者间为中央后回，顶内沟常是间断水平走行，将中央后回以外的顶叶部分分为顶上小叶和顶下小叶。后者又分两部，围绕外侧沟周围的为缘上回，围绕颞上沟末端的为角回。

　　在颞叶上，颞上沟与外侧沟大致平行，两者间为颞上回。自颞上回转入外侧沟的下壁上，有 2 个短而横行的脑回，称颞横回。颞下沟与颞上沟大致平行，它的上、下分别称为颞中回和颞下回。

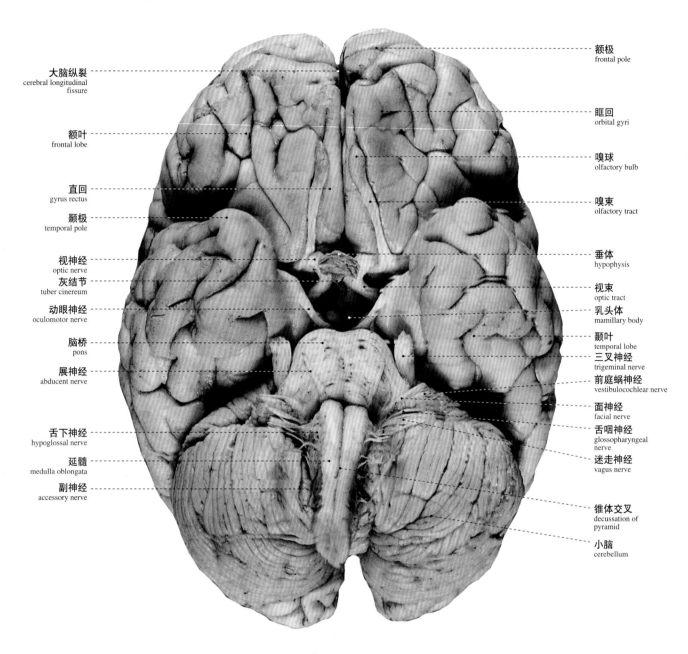

大脑纵裂
cerebral longitudinal fissure

额叶
frontal lobe

直回
gyrus rectus

颞极
temporal pole

视神经
optic nerve

灰结节
tuber cinereum

动眼神经
oculomotor nerve

脑桥
pons

展神经
abducent nerve

舌下神经
hypoglossal nerve

延髓
medulla oblongata

副神经
accessory nerve

额极
frontal pole

眶回
orbital gyri

嗅球
olfactory bulb

嗅束
olfactory tract

垂体
hypophysis

视束
optic tract

乳头体
mamillary body

颞叶
temporal lobe

三叉神经
trigeminal nerve

前庭蜗神经
vestibulocochlear nerve

面神经
facial nerve

舌咽神经
glossopharyngeal nerve

迷走神经
vagus nerve

锥体交叉
decussation of pyramid

小脑
cerebellum

109. 大脑（下面观）
Cerebrum (inferior aspect)

　　在大脑半球底面，额叶内有纵行的嗅束，前端膨大的部分为嗅球，与嗅神经相连。嗅束向后扩大为嗅三角。嗅三角与视束之间为前穿质，内有许多小血管穿入脑实质内。颞叶下方有与半球下缘平行的枕颞沟，在此沟内侧并与之平行的为侧副沟，侧副沟的内侧为海马旁回（也称海马回），后者的前端弯曲，称钩。侧副沟与枕颞沟间为枕颞内侧回，枕颞沟下方为枕颞外侧回。在海马旁回的内侧为海马沟，在沟的上方有呈锯齿状的窄条皮质，称齿状回。

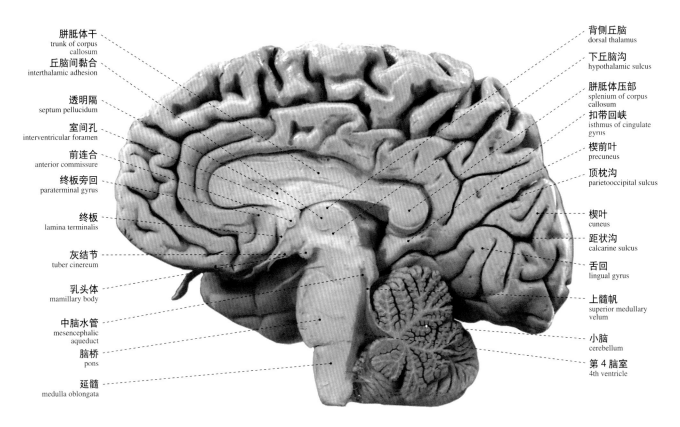

| 胼胝体干
trunk of corpus callosum | 背侧丘脑
dorsal thalamus |

胼胝体干
trunk of corpus callosum

丘脑间黏合
interthalamic adhesion

透明隔
septum pellucidum

室间孔
interventricular foramen

前连合
anterior commissure

终板旁回
paraterminal gyrus

终板
lamina terminalis

灰结节
tuber cinereum

乳头体
mamillary body

中脑水管
mesencephalic aqueduct

脑桥
pons

延髓
medulla oblongata

背侧丘脑
dorsal thalamus

下丘脑沟
hypothalamic sulcus

胼胝体压部
splenium of corpus callosum

扣带回峡
isthmus of cingulate gyrus

楔前叶
precuneus

顶枕沟
parietooccipital sulcus

楔叶
cuneus

距状沟
calcarine sulcus

舌回
lingual gyrus

上髓帆
superior medullary velum

小脑
cerebellum

第 4 脑室
4th ventricle

110. 大脑（正中矢状面观 1）
Cerebrum (midsagittal section aspect 1)

在内侧面的重要脑沟有：胼胝体沟环行于胼胝体的背面，它绕过胼胝体的后方，移行于海马沟。扣带沟平行于胼胝体沟的上方，约在胼胝体压部处，此沟转向背方，称为边缘支。在顶枕沟的下端，可见它与弓形走向枕极的距状沟的中部相遇。在距状沟的下方，有自枕叶向前的侧副沟，此沟在颞叶前部延为嗅脑沟。在侧副沟的外下方，有纵贯枕、颞 2 叶的枕颞沟。在扣带沟以上的部分，分属额、顶 2 叶，它们以中央沟的延线为界。中央前、后回延入内侧面的部分称中央旁小叶。顶枕沟和距状沟之间的三角区，称楔叶，距状沟和侧副沟的后部之间，叫舌回，它们都属枕叶。

除上述外，内侧面的其余部分属于颞叶。侧副沟与枕颞沟之间为枕颞内侧回。自枕颞沟向外至半球的下外侧缘之间，称枕颞外侧回。在舌回的前方，侧副沟和海马沟之间为海马旁回，此回前内方的突起称钩。在海马沟的内侧，一部分皮质卷入侧脑室下角，在下角的室底上呈弓形的隆起，称为海马。在海马的内侧有锯齿状的窄条，称为齿状回，在额叶的下面有小而变异较多的眶沟和眶回。

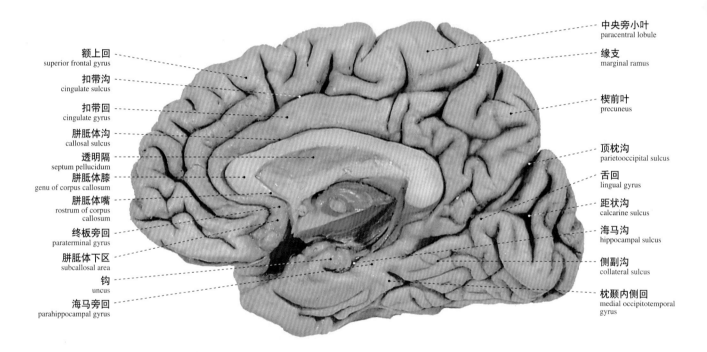

额上回
superior frontal gyrus

扣带沟
cingulate sulcus

扣带回
cingulate gyrus

胼胝体沟
callosal sulcus

透明隔
septum pellucidum

胼胝体膝
genu of corpus callosum

胼胝体嘴
rostrum of corpus callosum

终板旁回
paraterminal gyrus

胼胝体下区
subcallosal area

钩
uncus

海马旁回
parahippocampal gyrus

中央旁小叶
paracentral lobule

缘支
marginal ramus

楔前叶
precuneus

顶枕沟
parietooccipital sulcus

舌回
lingual gyrus

距状沟
calcarine sulcus

海马沟
hippocampal sulcus

侧副沟
collateral sulcus

枕颞内侧回
medial occipitotemporal gyrus

111. 大脑（正中矢状面观 2）
Cerebrum (midsagittal section aspect 2)

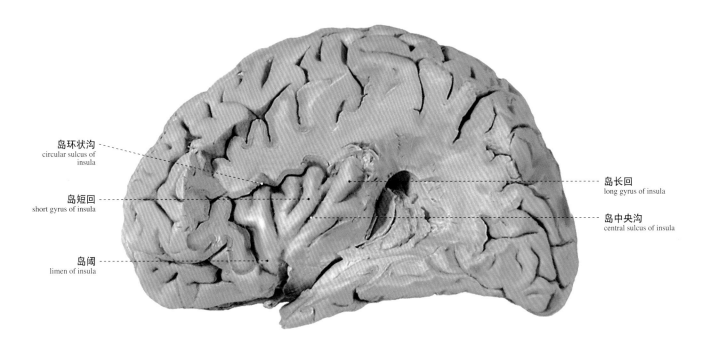

岛环状沟
circular sulcus of
insula

岛短回
short gyrus of insula

岛阈
limen of insula

岛长回
long gyrus of insula

岛中央沟
central sulcus of insula

112. 岛叶
Insular lobe

　　岛叶位于外侧沟深部，被额叶、顶叶、颞叶所构成的岛盖所覆盖。位于额眶盖，额顶盖，颞盖内侧面的前、上、下环岛沟内，将岛叶与岛盖皮质分开。岛叶由多个岛回组成。岛中央沟自后上向内下将岛叶分为前、后2部分。岛叶前部可分为前、中、后3个岛短回，另有较小的岛横回和副岛回。

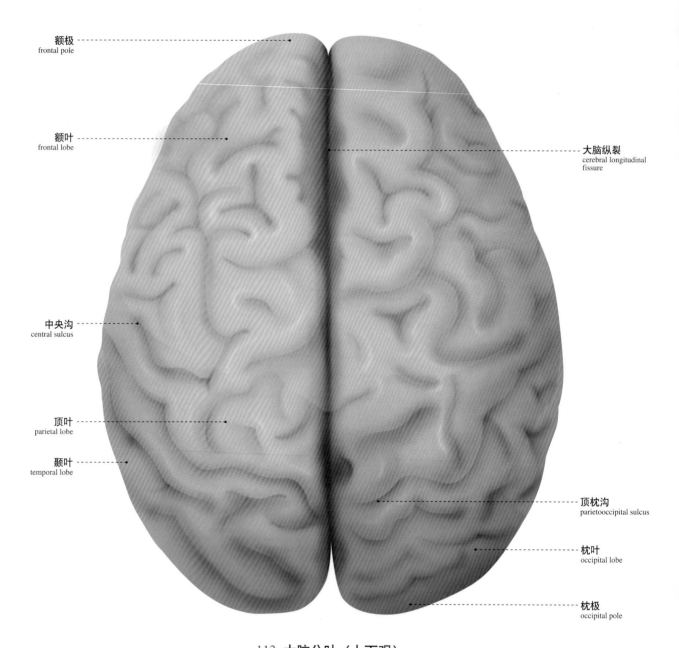

额极
frontal pole

额叶
frontal lobe

大脑纵裂
cerebral longitudinal
fissure

中央沟
central sulcus

顶叶
parietal lobe

颞叶
temporal lobe

顶枕沟
parietooccipital sulcus

枕叶
occipital lobe

枕极
occipital pole

113. 大脑分叶（上面观）

Division of the cerebrum into lobes (superior aspect)

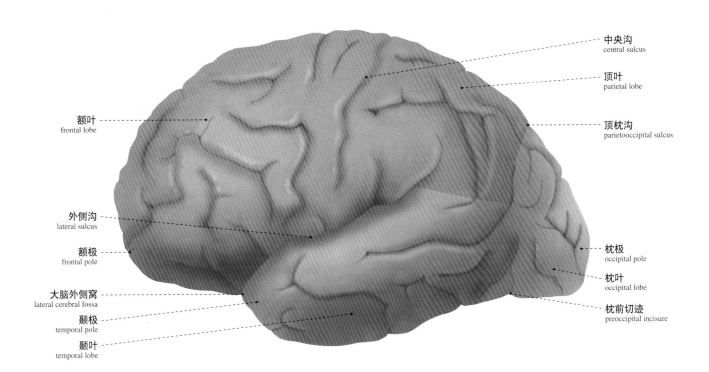

中央沟
central sulcus

顶叶
parietal lobe

顶枕沟
parietooccipital sulcus

额叶
frontal lobe

外侧沟
lateral sulcus

额极
frontal pole

大脑外侧窝
lateral cerebral fossa

颞极
temporal pole

颞叶
temporal lobe

枕极
occipital pole

枕叶
occipital lobe

枕前切迹
preoccipital incisure

114. 大脑分叶（外侧面观）
Division of the cerebrum into lobes (lateral aspect)

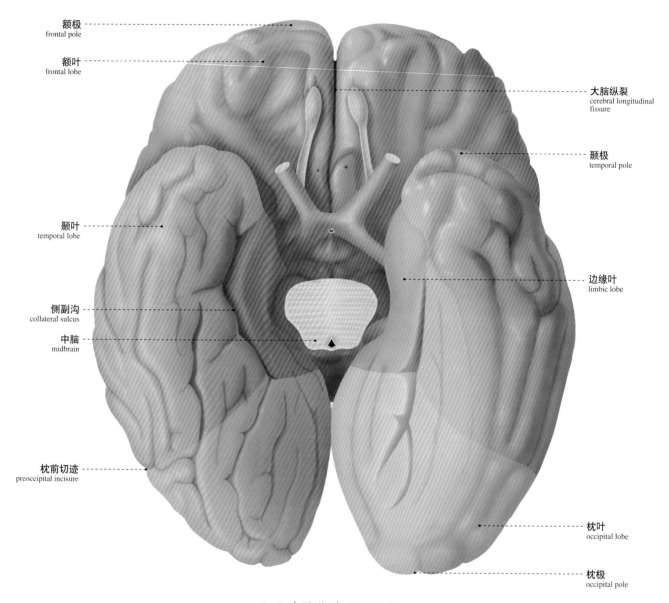

额极
frontal pole

额叶
frontal lobe

大脑纵裂
cerebral longitudinal
fissure

颞极
temporal pole

颞叶
temporal lobe

边缘叶
limbic lobe

侧副沟
collateral sulcus

中脑
midbrain

枕前切迹
preoccipital incisure

枕叶
occipital lobe

枕极
occipital pole

115. 大脑分叶（下面观）
Division of the cerebrum into lobes (inferior aspect)

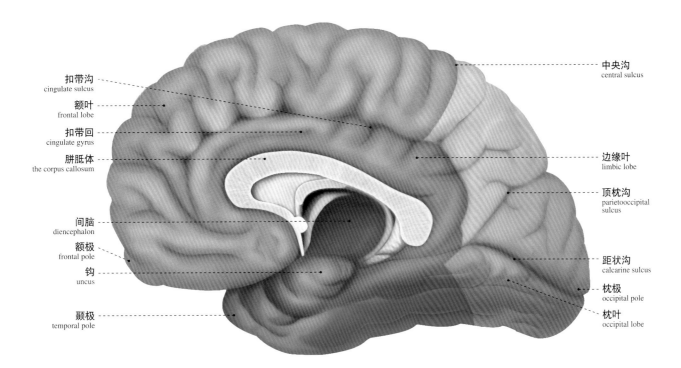

扣带沟
cingulate sulcus

额叶
frontal lobe

扣带回
cingulate gyrus

胼胝体
the corpus callosum

间脑
diencephalon

额极
frontal pole

钩
uncus

颞极
temporal pole

中央沟
central sulcus

边缘叶
limbic lobe

顶枕沟
parietooccipital
sulcus

距状沟
calcarine sulcus

枕极
occipital pole

枕叶
occipital lobe

116. 大脑分叶（正中矢状面观）
Division of the cerebrum into lobes (midsagittal section aspect)

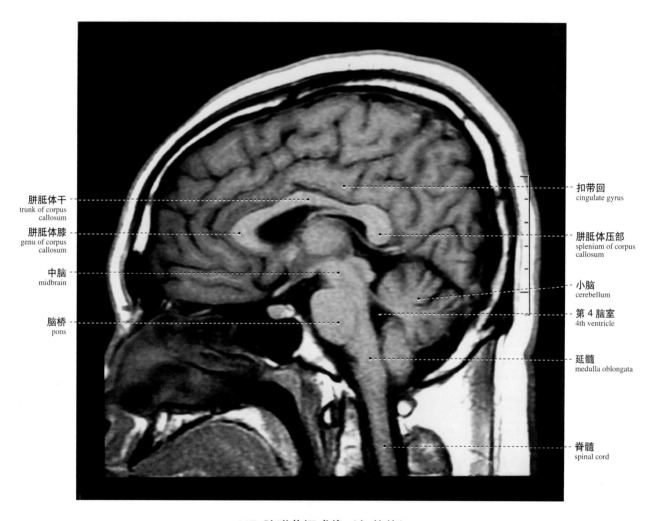

胼胝体干
trunk of corpus
callosum

胼胝体膝
genu of corpus
callosum

中脑
midbrain

脑桥
pons

扣带回
cingulate gyrus

胼胝体压部
splenium of corpus
callosum

小脑
cerebellum

第 4 脑室
4th ventricle

延髓
medulla oblongata

脊髓
spinal cord

117. 脑磁共振成像（矢状位）
MRI of the brain (sagittal view)

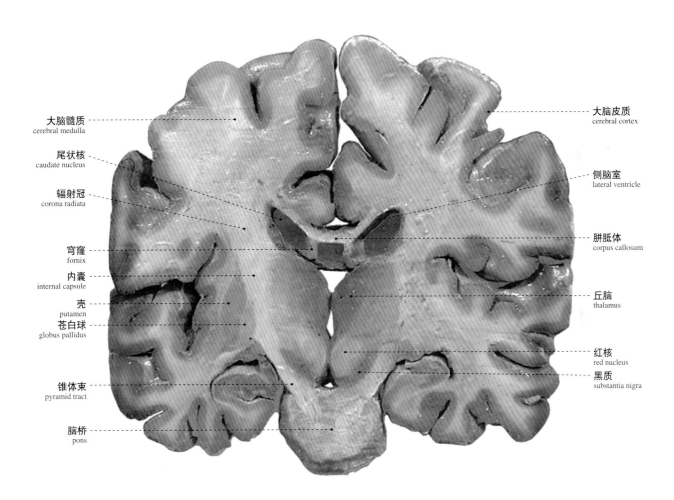

大脑髓质
cerebral medulla

尾状核
caudate nucleus

辐射冠
corona radiata

穹窿
fornix

内囊
internal capsule

壳
putamen

苍白球
globus pallidus

锥体束
pyramid tract

脑桥
pons

大脑皮质
cerebral cortex

侧脑室
lateral ventricle

胼胝体
corpus callosum

丘脑
thalamus

红核
red nucleus

黑质
substantia nigra

118. 大脑（冠状切面）
Cerebrum (coronal section)

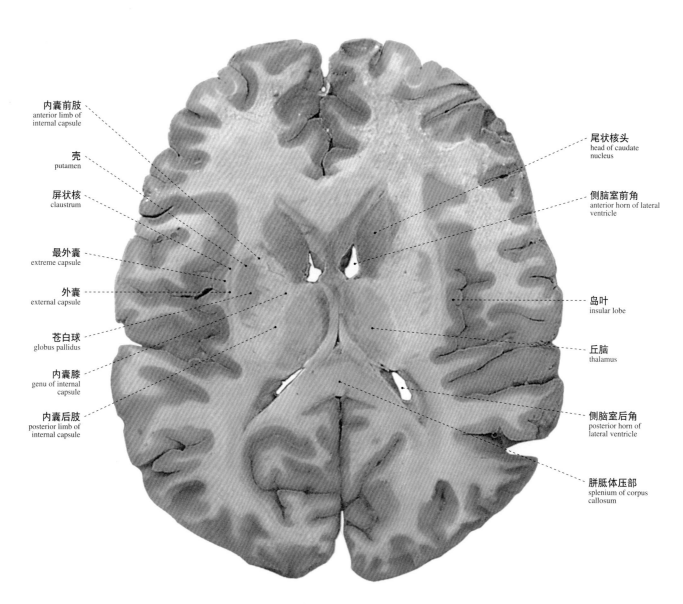

内囊前肢
anterior limb of
internal capsule

壳
putamen

屏状核
claustrum

最外囊
extreme capsule

外囊
external capsule

苍白球
globus pallidus

内囊膝
genu of internal
capsule

内囊后肢
posterior limb of
internal capsule

尾状核头
head of caudate
nucleus

侧脑室前角
anterior horn of lateral
ventricle

岛叶
insular lobe

丘脑
thalamus

侧脑室后角
posterior horn of
lateral ventricle

胼胝体压部
splenium of corpus
callosum

119. 大脑（水平切面）
Cerebrum (horizontal section)

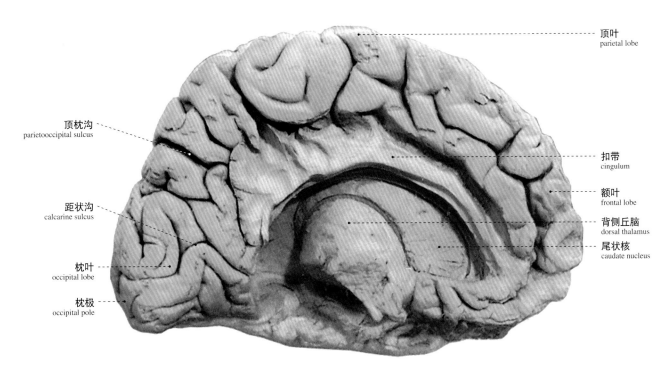

顶叶
parietal lobe

顶枕沟
parietooccipital sulcus

扣带
cingulum

额叶
frontal lobe

距状沟
calcarine sulcus

背侧丘脑
dorsal thalamus

尾状核
caudate nucleus

枕叶
occipital lobe

枕极
occipital pole

120. 基底核
Basal nuclei

　　基底核是靠近大脑半球的底部、埋藏在白质之中的核团，总括起来称为基底核。包括：尾状核、豆状核、纹状核和杏仁体。尾状核和豆状核借内囊纤维相分割，但两核在前腹侧靠近脑底处是连接的。此两核合称为纹状体。尾状核呈马蹄铁形，全长伴随侧脑室。尾状核的前部膨大，称尾状核头，背面突向侧脑室前角，腹面邻接前穿质。尾状核中部稍细，叫尾状核体，沿背侧丘脑的背外侧缘向后伸延，两者间以终纹为界。以后，尾状核体愈趋细小，称尾状核尾，向腹侧折曲，在侧脑室下角的顶上前行，连接海马旁回钩处的杏仁体。豆状核完全包藏在白质之内。此核的前腹部与尾状核相连，其余部分借内囊与尾状核和背侧丘脑相分隔。豆状核在切面上借白质分为3部分，外侧部最大，叫壳，其余2部称苍白球。从发生上看，苍白球更为古老，称为旧纹状体，尾状核和壳称新纹状体。新、旧纹状体在细胞形态和联系上是不同的。新纹状体的传入纤维，来自大脑皮质的主要出自额、顶叶，有些是锥体束的旁支；黑质纹状体纤维来自黑质。传出纤维中，除返回黑质外，主要至苍白球，使苍白球置于大脑皮质和新纹状体控制之下。旧纹状体的主要传入纤维来自尾、壳核，传出纤维穿经内囊或绕经大脑脚底至底丘脑。在此，这些纤维汇聚上行，止于腹外侧核和腹前核。传出纤维也有少数至中脑网状结构。此外，底丘脑核与苍白球之间有往返的联系。纹状体的功能长时期被认为是控制运动的一个主要调节系统。与人类基底核病变有联系的运动紊乱，主要是运动不正常和肌紧张的改变。其中1种主要表现为运动减少、肌张力亢进，另1种表现为运动过多、肌张力低下。前者如震颤麻痹患者，主要症状是：震颤、肌张力过高、随意运动减少、动作缓慢、面部表情呆板。后者如舞蹈症，主要表现为：上肢和头面部不自主和无目的动作，这些动作类似随意运动中的1个片断，但肌张力低下。现在认为震颤麻痹主要病变在黑质，从而引起黑质纹状体系统多巴胺的缺乏。

禽距
calcar avis

侧脑室后角
posterior horn of
lateral ventricle

胼胝体
corpus callosum

侧副三角
collateral trigone

海马伞
fimbria of
hippocampus

穹窿
fornix

海马
hippocampus

海马旁回
parahippocampal gyrus

前连合
anterior commissure

乳头体
mamillary body

121. 海马结构

Hippocampal formation

　　海马结构是大脑边缘系统的重要组成部分。在进化上是大脑的古皮质，位于大脑内侧面颞叶的内侧深部，左右对称。人有2个海马，分别位于左、右脑半球，它是组成大脑边缘系统的一部分。海马结构属于脑边缘系统中的重要结构，与学习、记忆、认知功能有关，尤其是短期记忆与空间记忆。

　　一般认为，海马结构由海马、齿状回、下托及海马伞组成，结构比较复杂。在功能和纤维联系上，不仅与嗅觉有关，更与内脏活动、情绪反应和性活动有密切关系。

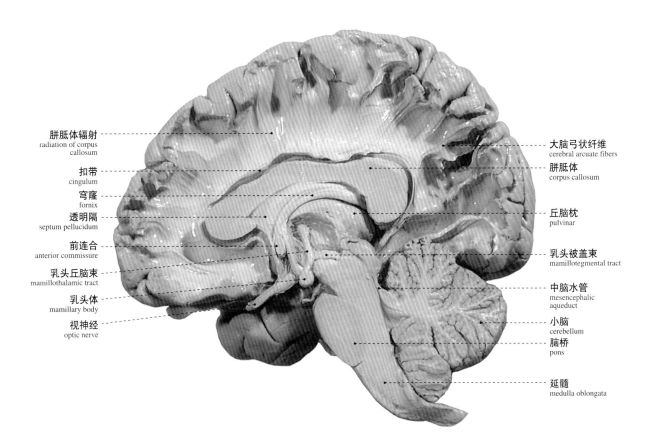

胼胝体辐射
radiation of corpus callosum

扣带
cingulum

穹窿
fornix

透明隔
septum pellucidum

前连合
anterior commissure

乳头丘脑束
mamillothalamic tract

乳头体
mamillary body

视神经
optic nerve

大脑弓状纤维
cerebral arcuate fibers

胼胝体
corpus callosum

丘脑枕
pulvinar

乳头被盖束
mamillotegmental tract

中脑水管
mesencephalic aqueduct

小脑
cerebellum

脑桥
pons

延髓
medulla oblongata

122. 扣带与胼胝体辐射纤维
Fibers of the cingulum and radiation of the corpus callosum

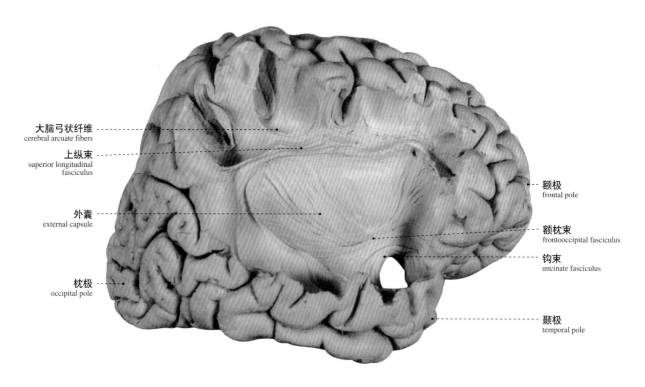

大脑弓状纤维
cerebral arcuate fibers

上纵束
superior longitudinal
fasciculus

外囊
external capsule

枕极
occipital pole

额极
frontal pole

额枕束
frontooccipital fasciculus

钩束
uncinate fasciculus

颞极
temporal pole

123. 大脑半球内联络纤维 1

Association fibers in the cerebral hemisphere 1

连接一侧的大脑半球不同部位皮质的神经纤维为联络纤维。联络纤维的数量很大，行于皮质内的称为皮质内联络纤维，行于大脑髓质内的称为皮质下联络纤维。皮质下联络纤维根据轴突神经纤维的长短又可分为 2 类：短联络纤维连接相邻的脑回，呈弓状弯过沟底，称为大脑弓状纤维；长联络纤维连接一侧大脑半球的各叶，神经纤维多聚集成束。

弓状纤维：联系相邻的脑回之间或较近的脑回之间的联络纤维。

钩束：是连接额叶与颞叶之间、额叶与颞顶部语言区之间的白质纤维。钩束以急剧转折绕过大脑半球外侧沟深面，靠近岛叶的前下部。

扣带：在胼胝体嘴的下方起自半球内侧面，然后进入扣带回内走行，到半球下面进入海马旁回，分散于邻近的颞叶皮质。

上纵束：是联络纤维中最长的纤维束，起自前额区，在岛叶和豆状核的上方、内囊的外侧，呈弓形向后，再绕过岛叶的后方向前，终止于颞叶。沿途自额叶、顶叶、枕叶、颞叶接受纤维并发出纤维终止于上述各叶。

下纵束：起自枕极附近，向前经过侧脑室后角、下角和视辐射的外侧，终止于颞叶。

额枕束：起自额极，在上纵束的深面、尾状核的外侧向后，靠近侧脑室中央部，呈扇形终止于枕叶和颞叶。

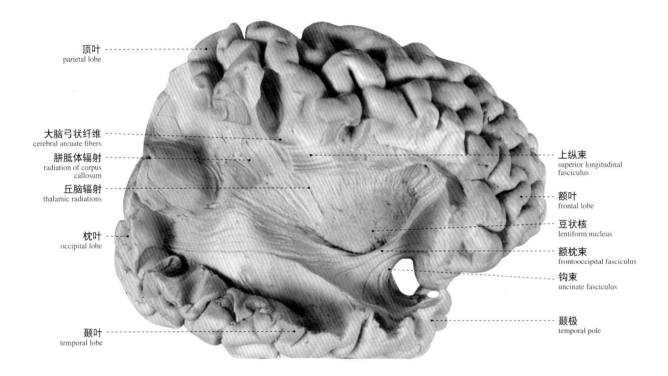

顶叶
parietal lobe

大脑弓状纤维
cerebral arcuate fibers

胼胝体辐射
radiation of corpus callosum

丘脑辐射
thalamic radiations

枕叶
occipital lobe

颞叶
temporal lobe

上纵束
superior longitudinal fasciculus

额叶
frontal lobe

豆状核
lentiform nucleus

额枕束
frontooccipital fasciculus

钩束
uncinate fasciculus

颞极
temporal pole

124. 大脑半球内联络纤维 2
Association fibers in the cerebral hemisphere 2

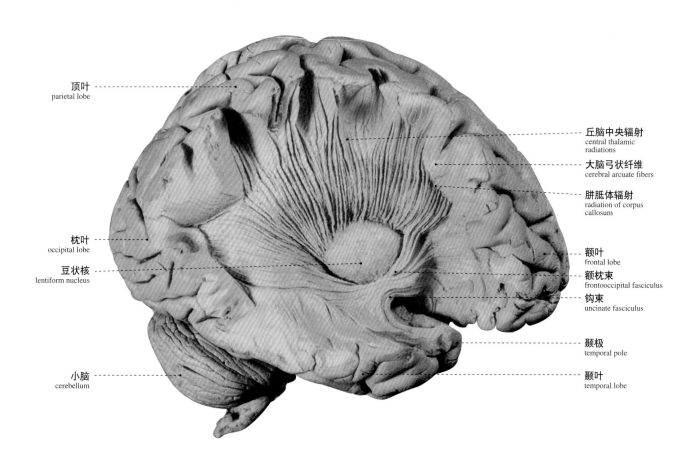

顶叶
parietal lobe

丘脑中央辐射
central thalamic
radiations

大脑弓状纤维
cerebral arcuate fibers

胼胝体辐射
radiation of corpus
callosum

枕叶
occipital lobe

豆状核
lentiform nucleus

额叶
frontal lobe

额枕束
frontooccipital fasciculus

钩束
uncinate fasciculus

颞极
temporal pole

小脑
cerebellum

颞叶
temporal lobe

125. 大脑半球内联络纤维 3
Association fibers in the cerebral hemisphere 3

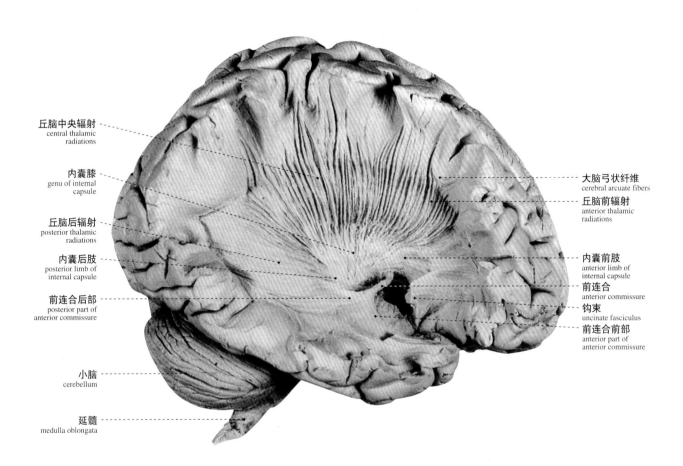

丘脑中央辐射
central thalamic
radiations

内囊膝
genu of internal
capsule

丘脑后辐射
posterior thalamic
radiations

内囊后肢
posterior limb of
internal capsule

前连合后部
posterior part of
anterior commissure

小脑
cerebellum

延髓
medulla oblongata

大脑弓状纤维
cerebral arcuate fibers

丘脑前辐射
anterior thalamic
radiations

内囊前肢
anterior limb of
internal capsule

前连合
anterior commissure

钩束
uncinate fasciculus

前连合前部
anterior part of
anterior commissure

126. 内囊及辐射冠
Internal capsule and corona radiata

扣带沟
cingulate sulcus

透明隔
septum pellucidum

胼胝体膝
genu of corpus
callosum

穹窿
fornix

胼胝体嘴
rostrum of corpus callosum

终板旁回
paraterminal gyrus

前连合
anterior commissure

胼胝体下区
subcallosal area

钩
uncus

中央旁小叶
paracentral lobule

扣带沟缘支
marginal ramus of
cingulate sulcus

扣带
cingulum

胼胝体干
trunk of corpus
callosum

顶枕沟
parietooccipital sulcus

楔叶
cuneus

胼胝体压部
splenium of corpus callosum

穹窿脚
crus of fornix

舌回
lingual gyrus

127. 扣带
Cingulum

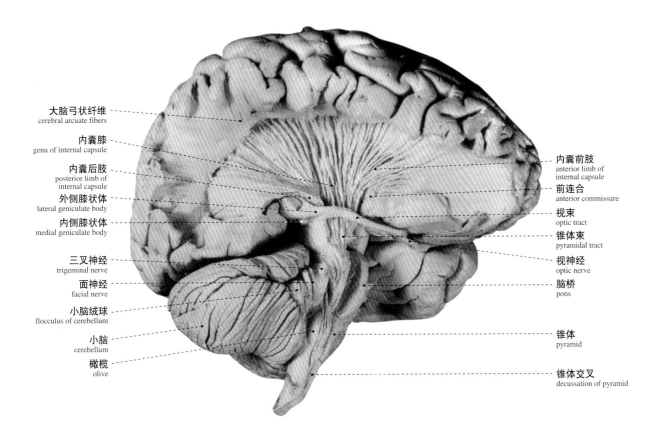

大脑弓状纤维
cerebral arcuate fibers

内囊膝
genu of internal capsule

内囊后肢
posterior limb of
internal capsule

外侧膝状体
lateral geniculate body

内侧膝状体
medial geniculate body

三叉神经
trigeminal nerve

面神经
facial nerve

小脑绒球
flocculus of cerebellum

小脑
cerebellum

橄榄
olive

内囊前肢
anterior limb of
internal capsule

前连合
anterior commissure

视束
optic tract

锥体束
pyramidal tract

视神经
optic nerve

脑桥
pons

锥体
pyramid

锥体交叉
decussation of pyramid

128. 锥体束 1
Pyramidal tract 1

  锥体束是下行运动传导束，包括皮质脊髓束和皮质核束。因其神经纤维主要起源于大脑皮质的锥体细胞，故称为锥体束。其中部分纤维下行到脊髓，直接或经中继后间接止于脊髓前角运动细胞，称为皮质脊髓束；另一部分纤维止于脑干内躯体运动核和特殊内脏运动核，称为皮质核束。锥体束在离开大脑皮质后，经内囊和大脑脚至延髓，终于脊髓前角运动细胞。其中，大部分神经纤维在延髓下段交叉到对侧，进入脊髓侧柱。当内囊部脑出血时，锥体路被切断，则引起对侧肢体的自主运动麻痹、肌紧张丧失、腱反射和各种姿势反射消失，并出现巴宾斯基反射。

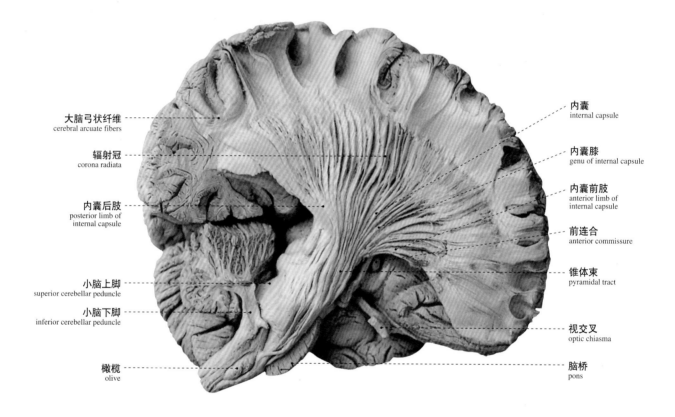

大脑弓状纤维
cerebral arcuate fibers

辐射冠
corona radiata

内囊后肢
posterior limb of
internal capsule

小脑上脚
superior cerebellar peduncle

小脑下脚
inferior cerebellar peduncle

橄榄
olive

内囊
internal capsule

内囊膝
genu of internal capsule

内囊前肢
anterior limb of
internal capsule

前连合
anterior commissure

锥体束
pyramidal tract

视交叉
optic chiasma

脑桥
pons

129. 锥体束 2

Pyramidal tract 2

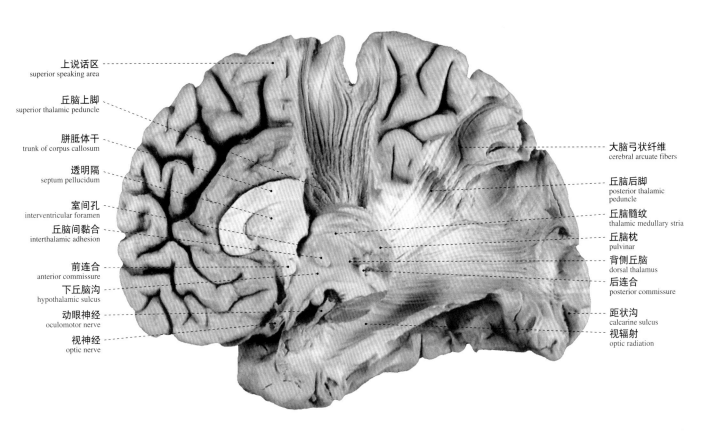

上说话区
superior speaking area

丘脑上脚
superior thalamic peduncle

胼胝体干
trunk of corpus callosum

透明隔
septum pellucidum

室间孔
interventricular foramen

丘脑间黏合
interthalamic adhesion

前连合
anterior commissure

下丘脑沟
hypothalamic sulcus

动眼神经
oculomotor nerve

视神经
optic nerve

大脑弓状纤维
cerebral arcuate fibers

丘脑后脚
posterior thalamic peduncle

丘脑髓纹
thalamic medullary stria

丘脑枕
pulvinar

背侧丘脑
dorsal thalamus

后连合
posterior commissure

距状沟
calcarine sulcus

视辐射
optic radiation

130. 丘脑的纤维联系 1
Fibrous connection of the thalamus 1

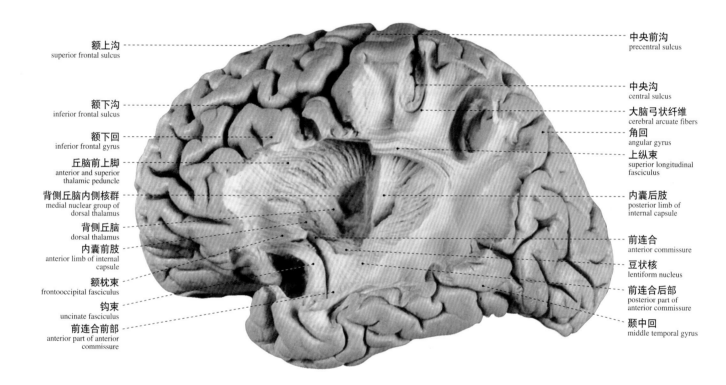

额上沟
superior frontal sulcus

额下沟
inferior frontal sulcus

额下回
inferior frontal gyrus

丘脑前上脚
anterior and superior
thalamic peduncle

背侧丘脑内侧核群
medial nuclear group of
dorsal thalamus

背侧丘脑
dorsal thalamus

内囊前肢
anterior limb of internal
capsule

额枕束
frontooccipital fasciculus

钩束
uncinate fasciculus

前连合前部
anterior part of anterior
commissure

中央前沟
precentral sulcus

中央沟
central sulcus

大脑弓状纤维
cerebral arcuate fibers

角回
angular gyrus

上纵束
superior longitudinal
fasciculus

内囊后肢
posterior limb of
internal capsule

前连合
anterior commissure

豆状核
lentiform nucleus

前连合后部
posterior part of
anterior commissure

颞中回
middle temporal gyrus

131. 丘脑的纤维联系 2
Fibrous connection of the thalamus 2

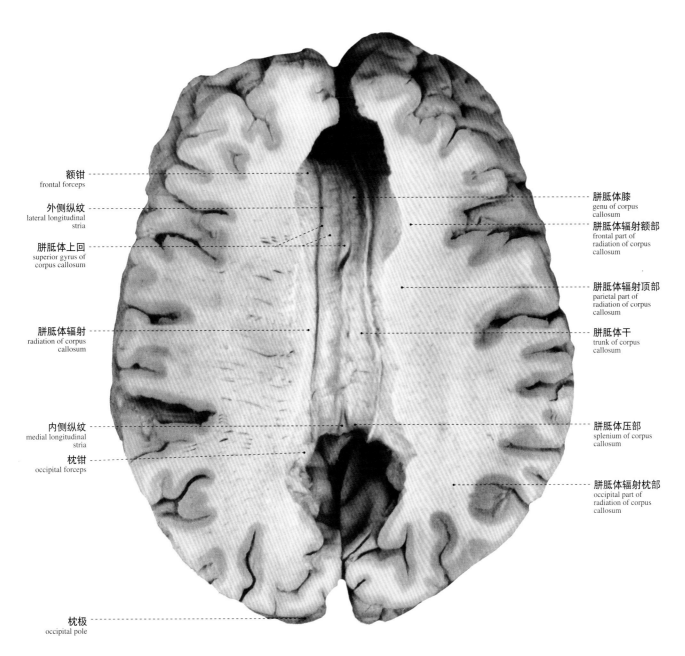

额钳
frontal forceps

外侧纵纹
lateral longitudinal
stria

胼胝体上回
superior gyrus of
corpus callosum

胼胝体辐射
radiation of corpus
callosum

内侧纵纹
medial longitudinal
stria

枕钳
occipital forceps

枕极
occipital pole

胼胝体膝
genu of corpus
callosum

胼胝体辐射额部
frontal part of
radiation of corpus
callosum

胼胝体辐射顶部
parietal part of
radiation of corpus
callosum

胼胝体干
trunk of corpus
callosum

胼胝体压部
splenium of corpus
callosum

胼胝体辐射枕部
occipital part of
radiation of corpus
callosum

132. 胼胝体（上面观 1）
Corpus callosum (superior aspect 1)

胼胝体位于大脑半球纵裂的底部，是连接左、右两侧大脑半球的横行神经纤维束，是大脑半球中最大的连合纤维。这些神经纤维在两半球中间形成弧形板，其后端叫压部，中间叫体，前方弯曲部叫膝，膝向下弯曲变薄叫嘴。组成胼胝体的纤维向两半球内部的前、后、左、右辐射，联系额、顶、枕、颞叶，其下面构成侧脑室顶。人和大多数哺乳动物的胼胝体都属于大脑的髓质。

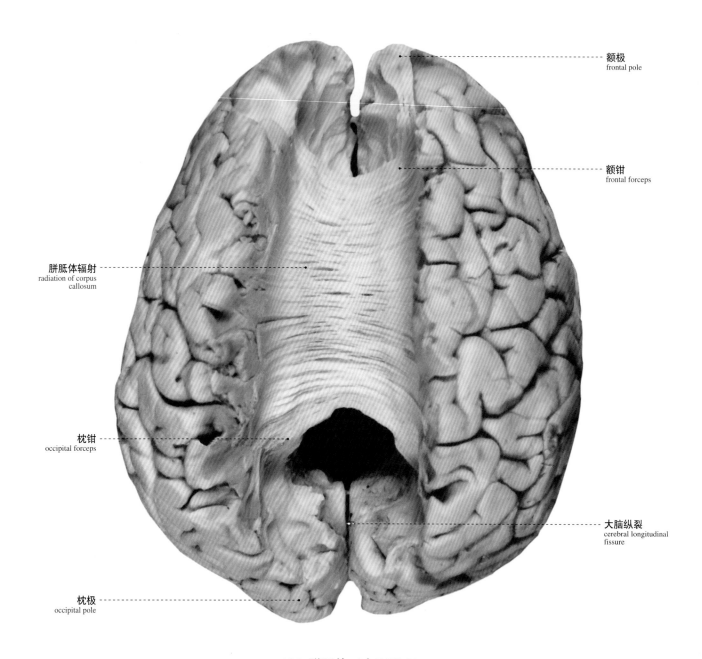

额极
frontal pole

额钳
frontal forceps

胼胝体辐射
radiation of corpus
callosum

枕钳
occipital forceps

大脑纵裂
cerebral longitudinal
fissure

枕极
occipital pole

133. 胼胝体（上面观 2）
Corpus callosum (superior aspect 2)

脑 干

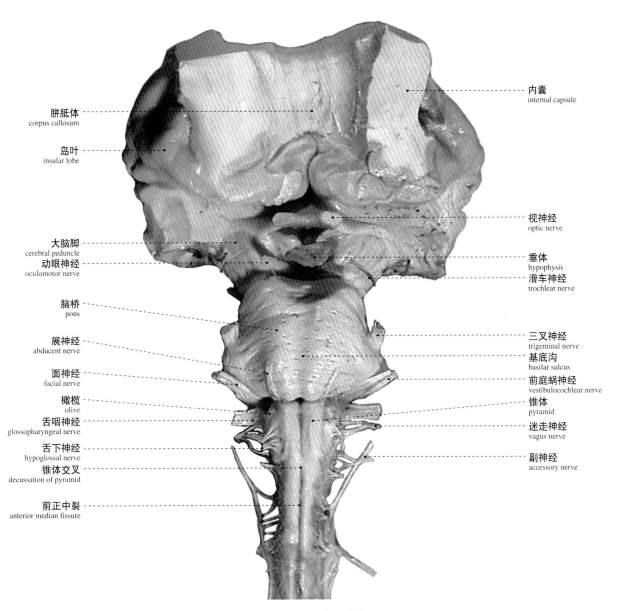

胼胝体
corpus callosum

岛叶
insular lobe

大脑脚
cerebral peduncle

动眼神经
oculomotor nerve

脑桥
pons

展神经
abducent nerve

面神经
facial nerve

橄榄
olive

舌咽神经
glossopharyngeal nerve

舌下神经
hypoglossal nerve

锥体交叉
decussation of pyramid

前正中裂
anterior median fissure

内囊
internal capsule

视神经
optic nerve

垂体
hypophysis

滑车神经
trochlear nerve

三叉神经
trigeminal nerve

基底沟
basilar sulcus

前庭蜗神经
vestibulocochlear nerve

锥体
pyramid

迷走神经
vagus nerve

副神经
accessory nerve

134. 脑干（腹面观）
Brain stem (ventral aspect)

　　脑干包括延髓、脑桥和中脑 3 部分。①延髓：枕骨大孔至延髓脑桥沟之间。在延髓的正中裂处，有左、右交叉的纤维，称锥体交叉，是延髓和脊髓的分界。正中裂的两侧纵行的隆起，为皮质脊髓束（或锥体束）所构成的锥体。有锥体、锥体交叉、橄榄、舌下神经根、舌咽神经、迷走神经、副神经。②脑桥：脑桥的下端以桥延沟与延髓分界，上端与中脑的大脑脚相接。有脑桥基底部、脑桥基底沟、桥臂、三叉神经根、展神经、面神经、前庭蜗神经、脑桥小脑角。③中脑：以视束与间脑分界，有大脑脚、脚间窝、动眼神经。

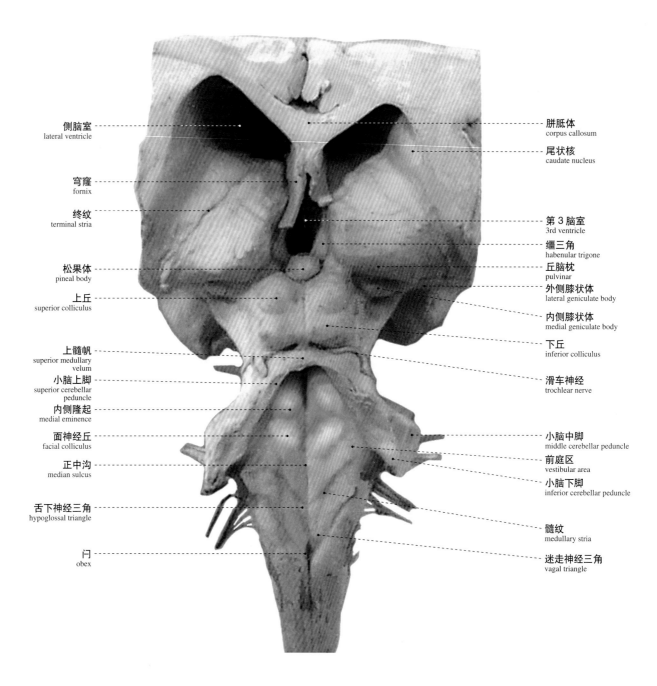

侧脑室
lateral ventricle

穹窿
fornix

终纹
terminal stria

松果体
pineal body

上丘
superior colliculus

上髓帆
superior medullary velum

小脑上脚
superior cerebellar peduncle

内侧隆起
medial eminence

面神经丘
facial colliculus

正中沟
median sulcus

舌下神经三角
hypoglossal triangle

闩
obex

胼胝体
corpus callosum

尾状核
caudate nucleus

第 3 脑室
3rd ventricle

缰三角
habenular trigone

丘脑枕
pulvinar

外侧膝状体
lateral geniculate body

内侧膝状体
medial geniculate body

下丘
inferior colliculus

滑车神经
trochlear nerve

小脑中脚
middle cerebellar peduncle

前庭区
vestibular area

小脑下脚
inferior cerebellar peduncle

髓纹
medullary stria

迷走神经三角
vagal triangle

135. 脑干（背面观）
Brain stem (dorsal aspect)

　　脑桥的背面构成第 4 脑室底的上半部。在第 4 脑室底具有横行的髓纹，是延髓和脑桥的分界标志。①延髓：可分为上、下 2 段。下段称为闭合部，其室腔为脊髓中央管的延续，正中沟的两侧为薄束结节和楔束结节，其中分别隐有薄束核与楔束核。有第 4 脑室底、菱脑峡、左（右）小脑上脚、前后髓帆、滑车神经。②脑桥：脑桥和延髓之间是菱形窝。菱形窝两侧有与小脑相连的小脑脚。菱形窝下界由薄束、楔束结节、小脑下脚构成；上界由小脑上脚构成。两侧角由第 4 脑室外侧隐窝构成。③中脑：有四叠体，即 2 个上丘和 2 个下丘。上丘与视觉反射有关，下丘与听觉反射有关。

　　脑干的功能主要是维持个体生命，包括心跳、呼吸、消化、体温、睡眠等重要生理功能。

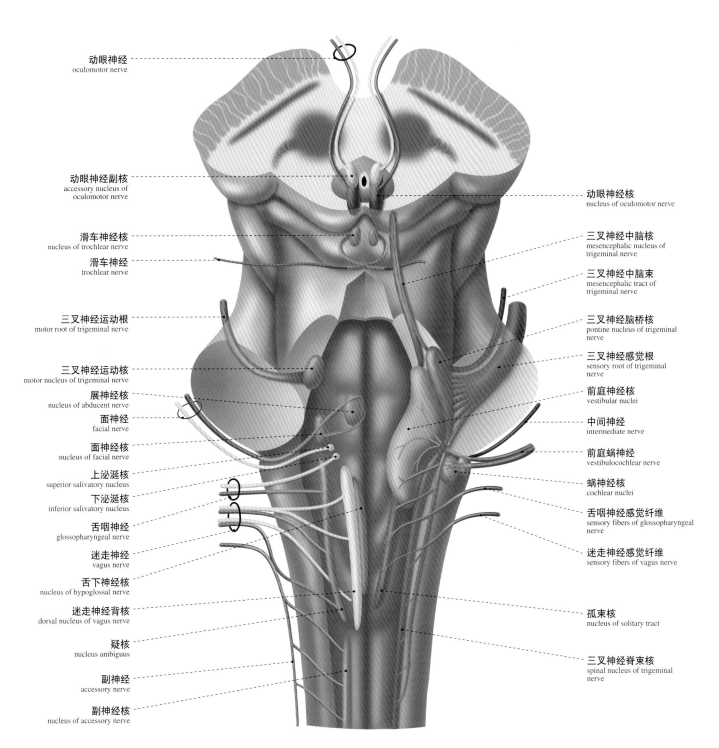

动眼神经
oculomotor nerve

动眼神经副核
accessory nucleus of
oculomotor nerve

滑车神经核
nucleus of trochlear nerve

滑车神经
trochlear nerve

三叉神经运动根
motor root of trigeminal nerve

三叉神经运动核
motor nucleus of trigeminal
nerve

展神经核
nucleus of abducent nerve

面神经
facial nerve

面神经核
nucleus of facial nerve

上泌涎核
superior salivatory nucleus

下泌涎核
inferior salivatory nucleus

舌咽神经
glossopharyngeal nerve

迷走神经
vagus nerve

舌下神经核
nucleus of hypoglossal nerve

迷走神经背核
dorsal nucleus of vagus nerve

疑核
nucleus ambiguus

副神经
accessory nerve

副神经核
nucleus of accessory nerve

动眼神经核
nucleus of oculomotor nerve

三叉神经中脑核
mesencephalic nucleus of
trigeminal nerve

三叉神经中脑束
mesencephalic tract of
trigeminal nerve

三叉神经脑桥核
pontine nucleus of trigeminal
nerve

三叉神经感觉根
sensory root of trigeminal
nerve

前庭神经核
vestibular nuclei

中间神经
intermediate nerve

前庭蜗神经
vestibulocochlear nerve

蜗神经核
cochlear nuclei

舌咽神经感觉纤维
sensory fibers of glossopharyngeal
nerve

迷走神经感觉纤维
sensory fibers of vagus nerve

孤束核
nucleus of solitary tract

三叉神经脊束核
spinal nucleus of trigeminal
nerve

136. 脑神经核模式图（背面观）
Diagram of the nuclei of the cranial nerves (dorsal aspect)

脑干神经核：除嗅、视神经外，脑干连有 4 种性质的 10 对脑神经，这些脑神经在脑干内都有与之相应的脑神经核。脑神经核分为运动核和感觉核。运动核是脑神经运动纤维的起始核，包括躯体运动核和内脏运动核（副交感核）；感觉核是脑神经感觉纤维的终止核，包括躯体感觉核和内脏感觉核。

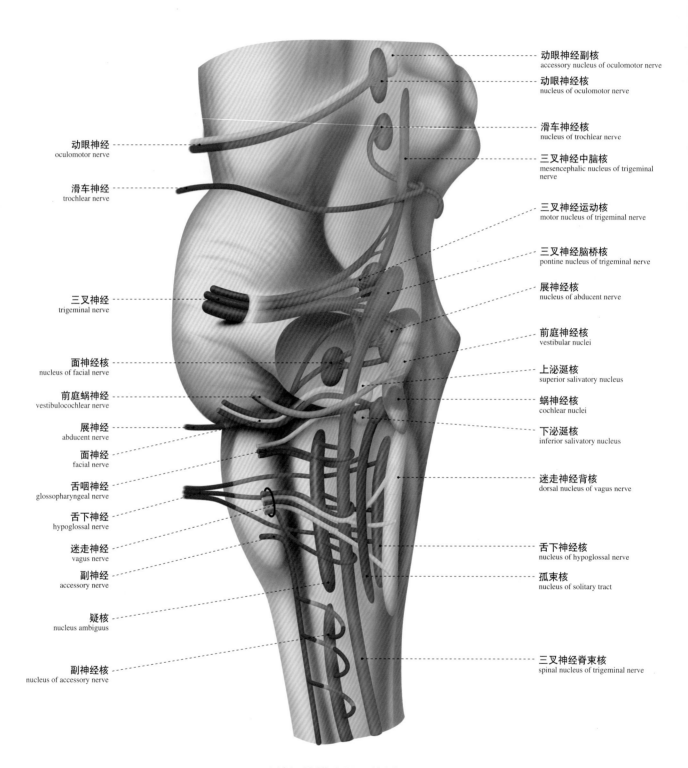

动眼神经副核
accessory nucleus of oculomotor nerve

动眼神经核
nucleus of oculomotor nerve

滑车神经核
nucleus of trochlear nerve

三叉神经中脑核
mesencephalic nucleus of trigeminal nerve

三叉神经运动核
motor nucleus of trigeminal nerve

三叉神经脑桥核
pontine nucleus of trigeminal nerve

展神经核
nucleus of abducent nerve

前庭神经核
vestibular nuclei

上泌涎核
superior salivatory nucleus

蜗神经核
cochlear nuclei

下泌涎核
inferior salivatory nucleus

迷走神经背核
dorsal nucleus of vagus nerve

舌下神经核
nucleus of hypoglossal nerve

孤束核
nucleus of solitary tract

三叉神经脊束核
spinal nucleus of trigeminal nerve

动眼神经
oculomotor nerve

滑车神经
trochlear nerve

三叉神经
trigeminal nerve

面神经核
nucleus of facial nerve

前庭蜗神经
vestibulocochlear nerve

展神经
abducent nerve

面神经
facial nerve

舌咽神经
glossopharyngeal nerve

舌下神经
hypoglossal nerve

迷走神经
vagus nerve

副神经
accessory nerve

疑核
nucleus ambiguus

副神经核
nucleus of accessory nerve

137. 脑神经核模式图（外侧面观）
Diagram of the nuclei of the cranial nerves (lateral aspect)

表 1　脑神经核在脑干内的代表性横切面及其功能

功能柱			躯体运动柱	特殊内脏运动柱	一般内脏运动柱	内脏感觉柱（一般和特殊）	一般躯体感觉柱	特殊躯体感觉柱
位　置			在中线两侧	在躯体运动柱的腹外侧	在躯体运动柱的背外方	在一般内脏运动柱背外方	在内脏感觉柱腹外侧	在最外侧（前庭区深方）
脑神经核所在代表性横切面	中脑	上丘	动眼神经核		动眼神经副核	界沟	三叉神经中脑核	
		下丘	滑车神经核					
	脑桥	上部						
		中部		三叉神经运动核			三叉神经脑桥核	
		中下部	展神经核		上泌涎核	界沟		
	延髓	橄榄上部			下泌涎核		三叉神经脊束核	前庭神经核 / 蜗神经核
		橄榄中部	舌下神经核	疑核	迷走神经背核			
		内侧丘系交叉						
		锥体交叉		副神经核				
			· 展、滑车、动眼神经核支配眼球外肌 · 舌下神经核支配舌肌	· 三叉神经运动核支配咀嚼肌、瞳孔括约肌 · 面神经核支配面肌 · 疑核支配咽喉肌 · 副神经核支配胸锁乳突肌和斜方肌	· 动眼神经副核支配睫状肌和瞳孔括约肌 · 上泌涎核控制泪腺、舌下腺和下颌下腺的分泌活动 · 下泌涎核控制腮腺的分泌活动 · 迷走神经背核控制大部分胸、腹腔脏器活动	· 味觉核接受来自味蕾的特殊内脏感觉冲动 · 心-呼吸核接受胸腹腔的一般内脏感觉冲动	· 三叉神经中脑核接受咀嚼肌本体感觉冲动 · 三叉神经脑桥核和脊束核接受面部、牙和口、鼻腔等处的一般躯体感觉冲动，前者主要与触觉有关，后者主要与痛、温觉有关	· 前庭神经核接受球囊斑、椭圆囊斑、壶腹嵴的平衡冲动 · 蜗神经核接受内耳螺旋器的听觉冲动

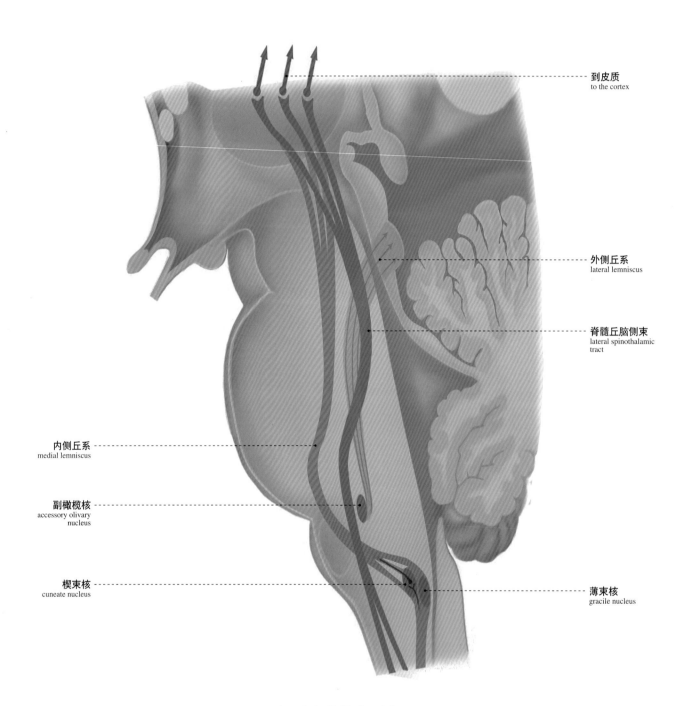

到皮质
to the cortex

外侧丘系
lateral lemniscus

脊髓丘脑侧束
lateral spinothalamic
tract

内侧丘系
medial lemniscus

副橄榄核
accessory olivary
nucleus

楔束核
cuneate nucleus

薄束核
gracile nucleus

138. 脑干上行传导路（侧面观）
Ascending tract in the brainstem (lateral aspect)

　　内侧丘系和脊髓丘脑侧束是 2 个主要的上行纤维束。内侧丘系是来自脊髓的薄束和楔束终止在延髓中下部背侧的薄束核和楔束核，由此 2 核发出的纤维在中央管腹侧交叉后上行，即称为内侧丘系。内侧丘系传递来自对侧躯干和上、下肢的精细触觉、本体觉和震动觉。

　　脊髓丘脑束可分为脊髓丘脑侧束和脊髓丘脑前束。脊髓丘脑侧束位于外侧索的前半部，传递由后根细纤维传入的痛、温觉信息。脊髓丘脑前束位于前索，前根纤维的内侧，传递由后根粗纤维传入的粗触觉、压觉信息。

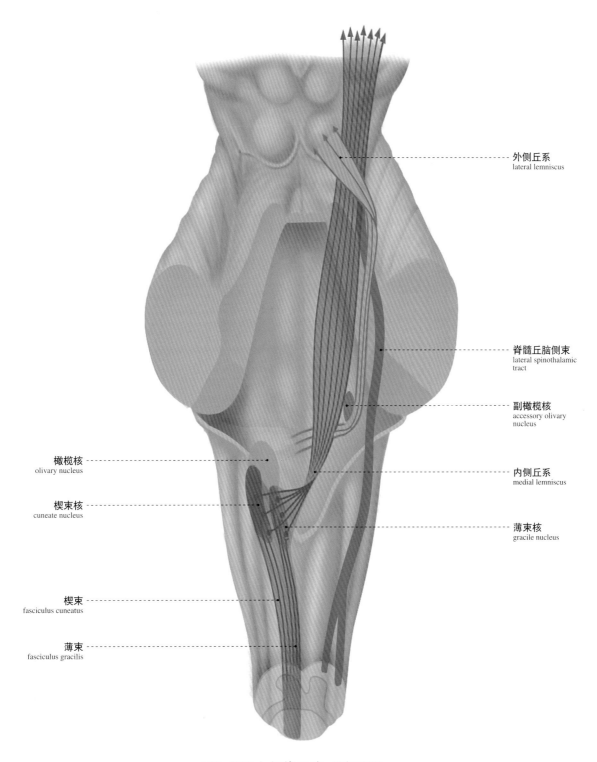

外侧丘系
lateral lemniscus

脊髓丘脑侧束
lateral spinothalamic tract

副橄榄核
accessory olivary nucleus

橄榄核
olivary nucleus

内侧丘系
medial lemniscus

楔束核
cuneate nucleus

薄束核
gracile nucleus

楔束
fasciculus cuneatus

薄束
fasciculus gracilis

139. 脑干上行传导路（后面观）
Ascending tract in the brainstem (posterior aspect)

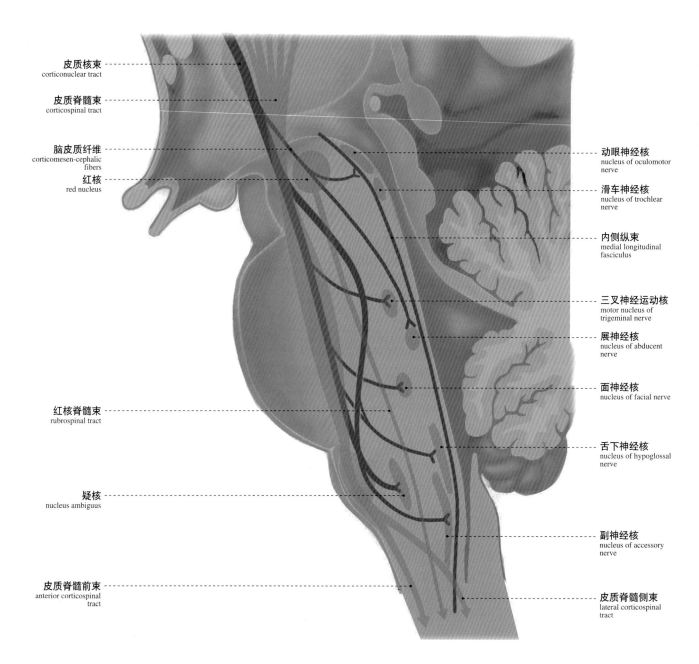

皮质核束
corticonuclear tract

皮质脊髓束
corticospinal tract

脑皮质纤维
corticomesen-cephalic
fibers

红核
red nucleus

红核脊髓束
rubrospinal tract

疑核
nucleus ambiguus

皮质脊髓前束
anterior corticospinal
tract

动眼神经核
nucleus of oculomotor
nerve

滑车神经核
nucleus of trochlear
nerve

内侧纵束
medial longitudinal
fasciculus

三叉神经运动核
motor nucleus of
trigeminal nerve

展神经核
nucleus of abducent
nerve

面神经核
nucleus of facial nerve

舌下神经核
nucleus of hypoglossal
nerve

副神经核
nucleus of accessory
nerve

皮质脊髓侧束
lateral corticospinal
tract

140. 脑干下行传导路（侧面观）
Descending tract in the brainstem (lateral aspect)

　　下行传导路开始在端脑，一部分在脑干终止，大部分在脊髓终止。最突出的传导路是通过脑干皮质脊髓束，终止于脊髓。其轴突起始于大锥体神经元的初级运动皮质，终止在脊髓前角 α 运动神经元。大多数的轴突交叉至对侧（交叉）水平的椎体。在这部分的锥体束中，下降通过脑干的纤维被称为皮质脊髓纤维。

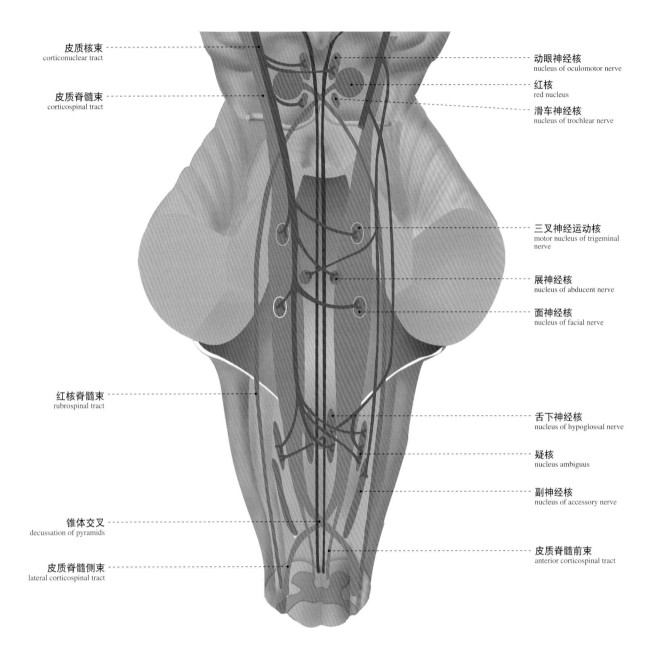

皮质核束
corticonuclear tract

皮质脊髓束
corticospinal tract

红核脊髓束
rubrospinal tract

锥体交叉
decussation of pyramids

皮质脊髓侧束
lateral corticospinal tract

动眼神经核
nucleus of oculomotor nerve

红核
red nucleus

滑车神经核
nucleus of trochlear nerve

三叉神经运动核
motor nucleus of trigeminal nerve

展神经核
nucleus of abducent nerve

面神经核
nucleus of facial nerve

舌下神经核
nucleus of hypoglossal nerve

疑核
nucleus ambiguus

副神经核
nucleus of accessory nerve

皮质脊髓前束
anterior corticospinal tract

141. 脑干下行传导路（后面观）
Descending tract in the brainstem (posterior aspect)

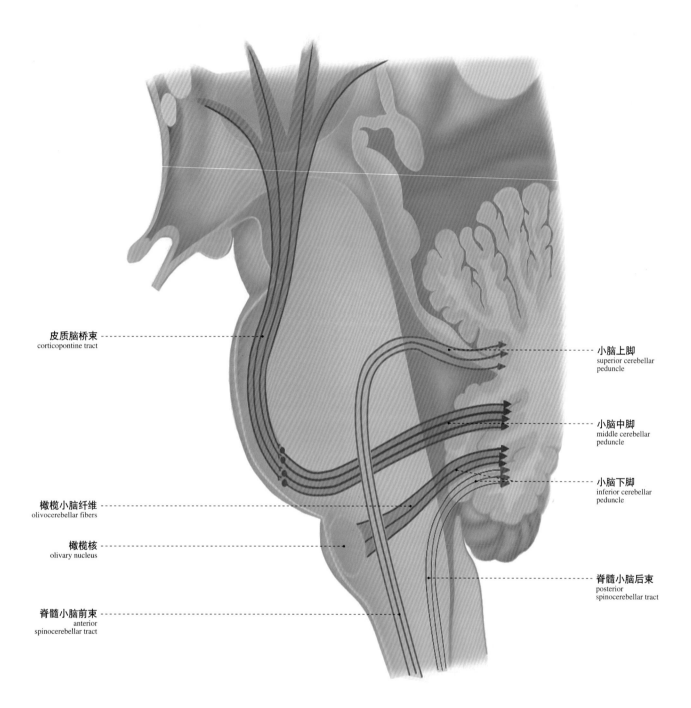

皮质脑桥束
corticopontine tract

橄榄小脑纤维
olivocerebellar fibers

橄榄核
olivary nucleus

脊髓小脑前束
anterior
spinocerebellar tract

小脑上脚
superior cerebellar
peduncle

小脑中脚
middle cerebellar
peduncle

小脑下脚
inferior cerebellar
peduncle

脊髓小脑后束
posterior
spinocerebellar tract

142. 通过脑干的主要小脑传导路（侧面观）
Major cerebellar tracts through the brainstem (lateral aspect)

小脑参与运动的协调性。下行束和上行束通过小脑上脚、小脑中脚和小脑下脚进入小脑。

小脑上脚：包含大部分从小脑传出的轴突。通过上脚进入小脑的唯一传入轴突主要是脊髓小脑通路。

小脑中脚：是 3 个脚中最大的 1 个。大部分被从对侧基底脑桥核的大多传入纤维占据。这些传入纤维是从皮质脑桥投射到小脑第 2 级的。

小脑下脚：包含传入后脊髓小脑后束和橄榄小脑束。脊髓小脑后束进入同侧，橄榄核发出的橄榄小脑束进入对侧。

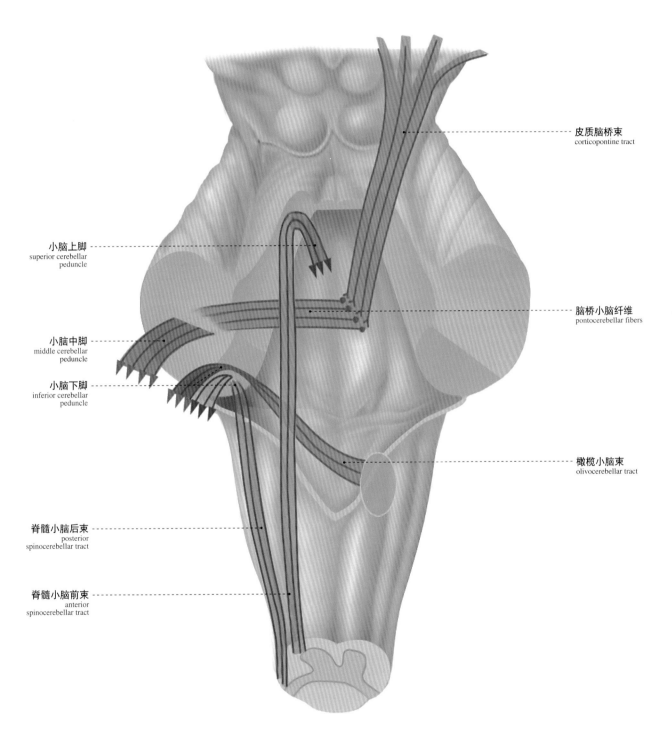

皮质脑桥束
corticopontine tract

小脑上脚
superior cerebellar
peduncle

脑桥小脑纤维
pontocerebellar fibers

小脑中脚
middle cerebellar
peduncle

小脑下脚
inferior cerebellar
peduncle

橄榄小脑束
olivocerebellar tract

脊髓小脑后束
posterior
spinocerebellar tract

脊髓小脑前束
anterior
spinocerebellar tract

143. 通过脑干的主要小脑传导路（背面观）

Major cerebellar tracts through the brainstem (dorsal aspect)

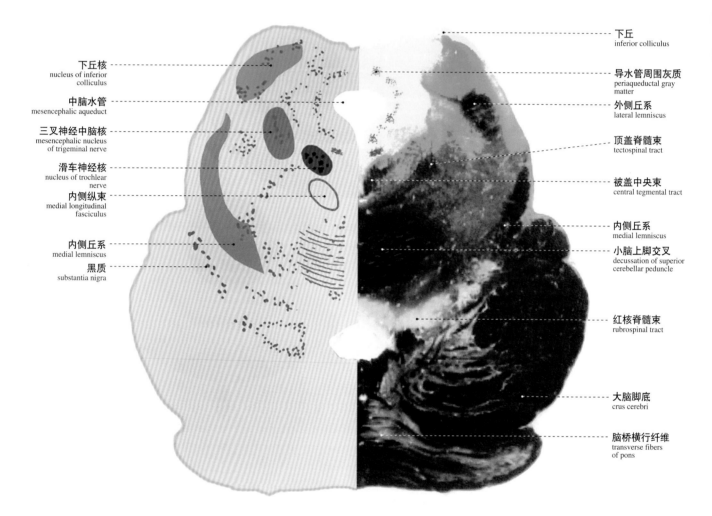

下丘核
nucleus of inferior colliculus

中脑水管
mesencephalic aqueduct

三叉神经中脑核
mesencephalic nucleus of trigeminal nerve

滑车神经核
nucleus of trochlear nerve

内侧纵束
medial longitudinal fasciculus

内侧丘系
medial lemniscus

黑质
substantia nigra

下丘
inferior colliculus

导水管周围灰质
periaqueductal gray matter

外侧丘系
lateral lemniscus

顶盖脊髓束
tectospinal tract

被盖中央束
central tegmental tract

内侧丘系
medial lemniscus

小脑上脚交叉
decussation of superior cerebellar peduncle

红核脊髓束
rubrospinal tract

大脑脚底
crus cerebri

脑桥横行纤维
transverse fibers of pons

144. 中脑横切面（经下丘）

Transverse section of the midbrain (through the inferior colliculus)

　　下丘深面有下丘核，有外侧丘系的纤维参加，终于此核。在中央灰质腹内侧有滑车神经核嵌入内侧纵束中，可见滑车神经根。在内侧纵束腹侧有结合臂交叉，交叉的腹侧有红核脊髓束纤维下行。黑质的背侧是内侧丘系，其外侧是脊丘系，再外后侧是外侧丘系。大脑脚由黑质和脚底组成。脚底中间 3/5 是锥体束纤维，内侧 1/5 是额桥束的纤维，外侧 1/5 是顶、枕、颞桥束的纤维。

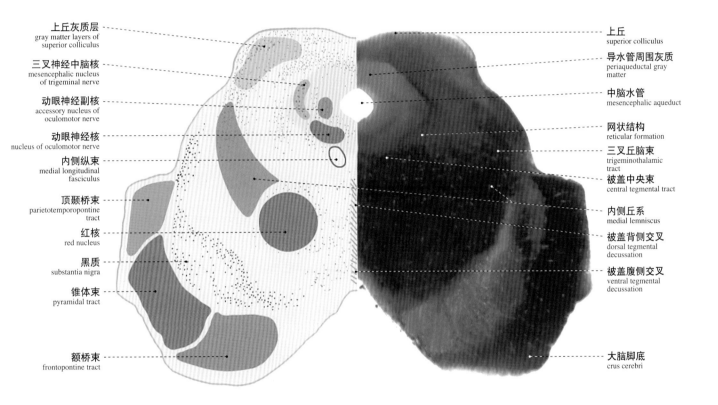

上丘灰质层
gray matter layers of
superior colliculus

三叉神经中脑核
mesencephalic nucleus
of trigeminal nerve

动眼神经副核
accessory nucleus of
oculomotor nerve

动眼神经核
nucleus of oculomotor nerve

内侧纵束
medial longitudinal
fasciculus

顶颞桥束
parietotemporopontine
tract

红核
red nucleus

黑质
substantia nigra

锥体束
pyramidal tract

额桥束
frontopontine tract

上丘
superior colliculus

导水管周围灰质
periaqueductal gray
matter

中脑水管
mesencephalic aqueduct

网状结构
reticular formation

三叉丘脑束
trigeminothalamic
tract

被盖中央束
central tegmental tract

内侧丘系
medial lemniscus

被盖背侧交叉
dorsal tegmental
decussation

被盖腹侧交叉
ventral tegmental
decussation

大脑脚底
crus cerebri

145. 中脑横切面（经上丘）

Transverse section of the midbrain (through the superior colliculus)

上丘的深面为上丘核，其细胞分层排列。在中央灰质腹侧有动眼副核和动眼神经核，动眼神经向腹侧穿红核出脚间窝。在被盖部有红核，其外侧是内侧丘系，再外侧是外侧丘系。两红核之间有纤维交叉，背侧是顶盖脊髓束，腹侧是红核脊髓束。

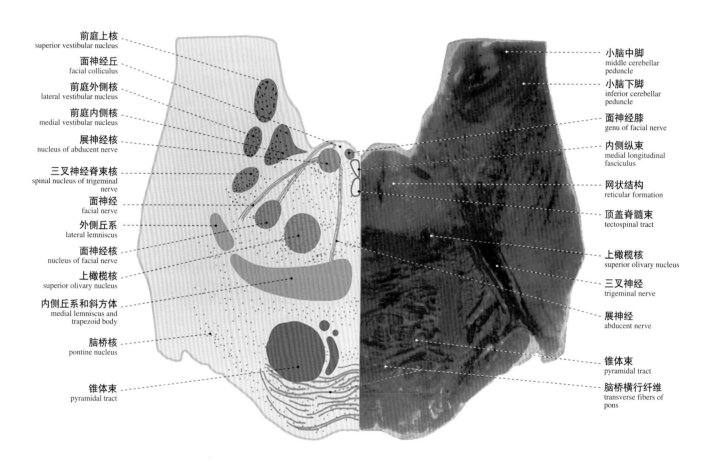

前庭上核
superior vestibular nucleus

面神经丘
facial colliculus

前庭外侧核
lateral vestibular nucleus

前庭内侧核
medial vestibular nucleus

展神经核
nucleus of abducent nerve

三叉神经脊束核
spinal nucleus of trigeminal nerve

面神经
facial nerve

外侧丘系
lateral lemniscus

面神经核
nucleus of facial nerve

上橄榄核
superior olivary nucleus

内侧丘系和斜方体
medial lemniscus and trapezoid body

脑桥核
pontine nucleus

锥体束
pyramidal tract

小脑中脚
middle cerebellar peduncle

小脑下脚
inferior cerebellar peduncle

面神经膝
genu of facial nerve

内侧纵束
medial longitudinal fasciculus

网状结构
reticular formation

顶盖脊髓束
tectospinal tract

上橄榄核
superior olivary nucleus

三叉神经
trigeminal nerve

展神经
abducent nerve

锥体束
pyramidal tract

脑桥横行纤维
transverse fibers of pons

146. 脑桥横切面（经面神经丘）
Transverse section of the pons (through the facial colliculus)

第4脑室开始变小，脑室底界沟内侧面神经丘明显。基底部明显，可见脑桥臂形成，锥体束纤维成束分散在基底部内桥横纤维之间。斜方体明显，其内有内侧丘系纤维通过。面神经丘深面有面神经膝和展神经核。展神经核腹外侧有面神经核。展神经根和面神经根从基底部下方穿出。在靠近斜方体外侧，面神经根内侧有上橄榄核，外侧有三叉神经脊束核。

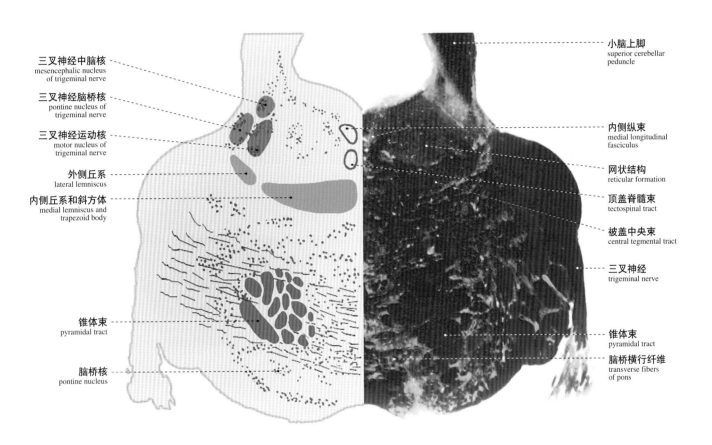

三叉神经中脑核
mesencephalic nucleus
of trigeminal nerve

三叉神经脑桥核
pontine nucleus of
trigeminal nerve

三叉神经运动核
motor nucleus of
trigeminal nerve

外侧丘系
lateral lemniscus

内侧丘系和斜方体
medial lemniscus and
trapezoid body

锥体束
pyramidal tract

脑桥核
pontine nucleus

小脑上脚
superior cerebellar
peduncle

内侧纵束
medial longitudinal
fasciculus

网状结构
reticular formation

顶盖脊髓束
tectospinal tract

被盖中央束
central tegmental tract

三叉神经
trigeminal nerve

锥体束
pyramidal tract

脑桥横行纤维
transverse fibers
of pons

147. 脑桥中部横切面
Transverse section of the middle part of the pons

　　三叉神经脑桥核位于脑桥中部，三叉神经感觉根进入脑桥平面的颅侧，在三叉神经运动核与小脑中脚之间，向尾侧与三叉神经脊束核相续。三叉神经中脑核位于三叉神经脑桥核上端至上丘平面，在室周灰质和导水管周围灰质的外侧边缘，其外侧为该核假单极神经元周围突与中枢突构成的三叉神经中脑束。内、外侧丘系和斜方体明显可见，椎体束可见，脑桥核隐约可见。

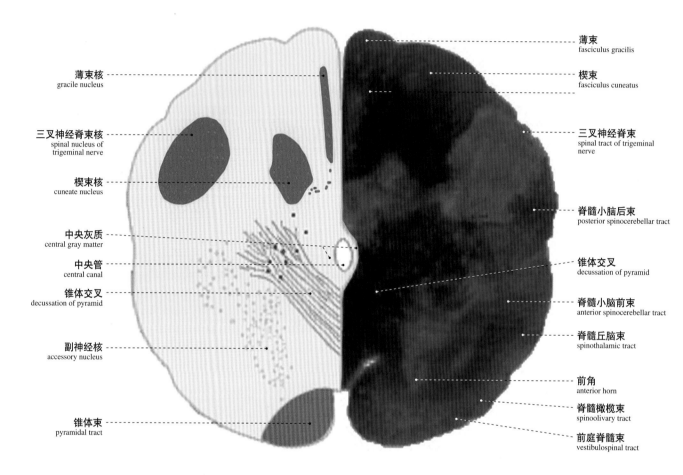

薄束核
gracile nucleus

三叉神经脊束核
spinal nucleus of
trigeminal nerve

楔束核
cuneate nucleus

中央灰质
central gray matter

中央管
central canal

锥体交叉
decussation of pyramid

副神经核
accessory nucleus

锥体束
pyramidal tract

薄束
fasciculus gracilis

楔束
fasciculus cuneatus

三叉神经脊束
spinal tract of trigeminal
nerve

脊髓小脑后束
posterior spinocerebellar tract

锥体交叉
decussation of pyramid

脊髓小脑前束
anterior spinocerebellar tract

脊髓丘脑束
spinothalamic tract

前角
anterior horn

脊髓橄榄束
spinoolivary tract

前庭脊髓束
vestibulospinal tract

148. 延髓横切面（经锥体交叉）

Transverse section of the medulla oblongata (through the pyramidal decussation)

　　锥体交叉明显可见，交叉后的纤维在三叉神经脊束核腹内侧形成纤维密集、染色深的结构为皮质脊髓侧束。在此平面可见脊髓前角上延的细胞柱。薄束和楔束明显，可见薄束核和楔束核。三叉神经脊束核明显，其前方可见脊髓小脑束。中央管在中央，有时可见副神经脊根。

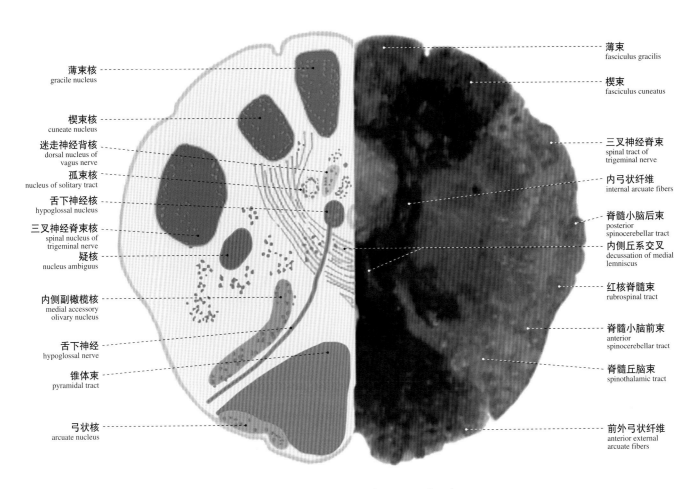

薄束核
gracile nucleus

楔束核
cuneate nucleus

迷走神经背核
dorsal nucleus of
vagus nerve

孤束核
nucleus of solitary tract

舌下神经核
hypoglossal nucleus

三叉神经脊束核
spinal nucleus of
trigeminal nerve

疑核
nucleus ambiguus

内侧副橄榄核
medial accessory
olivary nucleus

舌下神经
hypoglossal nerve

锥体束
pyramidal tract

弓状核
arcuate nucleus

薄束
fasciculus gracilis

楔束
fasciculus cuneatus

三叉神经脊束
spinal tract of
trigeminal nerve

内弓状纤维
internal arcuate fibers

脊髓小脑后束
posterior
spinocerebellar tract

内侧丘系交叉
decussation of medial
lemniscus

红核脊髓束
rubrospinal tract

脊髓小脑前束
anterior
spinocerebellar tract

脊髓丘脑束
spinothalamic tract

前外弓状纤维
anterior external
arcuate fibers

149. 延髓横切面（经内侧丘系交叉）
Transverse section of the medulla oblongata (through the decussation of the medial lemniscus)

薄束核和楔束核明显，可见薄束和楔束。内弓状纤维和丘系交叉明显。锥体明显，位于前正中裂两侧，前正中裂向一侧倾斜。锥体背侧有时可见少许下橄榄核。中央管后移，其腹外侧有时可见舌下神经核。

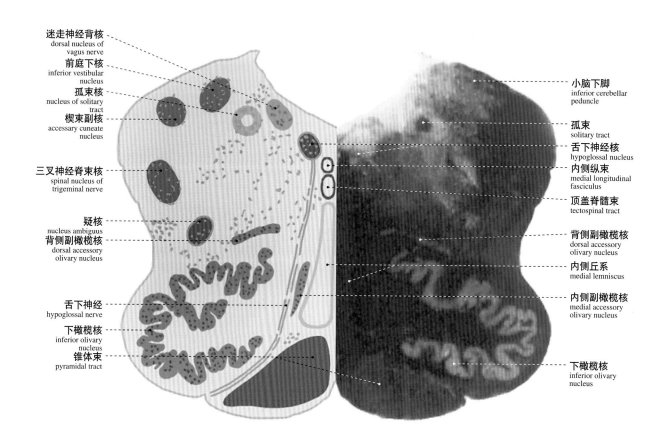

迷走神经背核
dorsal nucleus of vagus nerve

前庭下核
inferior vestibular nucleus

孤束核
nucleus of solitary tract

楔束副核
accessary cuneate nucleus

三叉神经脊束核
spinal nucleus of trigeminal nerve

疑核
nucleus ambiguus

背侧副橄榄核
dorsal accessory olivary nucleus

舌下神经
hypoglossal nerve

下橄榄核
inferior olivary nucleus

锥体束
pyramidal tract

小脑下脚
inferior cerebellar peduncle

孤束
solitary tract

舌下神经核
hypoglossal nucleus

内侧纵束
medial longitudinal fasciculus

顶盖脊髓束
tectospinal tract

背侧副橄榄核
dorsal accessory olivary nucleus

内侧丘系
medial lemniscus

内侧副橄榄核
medial accessory olivary nucleus

下橄榄核
inferior olivary nucleus

150. 延髓横切面（经橄榄中部）

Transverse section of the medulla oblongata (through the middle portion of the olive)

下橄榄核群最大、最完整，包括主核和2个副核。已形成第4脑室。在室底界沟明显，舌下三角、迷走三角及其核和神经根明显可见。薄束核和楔束核消失，其位置被前庭下核代替。孤束和孤束核明显，在下橄榄核背侧有三五成群的疑核细胞。

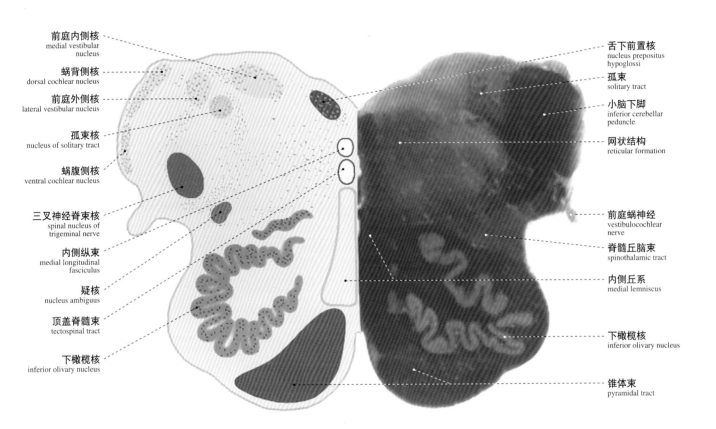

前庭内侧核
medial vestibular
nucleus

蜗背侧核
dorsal cochlear nucleus

前庭外侧核
lateral vestibular nucleus

孤束核
nucleus of solitary tract

蜗腹侧核
ventral cochlear nucleus

三叉神经脊束核
spinal nucleus of
trigeminal nerve

内侧纵束
medial longitudinal
fasciculus

疑核
nucleus ambiguus

顶盖脊髓束
tectospinal tract

下橄榄核
inferior olivary nucleus

舌下前置核
nucleus prepositus
hypoglossi

孤束
solitary tract

小脑下脚
inferior cerebellar
peduncle

网状结构
reticular formation

前庭蜗神经
vestibulocochlear
nerve

脊髓丘脑束
spinothalamic tract

内侧丘系
medial lemniscus

下橄榄核
inferior olivary nucleus

锥体束
pyramidal tract

151. 延髓横切面（经橄榄上部）

Transverse section of the medulla oblongata (through the superior portion of the olive)

　　舌下神经核消失，由舌下前置核代替。楔束核消失，以前庭内、外侧核代替。小脑下脚明显，其背侧有蜗背侧核，腹侧有蜗腹侧核，孤束核上端和孤束明显。

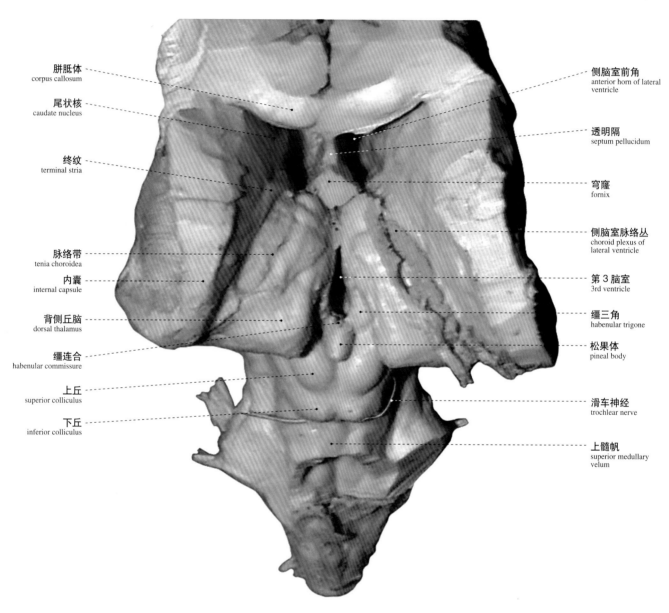

胼胝体
corpus callosum

尾状核
caudate nucleus

终纹
terminal stria

脉络带
tenia choroidea

内囊
internal capsule

背侧丘脑
dorsal thalamus

缰连合
habenular commissure

上丘
superior colliculus

下丘
inferior colliculus

侧脑室前角
anterior horn of lateral ventricle

透明隔
septum pellucidum

穹窿
fornix

侧脑室脉络丛
choroid plexus of lateral ventricle

第 3 脑室
3rd ventricle

缰三角
habenular trigone

松果体
pineal body

滑车神经
trochlear nerve

上髓帆
superior medullary velum

152. 间脑（背面观）
Diencephalon (dorsal aspect)

间脑是由前脑发展而来，位于脑干和端脑之间、中脑之上、尾状核和内囊的内侧。间脑的两侧和背面被高度发展的大脑半球所掩盖，仅腹侧部的视交叉、视束、灰结节、漏斗、垂体和乳头体外露于脑底。间脑可分为 5 部分：背侧丘脑、上丘脑、下丘脑、后丘脑和底丘脑。

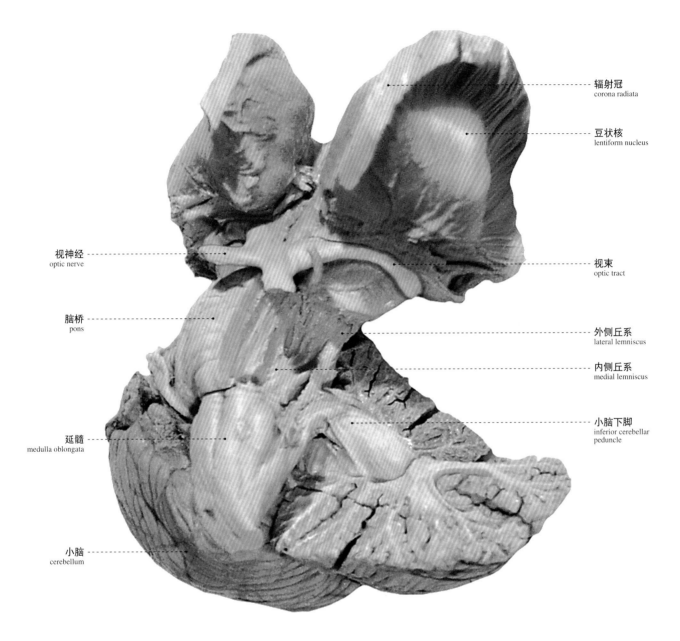

辐射冠
corona radiata

豆状核
lentiform nucleus

视神经
optic nerve

视束
optic tract

脑桥
pons

外侧丘系
lateral lemniscus

内侧丘系
medial lemniscus

小脑下脚
inferior cerebellar peduncle

延髓
medulla oblongata

小脑
cerebellum

153. 内侧丘系和外侧丘系
Medial and lateral lemnisci

　　内侧丘系来自脊髓的薄束和楔束，终止在延髓中下部背侧的薄束核及楔束核。由此 2 核发出的纤维在中央管腹侧交叉后上行，即称内侧丘系。内侧丘系在延髓位于中线和下橄榄核之间、锥体的后方，到脑桥后略转向腹外侧，于被盖腹侧与基底部相邻，到中脑则渐移向被盖外侧。进入间脑后止于背侧丘脑的腹后核。内侧丘系传递来自对侧躯干和上、下肢的精细触觉、本体觉和震动觉，其中传递下肢感觉的纤维，在延髓行于内侧丘系的腹侧部，在脑桥和中脑则行于内侧丘系的内侧，而传递上肢感觉的纤维，在延髓行于内侧丘系的背侧部，在脑桥以上则行于外侧。

　　外侧丘系由双侧蜗神经核和双侧上橄榄核发出的 2、3 级听觉纤维组成。这些核团发出的大部分纤维，在脑桥中下部，横行越到对侧，形成斜方体，然后在上橄榄核的背外侧转折向上，构成外侧丘系。小部分纤维不交叉，加入同侧外侧丘系上行。该丘系在脑桥行于被盖的腹外侧边缘部；在中脑的下部进入下丘，大部分纤维在此终止换元，小部分纤维穿过下丘和下丘臂止于内侧膝状体。一侧外侧丘系传导双侧耳的听觉冲动。

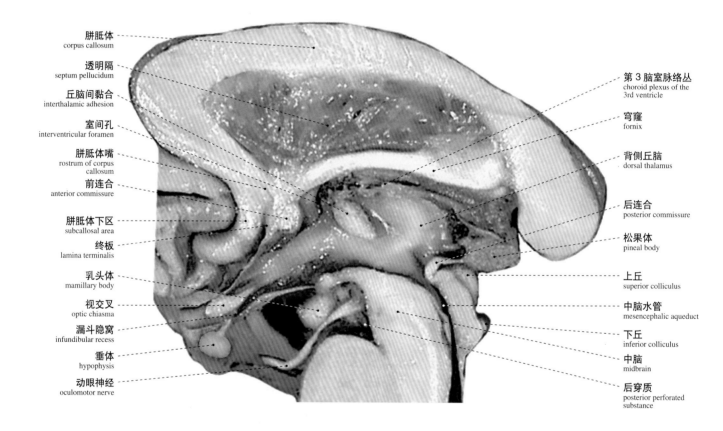

胼胝体
corpus callosum

透明隔
septum pellucidum

丘脑间黏合
interthalamic adhesion

室间孔
interventricular foramen

胼胝体嘴
rostrum of corpus callosum

前连合
anterior commissure

胼胝体下区
subcallosal area

终板
lamina terminalis

乳头体
mamillary body

视交叉
optic chiasma

漏斗隐窝
infundibular recess

垂体
hypophysis

动眼神经
oculomotor nerve

第 3 脑室脉络丛
choroid plexus of the
3rd ventricle

穹窿
fornix

背侧丘脑
dorsal thalamus

后连合
posterior commissure

松果体
pineal body

上丘
superior colliculus

中脑水管
mesencephalic aqueduct

下丘
inferior colliculus

中脑
midbrain

后穿质
posterior perforated
substance

154. 间脑（内侧面观）
Diencephalon (medial aspect)

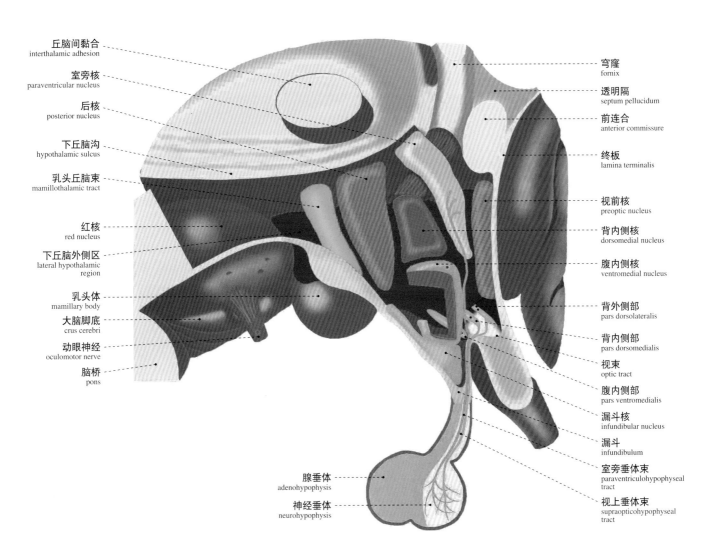

丘脑间黏合
interthalamic adhesion

室旁核
paraventricular nucleus

后核
posterior nucleus

下丘脑沟
hypothalamic sulcus

乳头丘脑束
mamillothalamic tract

红核
red nucleus

下丘脑外侧区
lateral hypothalamic
region

乳头体
mamillary body

大脑脚底
crus cerebri

动眼神经
oculomotor nerve

脑桥
pons

穹窿
fornix

透明隔
septum pellucidum

前连合
anterior commissure

终板
lamina terminalis

视前核
preoptic nucleus

背内侧核
dorsomedial nucleus

腹内侧核
ventromedial nucleus

背外侧部
pars dorsolateralis

背内侧部
pars dorsomedialis

视束
optic tract

腹内侧部
pars ventromedialis

漏斗核
infundibular nucleus

漏斗
infundibulum

室旁垂体束
paraventriculohypophyseal
tract

视上垂体束
supraopticohypophyseal
tract

腺垂体
adenohypophysis

神经垂体
neurohypophysis

155. 下丘脑核团
Hypothalamic nuclei

下丘脑主要的核团有：视上核在视交叉外端的背外侧。室旁核在第3脑室上部的两侧。漏斗核位于漏斗深面。视交叉上核，在中线两侧、视交叉上方。乳头体核位于乳头体内。

前丘脑核
anterior thalamic nuclei

外侧后核
lateral posterior nucleus

腹前核
ventral anterior nucleus

腹外侧核
ventral lateral nucleus

腹中间核
ventral intermediate nucleus

腹后外侧核
ventral posterolateral nucleus

腹后内侧核
ventral posteromedial nucleus

外侧膝状体
lateral geniculate body

背内侧核
dorsal medial nucleus

背外侧核
lateral dorsal nucleus

板内核
intralaminar nuclei

中央中核
centromedian nucleus

枕核
nuclei pulvinares

内侧膝状体
medial geniculate body

156. 背侧丘脑核团
Dorsal thalamus nuclei

在背侧丘脑灰质的内部有一自外上斜向内下的"Y"形纤维板叫内髓板，将背侧丘脑分为3部分。在内髓板的前方，两分叉部之间的区域为前核；在内髓板内侧者为内侧核；在内髓板外侧者为外侧核。在上述3部分内含有多个核团。其中，外侧核分为背、腹2层；腹层由前向后分为腹前核、腹中间核和腹后核，腹后核又分为腹后内侧核和腹后外侧核。此外，在内髓板内有板内核，在第3脑室室周灰质内有正中核，在背侧丘脑外面尚有薄层的丘脑网状核。

小 脑

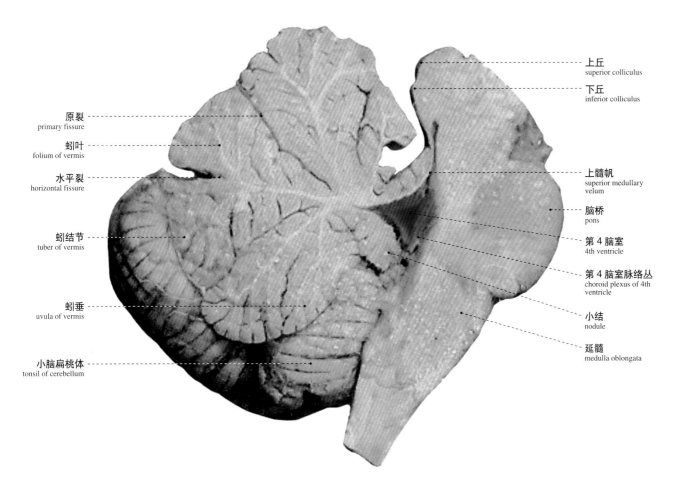

原裂
primary fissure

蚓叶
folium of vermis

水平裂
horizontal fissure

蚓结节
tuber of vermis

蚓垂
uvula of vermis

小脑扁桃体
tonsil of cerebellum

上丘
superior colliculus

下丘
inferior colliculus

上髓帆
superior medullary velum

脑桥
pons

第 4 脑室
4th ventricle

第 4 脑室脉络丛
choroid plexus of 4th ventricle

小结
nodule

延髓
medulla oblongata

157. 小脑（正中矢状切面）
Cerebellum (median sagittal section)

　　小脑位于颅后窝，上面平坦，下面中间部凹陷，容纳延髓。小脑的中间部缩窄，卷曲如环，称小脑蚓，两侧部庞大，叫小脑半球。根据小脑的进化、传入纤维的联系和功能，将小脑分为 3 个叶。①绒球小结叶：在小脑的下面，包括半球上的绒球和小脑蚓上的小结。绒球和小结之间以绒球脚相连接。此叶借发生上最古老的后外侧裂与小脑的其余部分相分隔。②小脑前叶：在小脑上面的前部，包括原裂以前的部分。③小脑后叶：位于原裂和后外侧裂之间，在人类中，它占据了小脑的大部分。在小脑后叶下面的小脑蚓中，邻接小结的是蚓垂和蚓锥体，这两部分虽属后叶，但它们和前叶共同接受脊髓小脑前、后束的纤维，称为旧小脑。小脑后叶中除了蚓垂和蚓锥体以外的其余部分，是进化中最新的部分。它通过皮质脑桥束、脑桥核和小脑中脚与大脑皮质相联系，因此称为新小脑。传统上小脑每叶还可分成若干小叶。其中，蚓垂两旁的小脑半球部分，外形上比较膨出，称为小脑扁桃体，它的位置靠近枕骨大孔，当颅脑外伤或颅内肿瘤等疾病导致颅内压增高时，小脑扁桃体可嵌入枕骨大孔形成小脑扁桃体疝，压迫延髓，危及生命。

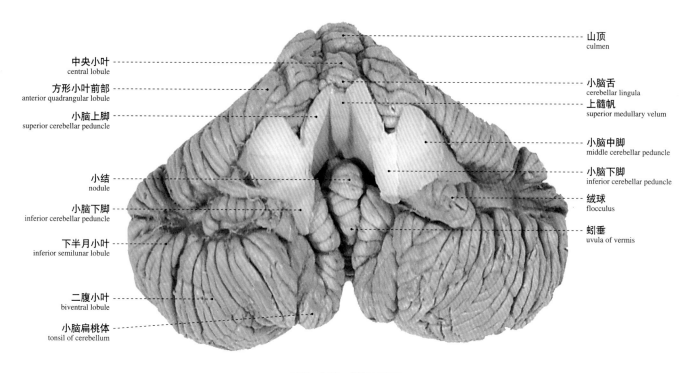

中央小叶
central lobule

方形小叶前部
anterior quadrangular lobule

小脑上脚
superior cerebellar peduncle

小结
nodule

小脑下脚
inferior cerebellar peduncle

下半月小叶
inferior semilunar lobule

二腹小叶
biventral lobule

小脑扁桃体
tonsil of cerebellum

山顶
culmen

小脑舌
cerebellar lingula

上髓帆
superior medullary velum

小脑中脚
middle cerebellar peduncle

小脑下脚
inferior cerebellar peduncle

绒球
flocculus

蚓垂
uvula of vermis

158. 小脑（前面观）
Cerebellum (anterior aspect)

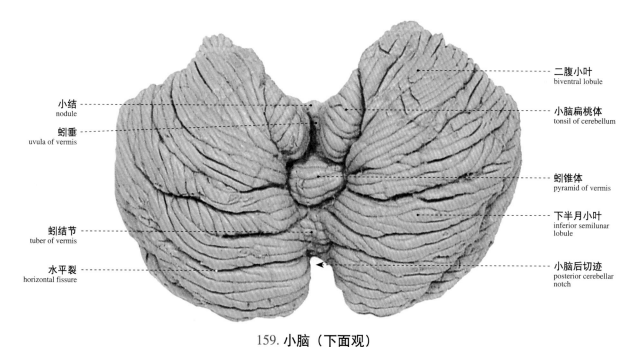

小结
nodule

蚓垂
uvula of vermis

蚓结节
tuber of vermis

水平裂
horizontal fissure

二腹小叶
biventral lobule

小脑扁桃体
tonsil of cerebellum

蚓锥体
pyramid of vermis

下半月小叶
inferior semilunar lobule

小脑后切迹
posterior cerebellar notch

159. 小脑（下面观）
Cerebellum (inferior aspect)

　　小脑与外部的联系通过 3 对由小脑传入和传出纤维组成的巨大神经纤维束进行，分别称为上、中、下小脑脚或小脑臂。小脑借这 3 对脚与脑干相连，而且通过它们与其他的神经结构相联系，是小脑与外部联系的必经之路。在小脑脚中，传出纤维约占 1/4，而传入纤维约占 3/4。

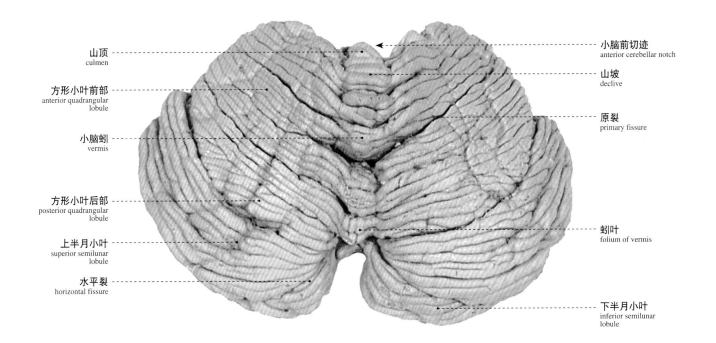

山顶
culmen

方形小叶前部
anterior quadrangular
lobule

小脑蚓
vermis

方形小叶后部
posterior quadrangular
lobule

上半月小叶
superior semilunar
lobule

水平裂
horizontal fissure

小脑前切迹
anterior cerebellar notch

山坡
declive

原裂
primary fissure

蚓叶
folium of vermis

下半月小叶
inferior semilunar
lobule

160. 小脑（上面观）
Cerebellum (superior aspect)

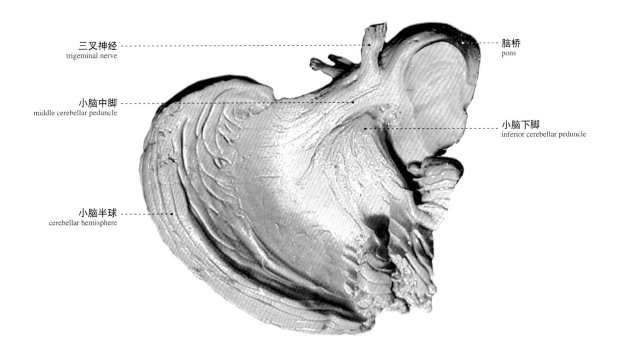

三叉神经
trigeminal nerve

小脑中脚
middle cerebellar peduncle

小脑半球
cerebellar hemisphere

脑桥
pons

小脑下脚
inferior cerebellar peduncle

161. 小脑脚
Peduncles of the cerebellum

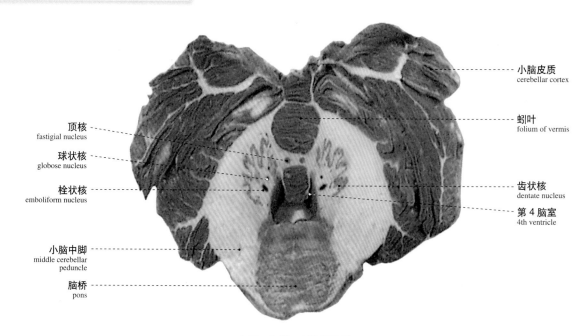

小脑半球
cerebellar hemisphere

小脑上脚
superior cerebellar peduncle

齿状核
dentate nucleus

脑桥
pons

蚓锥体
pyramid of vermis

延髓
medulla oblongata

　　小脑白质中最大的核团是齿状核，其内侧有栓状核和球状核，顶核位于第4脑室的上方。齿状核接受新小脑皮质的纤维，栓、球2核兼有新、旧小脑皮质的纤维进入。这些核发出的纤维组成小脑上脚。顶核主要接受古、旧小脑皮质的纤维，它发出的纤维主要经小脑下脚的内侧止于前庭神经核和网状结构。

162. 小脑齿状核
Dentate nucleus of the cerebellum

小脑皮质
cerebellar cortex

蚓叶
folium of vermis

顶核
fastigial nucleus

球状核
globose nucleus

栓状核
emboliform nucleus

齿状核
dentate nucleus

第4脑室
4th ventricle

小脑中脚
middle cerebellar peduncle

脑桥
pons

163. 小脑（横切面）
Cerebellum (transverse section)

脑断面与影像对照

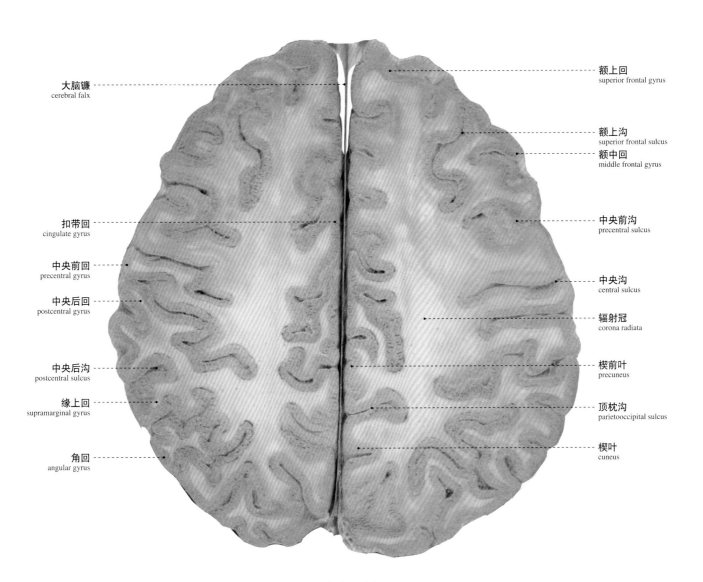

大脑镰
cerebral falx

扣带回
cingulate gyrus

中央前回
precentral gyrus

中央后回
postcentral gyrus

中央后沟
postcentral sulcus

缘上回
supramarginal gyrus

角回
angular gyrus

额上回
superior frontal gyrus

额上沟
superior frontal sulcus

额中回
middle frontal gyrus

中央前沟
precentral sulcus

中央沟
central sulcus

辐射冠
corona radiata

楔前叶
precuneus

顶枕沟
parietooccipital sulcus

楔叶
cuneus

164. 脑水平断面 1

Horizontal section of the brain 1

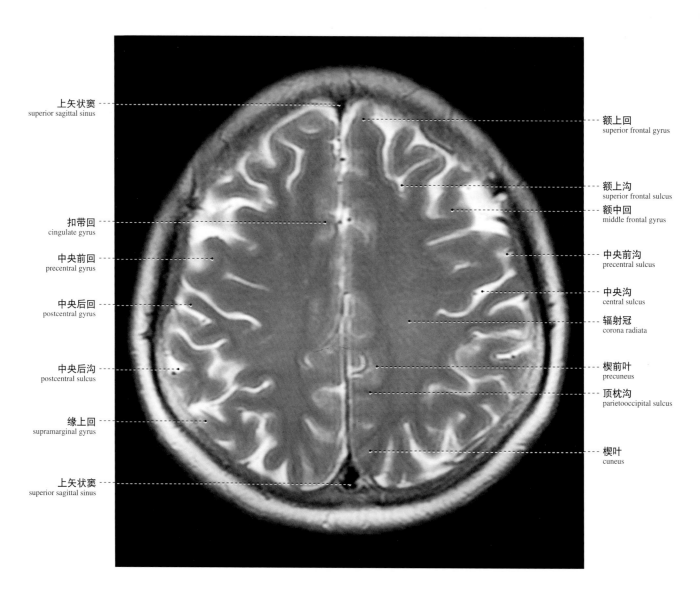

上矢状窦
superior sagittal sinus

额上回
superior frontal gyrus

额上沟
superior frontal sulcus

额中回
middle frontal gyrus

扣带回
cingulate gyrus

中央前回
precentral gyrus

中央前沟
precentral sulcus

中央后回
postcentral gyrus

中央沟
central sulcus

辐射冠
corona radiata

中央后沟
postcentral sulcus

楔前叶
precuneus

顶枕沟
parietooccipital sulcus

缘上回
supramarginal gyrus

楔叶
cuneus

上矢状窦
superior sagittal sinus

165. 脑磁共振成像（轴位 1）
MRI of the brain (axial view 1)

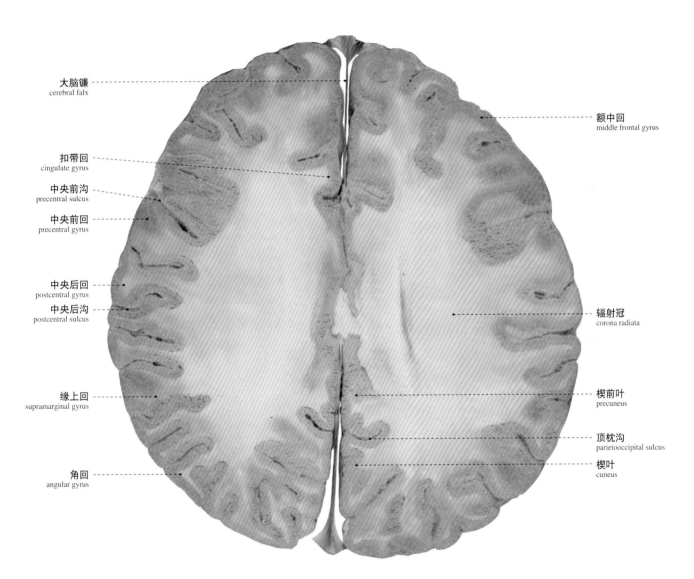

大脑镰
cerebral falx

扣带回
cingulate gyrus

中央前沟
precentral sulcus

中央前回
precentral gyrus

中央后回
postcentral gyrus

中央后沟
postcentral sulcus

缘上回
supramarginal gyrus

角回
angular gyrus

额中回
middle frontal gyrus

辐射冠
corona radiata

楔前叶
precuneus

顶枕沟
parietooccipital sulcus

楔叶
cuneus

166. 脑水平断面 2
Horizontal section of the brain 2

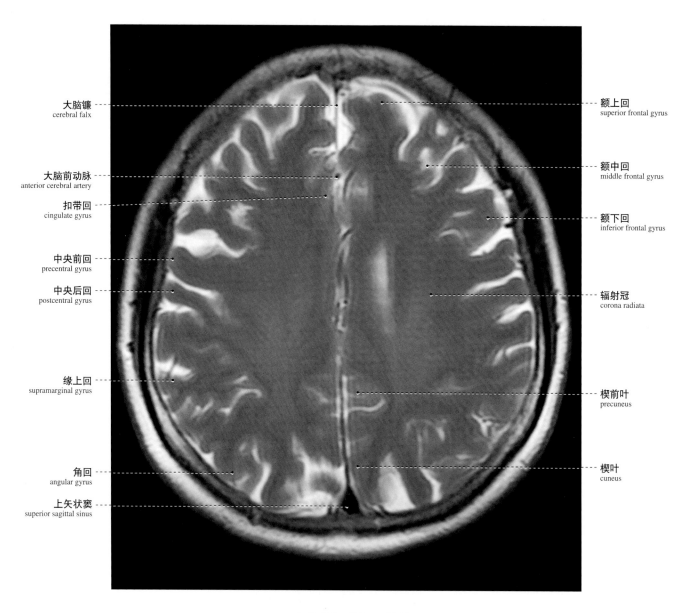

大脑镰
cerebral falx

大脑前动脉
anterior cerebral artery

扣带回
cingulate gyrus

中央前回
precentral gyrus

中央后回
postcentral gyrus

缘上回
supramarginal gyrus

角回
angular gyrus

上矢状窦
superior sagittal sinus

额上回
superior frontal gyrus

额中回
middle frontal gyrus

额下回
inferior frontal gyrus

辐射冠
corona radiata

楔前叶
precuneus

楔叶
cuneus

167. 脑磁共振成像（轴位 2）
MRI of the brain (axial view 2)

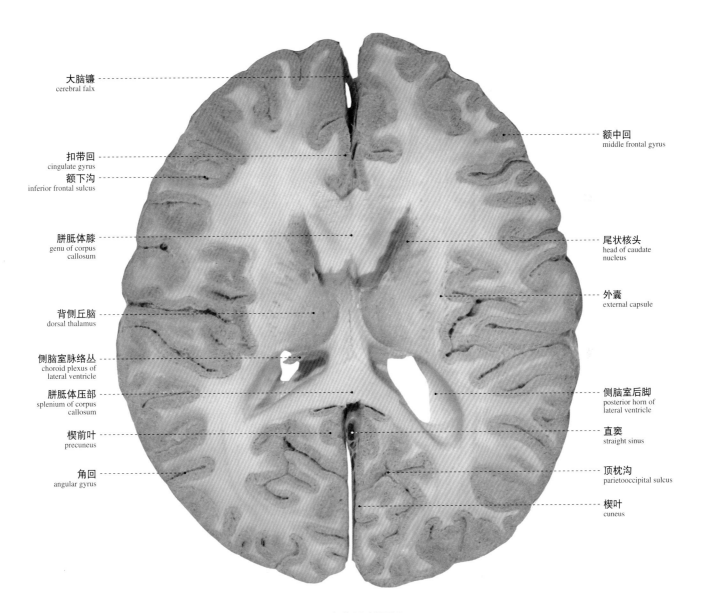

大脑镰
cerebral falx

扣带回
cingulate gyrus

额下沟
inferior frontal sulcus

胼胝体膝
genu of corpus callosum

背侧丘脑
dorsal thalamus

侧脑室脉络丛
choroid plexus of lateral ventricle

胼胝体压部
splenium of corpus callosum

楔前叶
precuneus

角回
angular gyrus

额中回
middle frontal gyrus

尾状核头
head of caudate nucleus

外囊
external capsule

侧脑室后脚
posterior horn of lateral ventricle

直窦
straight sinus

顶枕沟
parietooccipital sulcus

楔叶
cuneus

168. 脑水平断面 3
Horizontal section of the brain 3

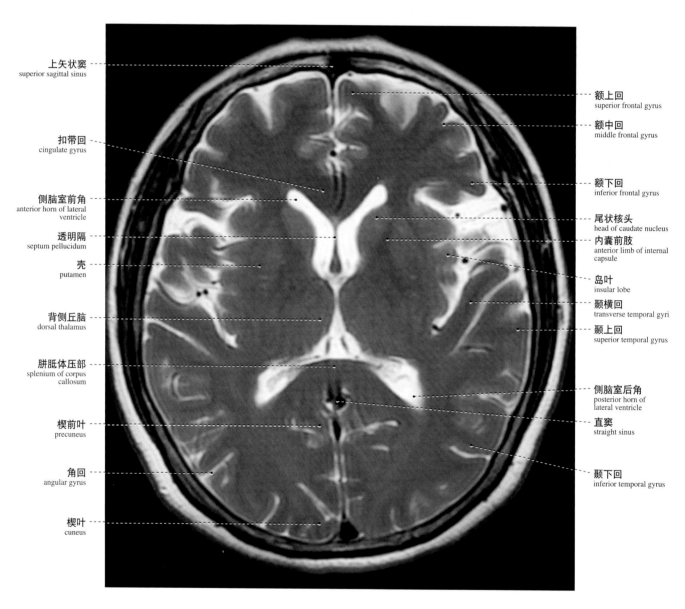

上矢状窦
superior sagittal sinus

扣带回
cingulate gyrus

侧脑室前角
anterior horn of lateral
ventricle

透明隔
septum pellucidum

壳
putamen

背侧丘脑
dorsal thalamus

胼胝体压部
splenium of corpus
callosum

楔前叶
precuneus

角回
angular gyrus

楔叶
cuneus

额上回
superior frontal gyrus

额中回
middle frontal gyrus

额下回
inferior frontal gyrus

尾状核头
head of caudate nucleus

内囊前肢
anterior limb of internal
capsule

岛叶
insular lobe

颞横回
transverse temporal gyri

颞上回
superior temporal gyrus

侧脑室后角
posterior horn of
lateral ventricle

直窦
straight sinus

颞下回
inferior temporal gyrus

169. 脑磁共振成像（轴位 3）

MRI of the brain (axial view 3)

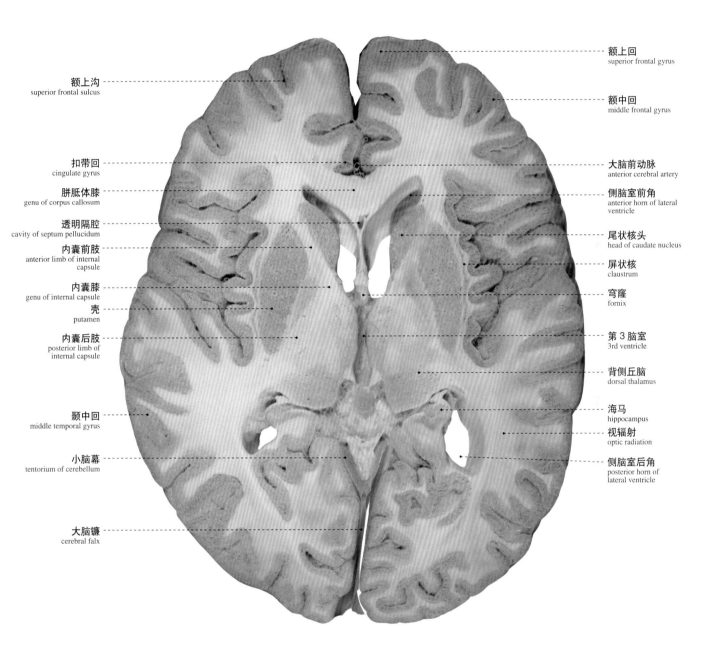

额上沟
superior frontal sulcus

扣带回
cingulate gyrus

胼胝体膝
genu of corpus callosum

透明隔腔
cavity of septum pellucidum

内囊前肢
anterior limb of internal
capsule

内囊膝
genu of internal capsule

壳
putamen

内囊后肢
posterior limb of
internal capsule

颞中回
middle temporal gyrus

小脑幕
tentorium of cerebellum

大脑镰
cerebral falx

额上回
superior frontal gyrus

额中回
middle frontal gyrus

大脑前动脉
anterior cerebral artery

侧脑室前角
anterior horn of lateral
ventricle

尾状核头
head of caudate nucleus

屏状核
claustrum

穹窿
fornix

第3脑室
3rd ventricle

背侧丘脑
dorsal thalamus

海马
hippocampus

视辐射
optic radiation

侧脑室后角
posterior horn of
lateral ventricle

170. 脑水平断面 4
Horizontal section of the brain 4

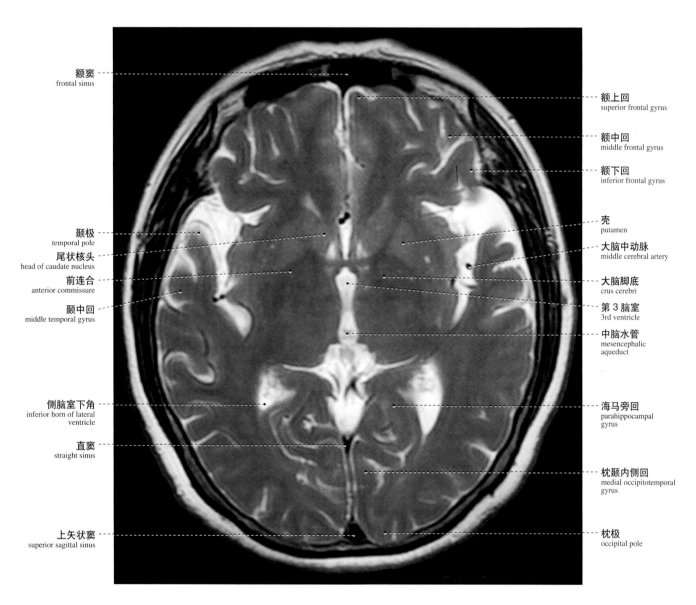

额窦
frontal sinus

额上回
superior frontal gyrus

额中回
middle frontal gyrus

额下回
inferior frontal gyrus

壳
putamen

颞极
temporal pole

大脑中动脉
middle cerebral artery

尾状核头
head of caudate nucleus

大脑脚底
crus cerebri

前连合
anterior commissure

第 3 脑室
3rd ventricle

颞中回
middle temporal gyrus

中脑水管
mesencephalic
aqueduct

侧脑室下角
inferior horn of lateral
ventricle

海马旁回
parahippocampal
gyrus

直窦
straight sinus

枕颞内侧回
medial occipitotemporal
gyrus

上矢状窦
superior sagittal sinus

枕极
occipital pole

171. 脑磁共振成像（轴位 4）

MRI of the brain (axial view 4)

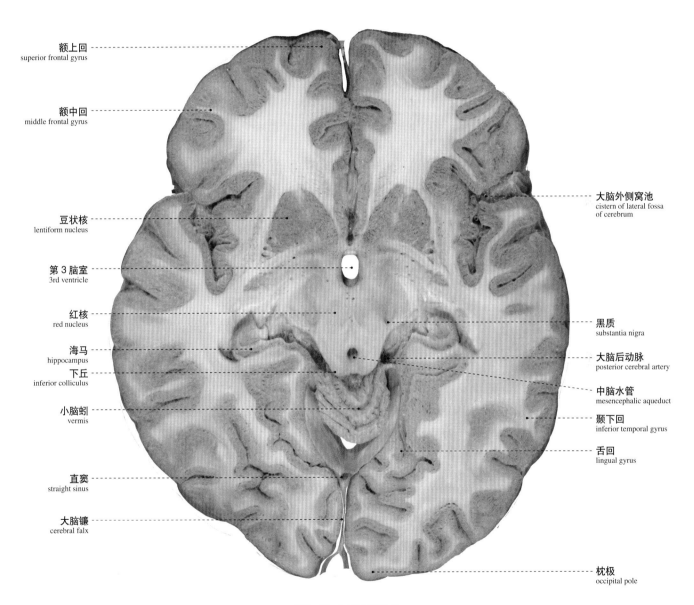

额上回
superior frontal gyrus

额中回
middle frontal gyrus

豆状核
lentiform nucleus

第 3 脑室
3rd ventricle

红核
red nucleus

海马
hippocampus

下丘
inferior colliculus

小脑蚓
vermis

直窦
straight sinus

大脑镰
cerebral falx

大脑外侧窝池
cistern of lateral fossa
of cerebrum

黑质
substantia nigra

大脑后动脉
posterior cerebral artery

中脑水管
mesencephalic aqueduct

颞下回
inferior temporal gyrus

舌回
lingual gyrus

枕极
occipital pole

172. 脑水平断面 5
Horizontal section of the brain 5

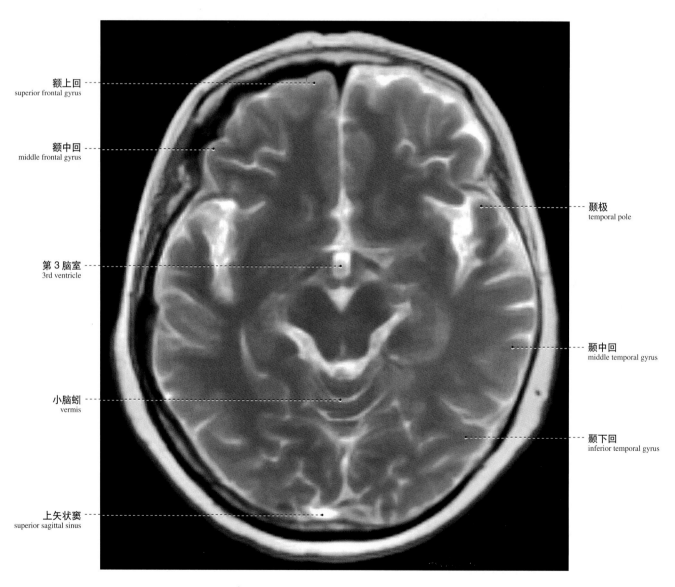

额上回
superior frontal gyrus

额中回
middle frontal gyrus

颞极
temporal pole

第3脑室
3rd ventricle

颞中回
middle temporal gyrus

小脑蚓
vermis

颞下回
inferior temporal gyrus

上矢状窦
superior sagittal sinus

173. 脑磁共振成像（轴位5）
MRI of the brain (axial view 5)

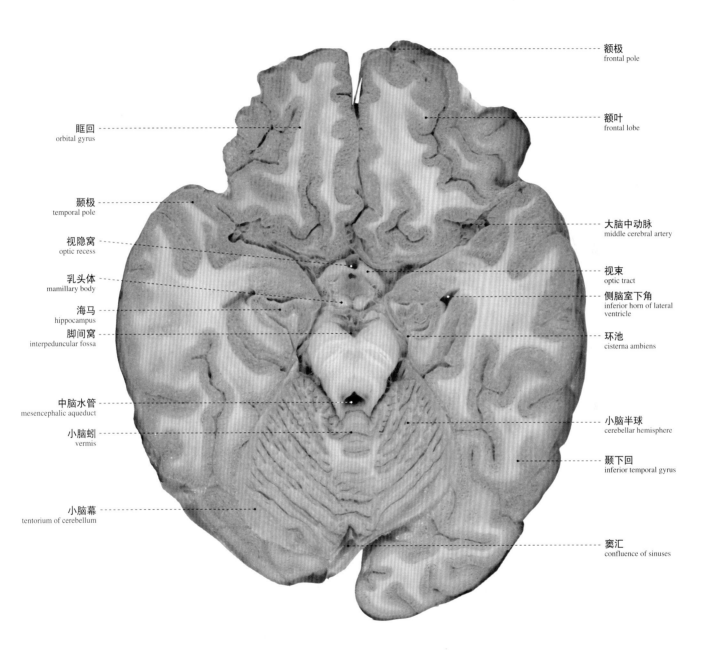

額極
frontal pole

額葉
frontal lobe

眶回
orbital gyrus

颞极
temporal pole

视隐窝
optic recess

乳头体
mamillary body

海马
hippocampus

脚间窝
interpeduncular fossa

中脑水管
mesencephalic aqueduct

小脑蚓
vermis

小脑幕
tentorium of cerebellum

大脑中动脉
middle cerebral artery

视束
optic tract

侧脑室下角
inferior horn of lateral ventricle

环池
cisterna ambiens

小脑半球
cerebellar hemisphere

颞下回
inferior temporal gyrus

窦汇
confluence of sinuses

174. 脑水平断面 6

Horizontal section of the brain 6

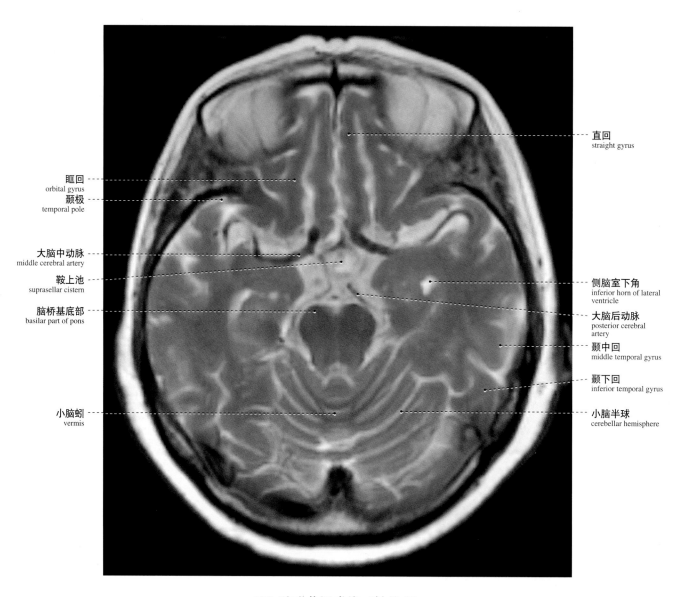

眶回
orbital gyrus

颞极
temporal pole

大脑中动脉
middle cerebral artery

鞍上池
suprasellar cistern

脑桥基底部
basilar part of pons

小脑蚓
vermis

直回
straight gyrus

侧脑室下角
inferior horn of lateral ventricle

大脑后动脉
posterior cerebral artery

颞中回
middle temporal gyrus

颞下回
inferior temporal gyrus

小脑半球
cerebellar hemisphere

175. 脑磁共振成像（轴位 6）

MRI of the brain (axial view 6)

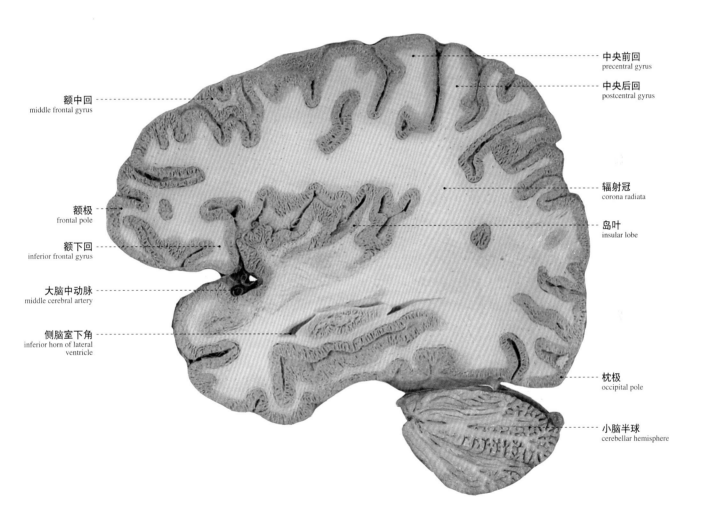

额中回
middle frontal gyrus

额极
frontal pole

额下回
inferior frontal gyrus

大脑中动脉
middle cerebral artery

侧脑室下角
inferior horn of lateral
ventricle

中央前回
precentral gyrus

中央后回
postcentral gyrus

辐射冠
corona radiata

岛叶
insular lobe

枕极
occipital pole

小脑半球
cerebellar hemisphere

176. 脑矢状断面 1

Sagittal section of the brain 1

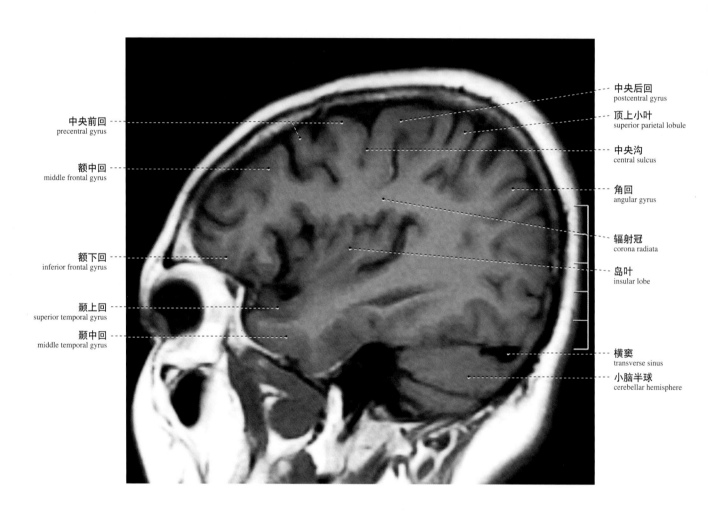

中央前回
precentral gyrus

额中回
middle frontal gyrus

额下回
inferior frontal gyrus

颞上回
superior temporal gyrus

颞中回
middle temporal gyrus

中央后回
postcentral gyrus

顶上小叶
superior parietal lobule

中央沟
central sulcus

角回
angular gyrus

辐射冠
corona radiata

岛叶
insular lobe

横窦
transverse sinus

小脑半球
cerebellar hemisphere

177. 脑磁共振成像（矢状位 1）
MRI of the brain (sagittal view 1)

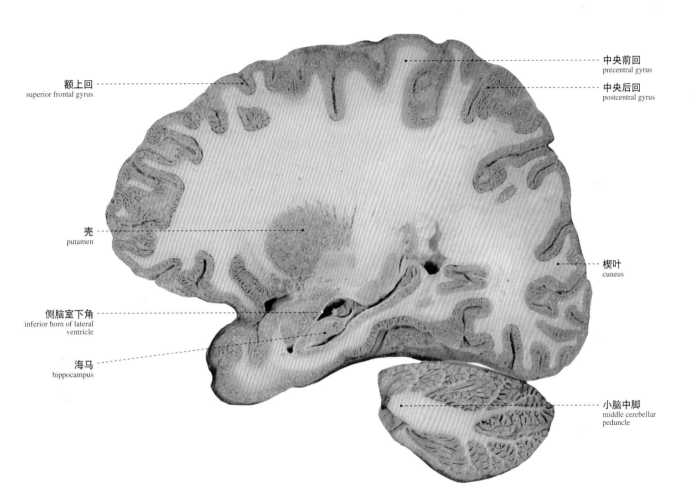

额上回
superior frontal gyrus

中央前回
precentral gyrus

中央后回
postcentral gyrus

壳
putamen

楔叶
cuneus

侧脑室下角
inferior horn of lateral ventricle

海马
hippocampus

小脑中脚
middle cerebellar peduncle

178. 脑矢状断面 2

Sagittal section of the brain 2

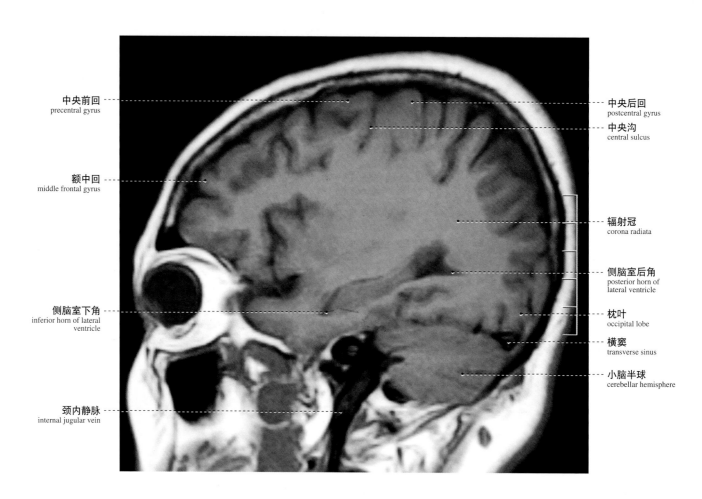

中央前回
precentral gyrus

额中回
middle frontal gyrus

侧脑室下角
inferior horn of lateral
ventricle

颈内静脉
internal jugular vein

中央后回
postcentral gyrus

中央沟
central sulcus

辐射冠
corona radiata

侧脑室后角
posterior horn of
lateral ventricle

枕叶
occipital lobe

横窦
transverse sinus

小脑半球
cerebellar hemisphere

179. 脑磁共振成像（矢状位 2）
MRI of the brain (sagittal view 2)

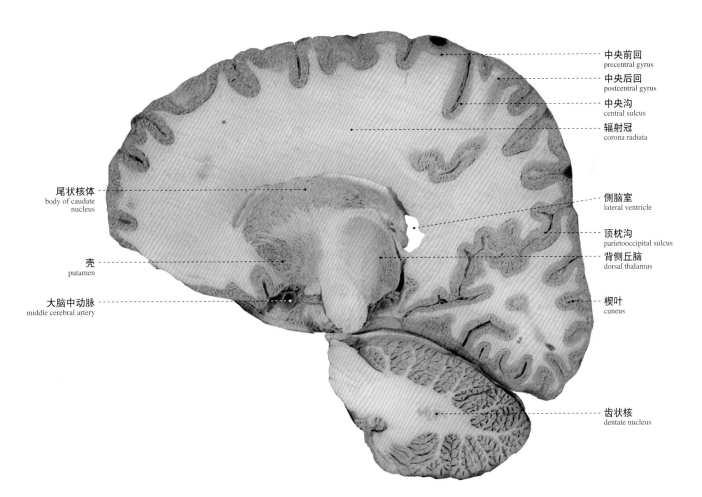

中央前回
precentral gyrus

中央后回
postcentral gyrus

中央沟
central sulcus

辐射冠
corona radiata

尾状核体
body of caudate
nucleus

侧脑室
lateral ventricle

顶枕沟
parietooccipital sulcus

壳
putamen

背侧丘脑
dorsal thalamus

大脑中动脉
middle cerebral artery

楔叶
cuneus

齿状核
dentate nucleus

180. 脑矢状断面 3
Sagittal section of the brain 3

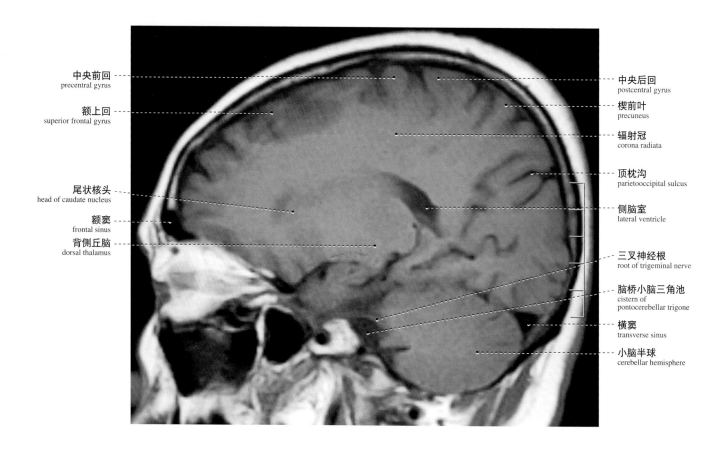

中央前回
precentral gyrus

额上回
superior frontal gyrus

尾状核头
head of caudate nucleus

额窦
frontal sinus

背侧丘脑
dorsal thalamus

中央后回
postcentral gyrus

楔前叶
precuneus

辐射冠
corona radiata

顶枕沟
parietooccipital sulcus

侧脑室
lateral ventricle

三叉神经根
root of trigeminal nerve

脑桥小脑三角池
cistern of
pontocerebellar trigone

横窦
transverse sinus

小脑半球
cerebellar hemisphere

181. 脑磁共振成像（矢状位 3）
MRI of the brain (sagittal view 3)

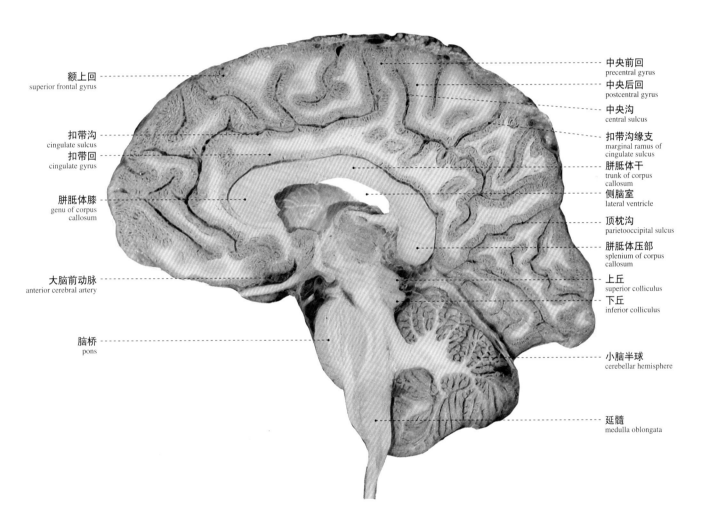

额上回
superior frontal gyrus

扣带沟
cingulate sulcus

扣带回
cingulate gyrus

胼胝体膝
genu of corpus
callosum

大脑前动脉
anterior cerebral artery

脑桥
pons

中央前回
precentral gyrus

中央后回
postcentral gyrus

中央沟
central sulcus

扣带沟缘支
marginal ramus of
cingulate sulcus

胼胝体干
trunk of corpus
callosum

侧脑室
lateral ventricle

顶枕沟
parietooccipital sulcus

胼胝体压部
splenium of corpus
callosum

上丘
superior colliculus

下丘
inferior colliculus

小脑半球
cerebellar hemisphere

延髓
medulla oblongata

182. 脑矢状断面 4

Sagittal section of the brain 4

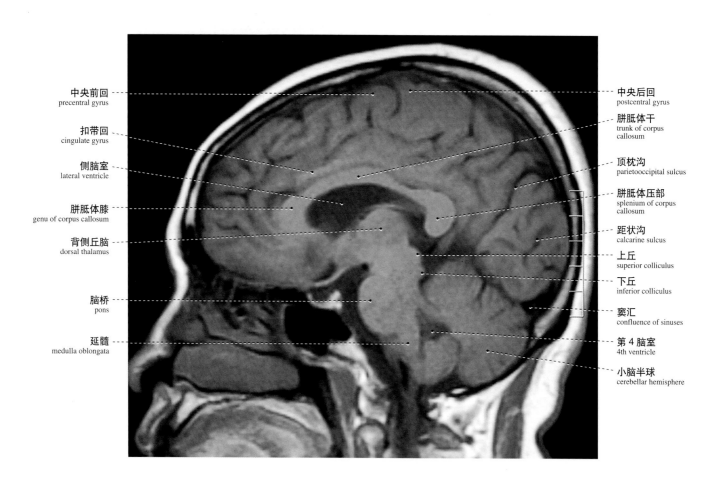

中央前回
precentral gyrus

扣带回
cingulate gyrus

侧脑室
lateral ventricle

胼胝体膝
genu of corpus callosum

背侧丘脑
dorsal thalamus

脑桥
pons

延髓
medulla oblongata

中央后回
postcentral gyrus

胼胝体干
trunk of corpus
callosum

顶枕沟
parietooccipital sulcus

胼胝体压部
splenium of corpus
callosum

距状沟
calcarine sulcus

上丘
superior colliculus

下丘
inferior colliculus

窦汇
confluence of sinuses

第 4 脑室
4th ventricle

小脑半球
cerebellar hemisphere

183. 脑磁共振成像（矢状位 4）
MRI of the brain (sagittal view 4)

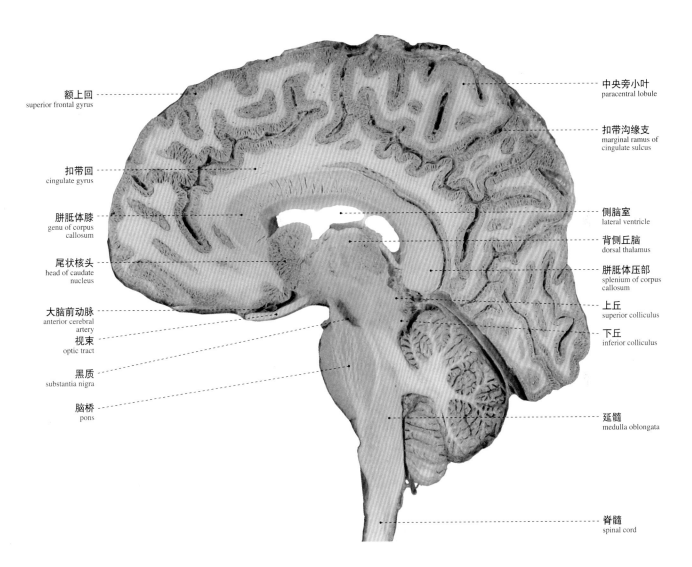

额上回
superior frontal gyrus

扣带回
cingulate gyrus

胼胝体膝
genu of corpus callosum

尾状核头
head of caudate nucleus

大脑前动脉
anterior cerebral artery

视束
optic tract

黑质
substantia nigra

脑桥
pons

中央旁小叶
paracentral lobule

扣带沟缘支
marginal ramus of cingulate sulcus

侧脑室
lateral ventricle

背侧丘脑
dorsal thalamus

胼胝体压部
splenium of corpus callosum

上丘
superior colliculus

下丘
inferior colliculus

延髓
medulla oblongata

脊髓
spinal cord

184. 脑矢状断面 5

Sagittal section of the brain 5

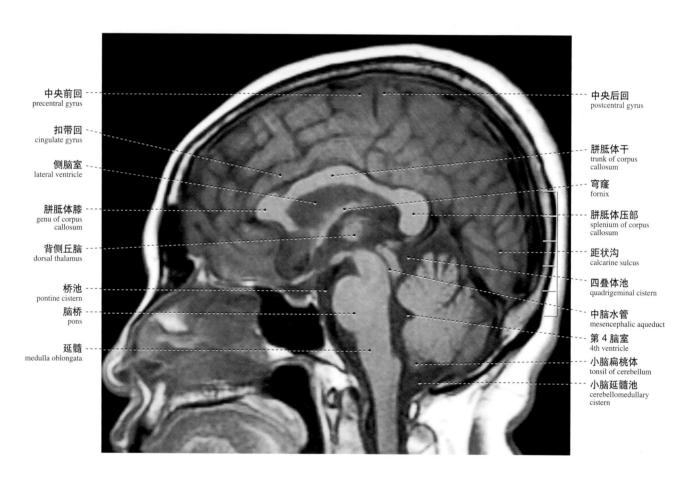

中央前回
precentral gyrus

扣带回
cingulate gyrus

侧脑室
lateral ventricle

胼胝体膝
genu of corpus
callosum

背侧丘脑
dorsal thalamus

桥池
pontine cistern

脑桥
pons

延髓
medulla oblongata

中央后回
postcentral gyrus

胼胝体干
trunk of corpus
callosum

穹窿
fornix

胼胝体压部
splenium of corpus
callosum

距状沟
calcarine sulcus

四叠体池
quadrigeminal cistern

中脑水管
mesencephalic aqueduct

第 4 脑室
4th ventricle

小脑扁桃体
tonsil of cerebellum

小脑延髓池
cerebellomedullary
cistern

185. 脑磁共振成像（矢状位 5）
MRI of the brain (sagittal view 5)

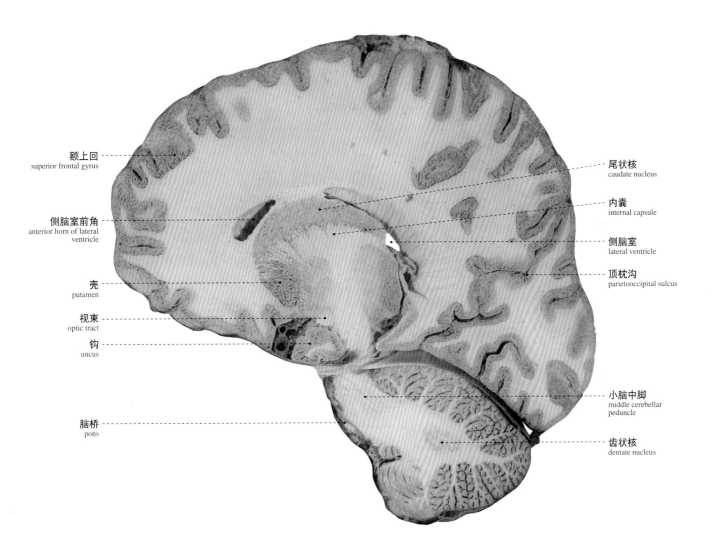

额上回
superior frontal gyrus

侧脑室前角
anterior horn of lateral
ventricle

壳
putamen

视束
optic tract

钩
uncus

脑桥
pons

尾状核
caudate nucleus

内囊
internal capsule

侧脑室
lateral ventricle

顶枕沟
parietooccipital sulcus

小脑中脚
middle cerebellar
peduncle

齿状核
dentate nucleus

186. 脑矢状断面 6

Sagittal section of the brain 6

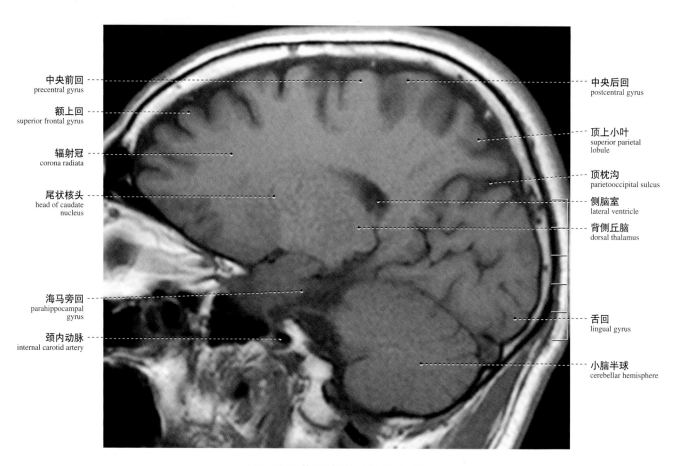

中央前回
precentral gyrus

额上回
superior frontal gyrus

辐射冠
corona radiata

尾状核头
head of caudate
nucleus

海马旁回
parahippocampal
gyrus

颈内动脉
internal carotid artery

中央后回
postcentral gyrus

顶上小叶
superior parietal
lobule

顶枕沟
parietooccipital sulcus

侧脑室
lateral ventricle

背侧丘脑
dorsal thalamus

舌回
lingual gyrus

小脑半球
cerebellar hemisphere

187. 脑磁共振成像（矢状位6）
MRI of the brain (sagittal view 6)

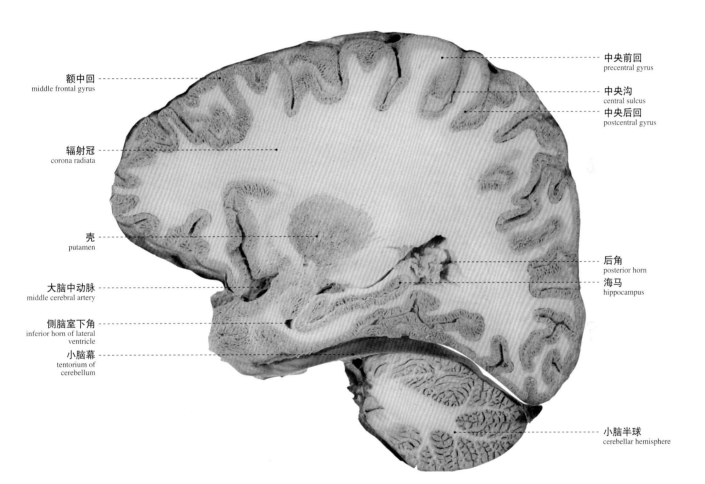

额中回
middle frontal gyrus

辐射冠
corona radiata

壳
putamen

大脑中动脉
middle cerebral artery

侧脑室下角
inferior horn of lateral
ventricle

小脑幕
tentorium of
cerebellum

中央前回
precentral gyrus

中央沟
central sulcus

中央后回
postcentral gyrus

后角
posterior horn

海马
hippocampus

小脑半球
cerebellar hemisphere

188. 脑矢状断面 7
Sagittal section of the brain 7

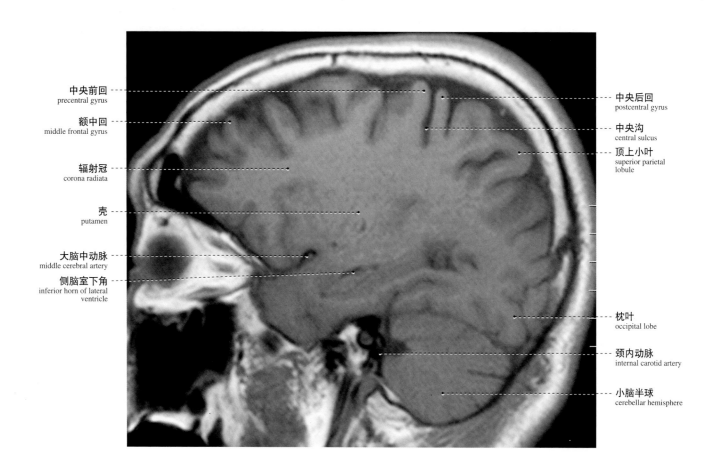

中央前回
precentral gyrus

额中回
middle frontal gyrus

辐射冠
corona radiata

壳
putamen

大脑中动脉
middle cerebral artery

侧脑室下角
inferior horn of lateral
ventricle

中央后回
postcentral gyrus

中央沟
central sulcus

顶上小叶
superior parietal
lobule

枕叶
occipital lobe

颈内动脉
internal carotid artery

小脑半球
cerebellar hemisphere

189. 脑磁共振成像（矢状位 7）
MRI of the brain (sagittal view 7)

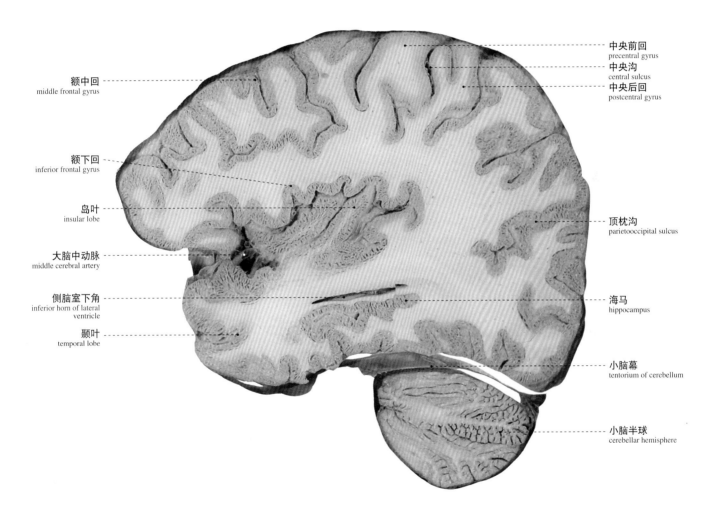

额中回
middle frontal gyrus

额下回
inferior frontal gyrus

岛叶
insular lobe

大脑中动脉
middle cerebral artery

侧脑室下角
inferior horn of lateral
ventricle

颞叶
temporal lobe

中央前回
precentral gyrus

中央沟
central sulcus

中央后回
postcentral gyrus

顶枕沟
parietooccipital sulcus

海马
hippocampus

小脑幕
tentorium of cerebellum

小脑半球
cerebellar hemisphere

190. 脑矢状断面 8

Sagittal section of the brain 8

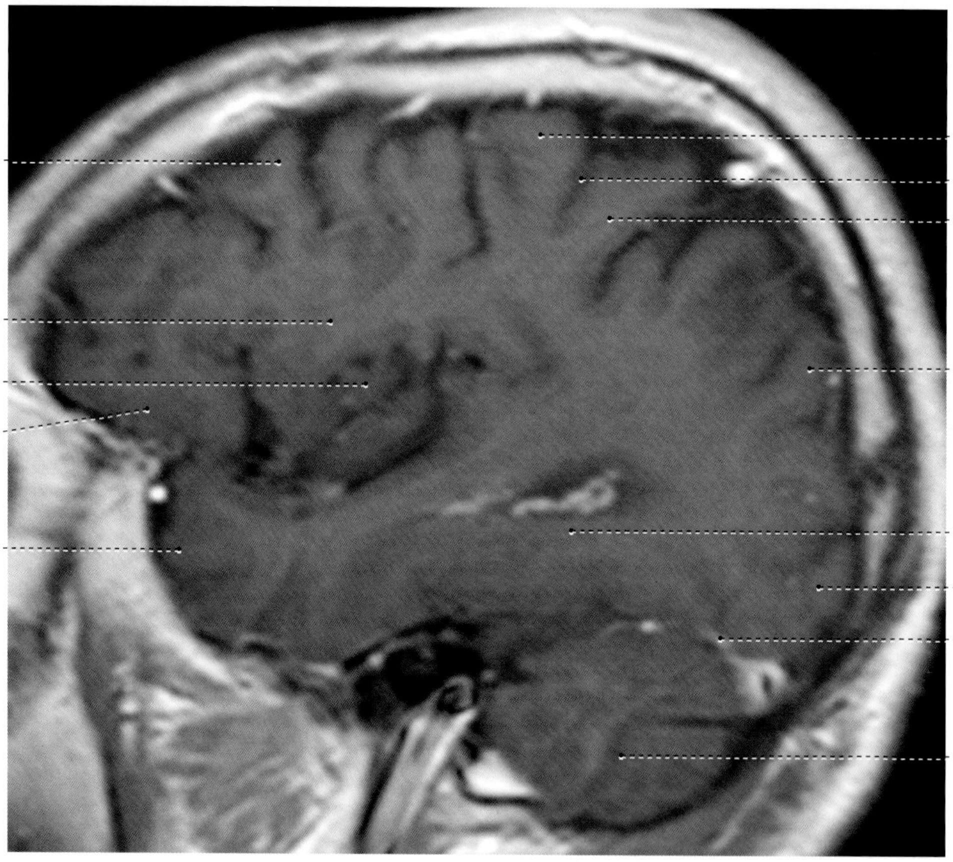

额中回
middle frontal gyrus

辐射冠
corona radiata

岛叶
insular lobe

颞下回
inferior temporal gyrus

颞叶
temporal lobe

中央前回
precentral gyrus

中央沟
central sulcus

中央后回
postcentral gyrus

角回
angular gyrus

海马
hippocampus

枕叶
occipital lobe

小脑幕
tentorium of cerebellum

小脑半球
cerebellar hemisphere

191. 脑磁共振成像（矢状位 8）

MRI of the brain (sagittal view 8)

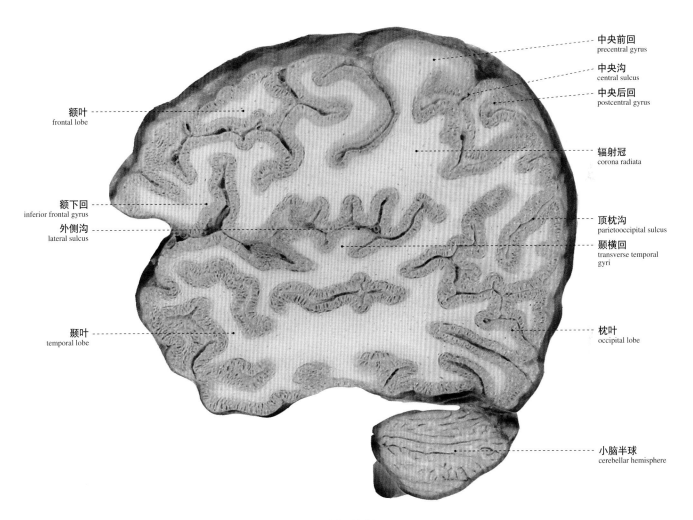

中央前回
precentral gyrus

中央沟
central sulcus

中央后回
postcentral gyrus

辐射冠
corona radiata

顶枕沟
parietooccipital sulcus

颞横回
transverse temporal gyri

枕叶
occipital lobe

小脑半球
cerebellar hemisphere

额叶
frontal lobe

额下回
inferior frontal gyrus

外侧沟
lateral sulcus

颞叶
temporal lobe

192. 脑矢状断面 9
Sagittal section of the brain 9

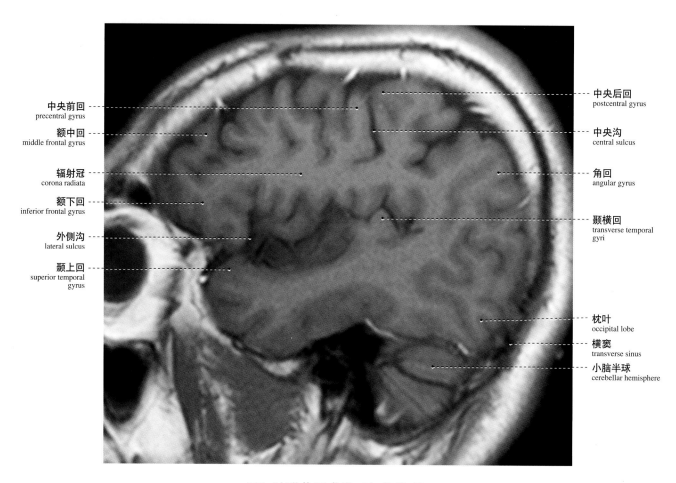

中央前回
precentral gyrus

额中回
middle frontal gyrus

辐射冠
corona radiata

额下回
inferior frontal gyrus

外侧沟
lateral sulcus

颞上回
superior temporal
gyrus

中央后回
postcentral gyrus

中央沟
central sulcus

角回
angular gyrus

颞横回
transverse temporal
gyri

枕叶
occipital lobe

横窦
transverse sinus

小脑半球
cerebellar hemisphere

193. 脑磁共振成像（矢状位 9）
MRI of the brain (sagittal view 9)

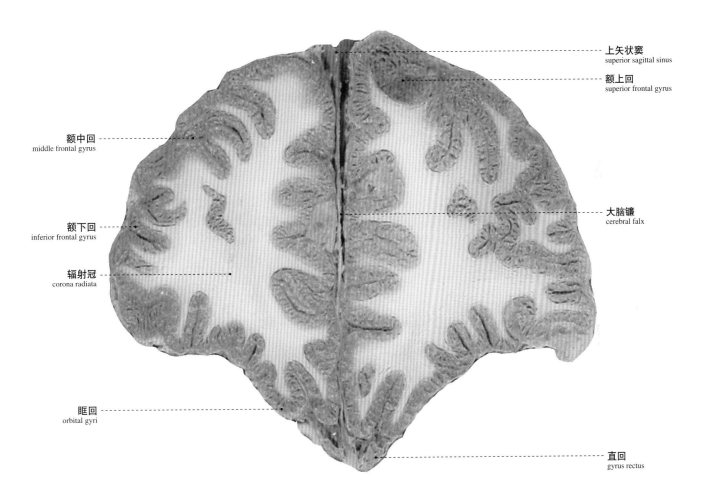

上矢状窦
superior sagittal sinus

额上回
superior frontal gyrus

额中回
middle frontal gyrus

大脑镰
cerebral falx

额下回
inferior frontal gyrus

辐射冠
corona radiata

眶回
orbital gyri

直回
gyrus rectus

194. 脑冠状断面 1

Coronal section of the brain 1

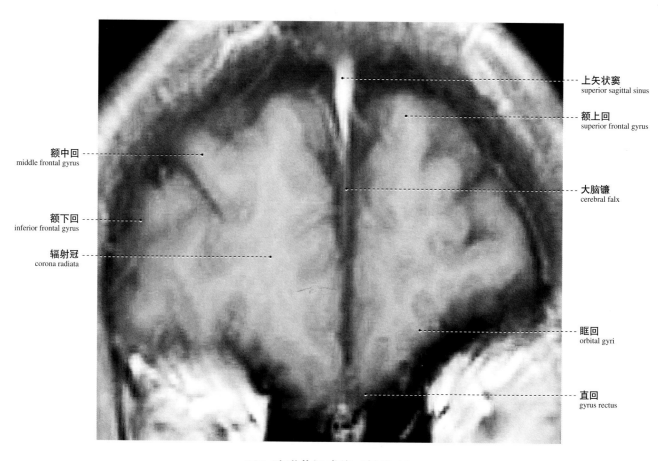

额中回
middle frontal gyrus

额下回
inferior frontal gyrus

辐射冠
corona radiata

上矢状窦
superior sagittal sinus

额上回
superior frontal gyrus

大脑镰
cerebral falx

眶回
orbital gyri

直回
gyrus rectus

195. 脑磁共振成像（轴位 1）
MRI of the brain (axial view 1)

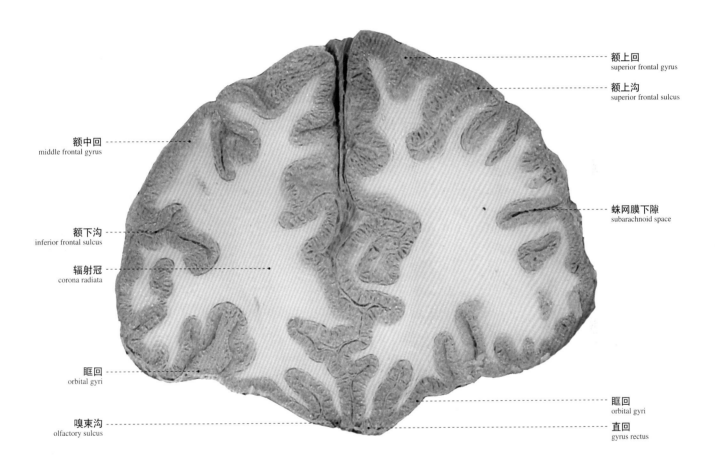

额上回
superior frontal gyrus

额上沟
superior frontal sulcus

额中回
middle frontal gyrus

蛛网膜下隙
subarachnoid space

额下沟
inferior frontal sulcus

辐射冠
corona radiata

眶回
orbital gyri

眶回
orbital gyri

直回
gyrus rectus

嗅束沟
olfactory sulcus

196. 脑冠状断面 2

Coronal section of the brain 2

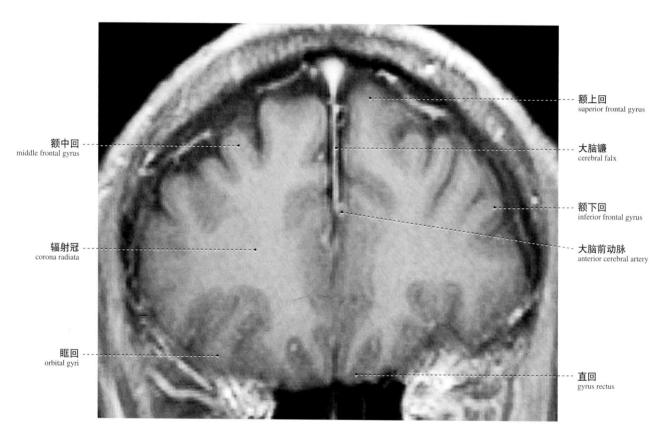

额中回
middle frontal gyrus

辐射冠
corona radiata

眶回
orbital gyri

额上回
superior frontal gyrus

大脑镰
cerebral falx

额下回
inferior frontal gyrus

大脑前动脉
anterior cerebral artery

直回
gyrus rectus

197. 脑磁共振成像（轴位 2）
MRI of the brain (axial view 2)

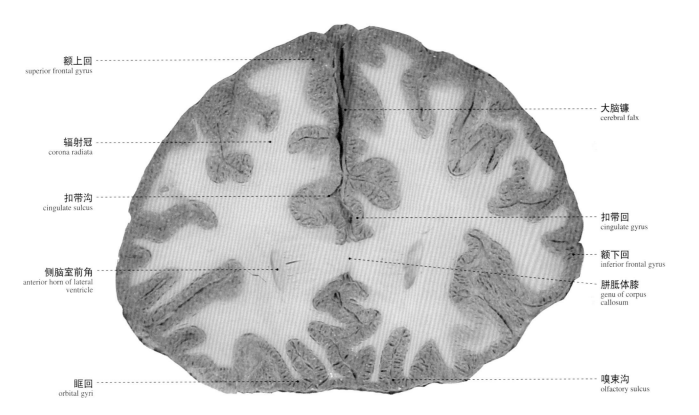

额上回
superior frontal gyrus

辐射冠
corona radiata

扣带沟
cingulate sulcus

侧脑室前角
anterior horn of lateral
ventricle

眶回
orbital gyri

大脑镰
cerebral falx

扣带回
cingulate gyrus

额下回
inferior frontal gyrus

胼胝体膝
genu of corpus
callosum

嗅束沟
olfactory sulcus

198. 脑冠状断面 3

Coronal section of the brain 3

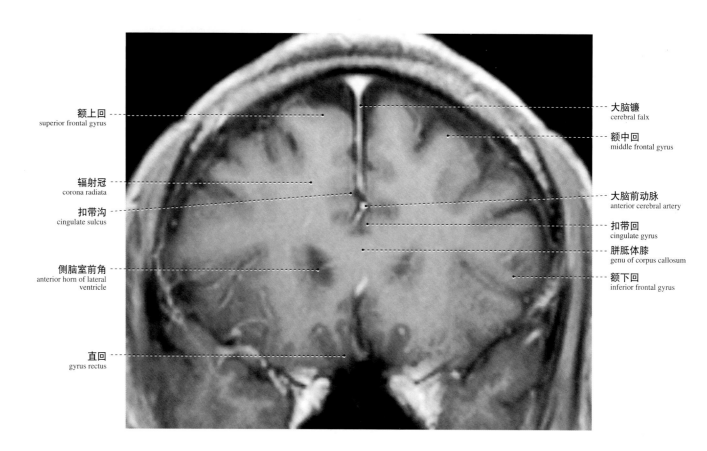

额上回
superior frontal gyrus

辐射冠
corona radiata

扣带沟
cingulate sulcus

侧脑室前角
anterior horn of lateral
ventricle

直回
gyrus rectus

大脑镰
cerebral falx

额中回
middle frontal gyrus

大脑前动脉
anterior cerebral artery

扣带回
cingulate gyrus

胼胝体膝
genu of corpus callosum

额下回
inferior frontal gyrus

199. 脑磁共振成像（轴位 3）
MRI of the brain (axial view 3)

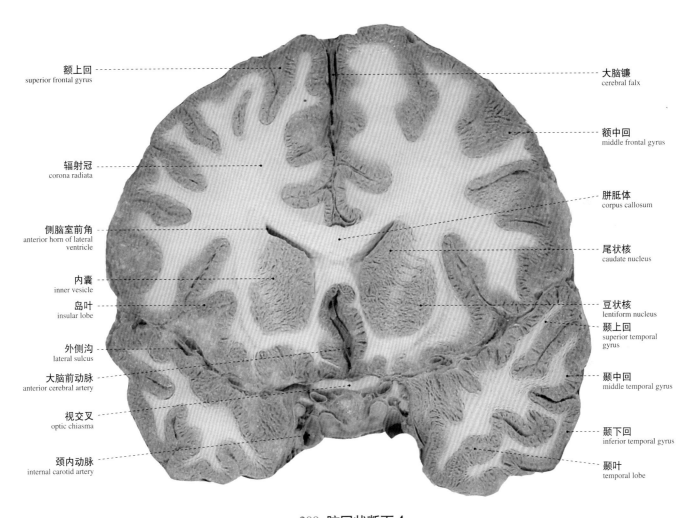

额上回
superior frontal gyrus

辐射冠
corona radiata

侧脑室前角
anterior horn of lateral ventricle

内囊
inner vesicle

岛叶
insular lobe

外侧沟
lateral sulcus

大脑前动脉
anterior cerebral artery

视交叉
optic chiasma

颈内动脉
internal carotid artery

大脑镰
cerebral falx

额中回
middle frontal gyrus

胼胝体
corpus callosum

尾状核
caudate nucleus

豆状核
lentiform nucleus

颞上回
superior temporal gyrus

颞中回
middle temporal gyrus

颞下回
inferior temporal gyrus

颞叶
temporal lobe

200. 脑冠状断面 4
Coronal section of the brain 4

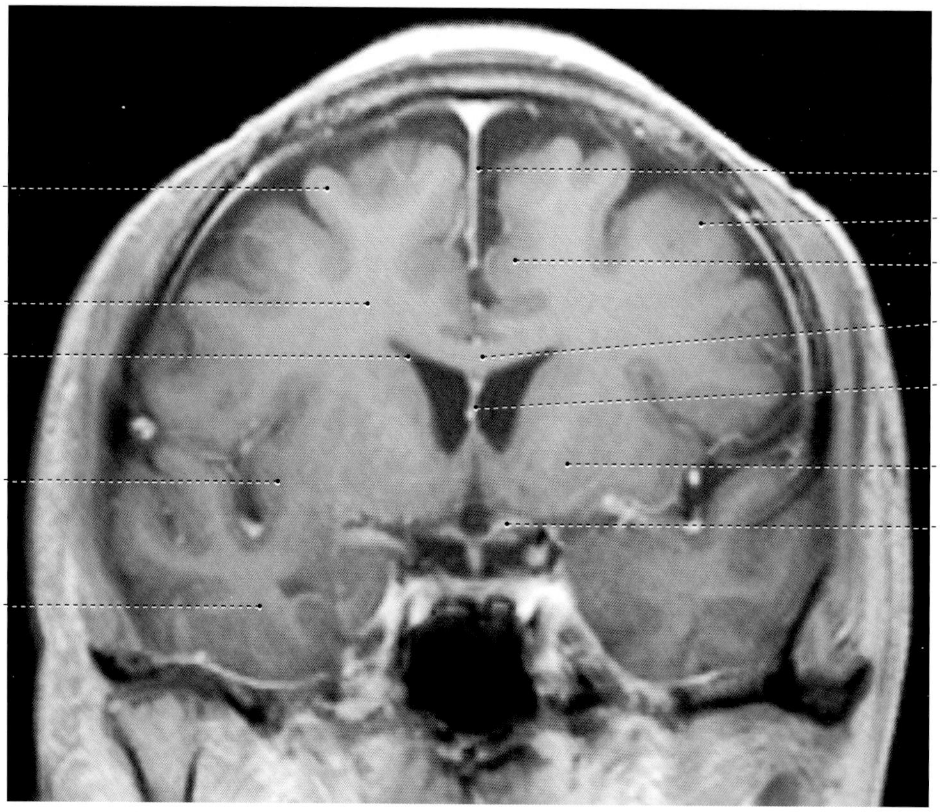

额上回
superior frontal gyrus

辐射冠
corona radiata

侧脑室前角
anterior horn of lateral ventricle

岛叶
insular lobe

颞叶
temporal lobe

大脑镰
cerebral falx

额中回
middle frontal gyrus

扣带回
cingulate gyrus

胼胝体
corpus callosum

透明隔
septum pellucidum

壳
putamen

视束
optic tract

201. 脑磁共振成像（轴位 4）
MRI of the brain (axial view 4)

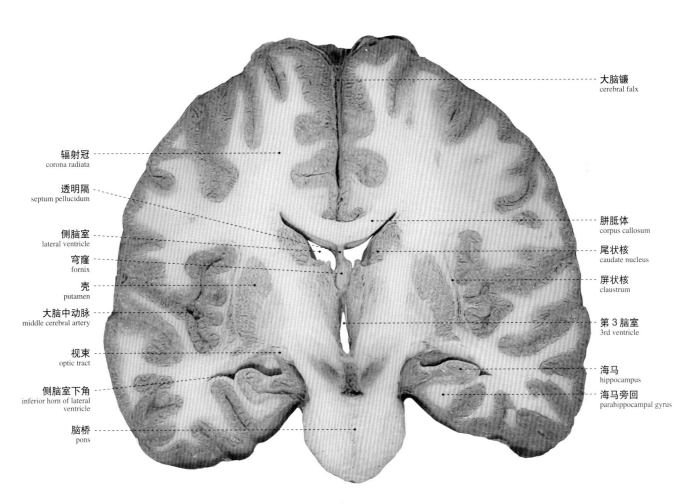

辐射冠
corona radiata

透明隔
septum pellucidum

侧脑室
lateral ventricle

穹窿
fornix

壳
putamen

大脑中动脉
middle cerebral artery

视束
optic tract

侧脑室下角
inferior horn of lateral ventricle

脑桥
pons

大脑镰
cerebral falx

胼胝体
corpus callosum

尾状核
caudate nucleus

屏状核
claustrum

第 3 脑室
3rd ventricle

海马
hippocampus

海马旁回
parahippocampal gyrus

202. 脑冠状断面 5
Coronal section of the brain 5

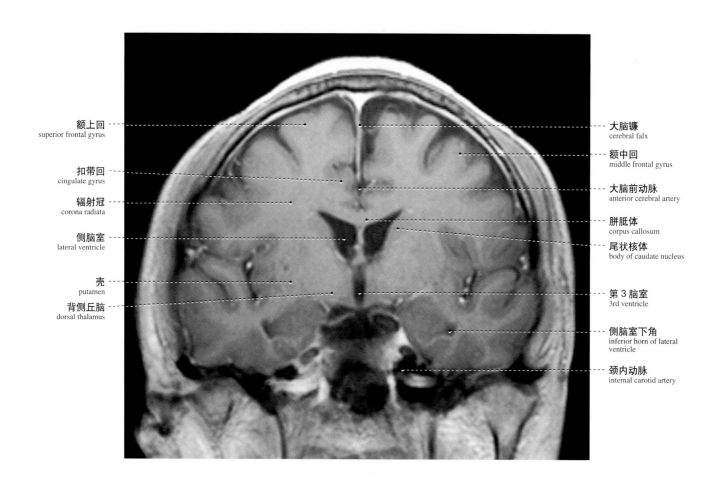

额上回
superior frontal gyrus

扣带回
cingulate gyrus

辐射冠
corona radiata

侧脑室
lateral ventricle

壳
putamen

背侧丘脑
dorsal thalamus

大脑镰
cerebral falx

额中回
middle frontal gyrus

大脑前动脉
anterior cerebral artery

胼胝体
corpus callosum

尾状核体
body of caudate nucleus

第3脑室
3rd ventricle

侧脑室下角
inferior horn of lateral ventricle

颈内动脉
internal carotid artery

203. 脑磁共振成像（轴位 5）
MRI of the brain (axial view 5)

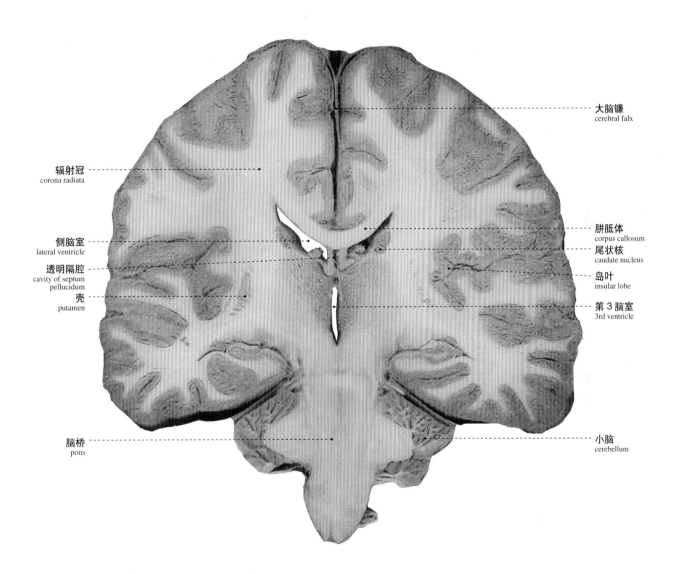

大脑镰
cerebral falx

辐射冠
corona radiata

胼胝体
corpus callosum

侧脑室
lateral ventricle

尾状核
caudate nucleus

透明隔腔
cavity of septum
pellucidum

岛叶
insular lobe

壳
putamen

第 3 脑室
3rd ventricle

脑桥
pons

小脑
cerebellum

204. 脑冠状断面 6
Coronal section of the brain 6

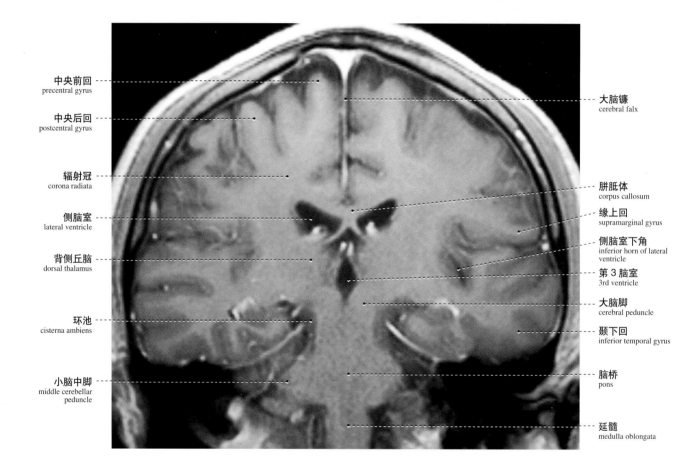

中央前回
precentral gyrus

中央后回
postcentral gyrus

辐射冠
corona radiata

侧脑室
lateral ventricle

背侧丘脑
dorsal thalamus

环池
cisterna ambiens

小脑中脚
middle cerebellar
peduncle

大脑镰
cerebral falx

胼胝体
corpus callosum

缘上回
supramarginal gyrus

侧脑室下角
inferior horn of lateral
ventricle

第3脑室
3rd ventricle

大脑脚
cerebral peduncle

颞下回
inferior temporal gyrus

脑桥
pons

延髓
medulla oblongata

205. 脑磁共振成像（轴位6）
MRI of the brain (axial view 6)

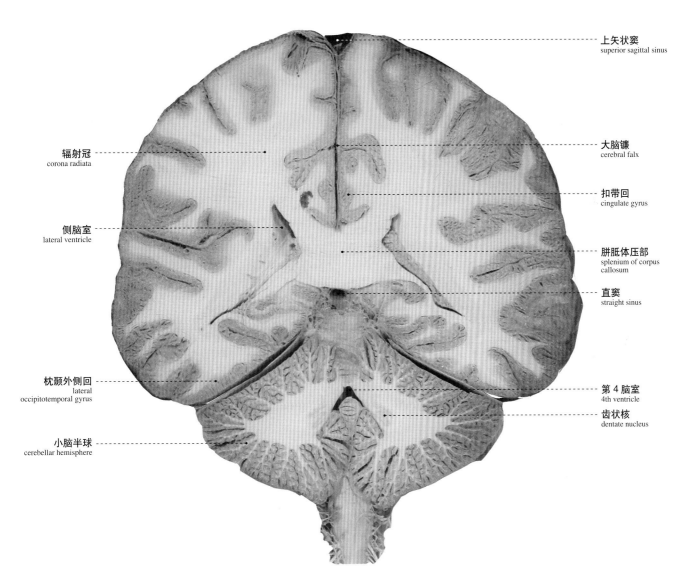

辐射冠
corona radiata

侧脑室
lateral ventricle

枕颞外侧回
lateral
occipitotemporal gyrus

小脑半球
cerebellar hemisphere

上矢状窦
superior sagittal sinus

大脑镰
cerebral falx

扣带回
cingulate gyrus

胼胝体压部
splenium of corpus
callosum

直窦
straight sinus

第 4 脑室
4th ventricle

齿状核
dentate nucleus

206. 脑冠状断面 7

Coronal section of the brain 7

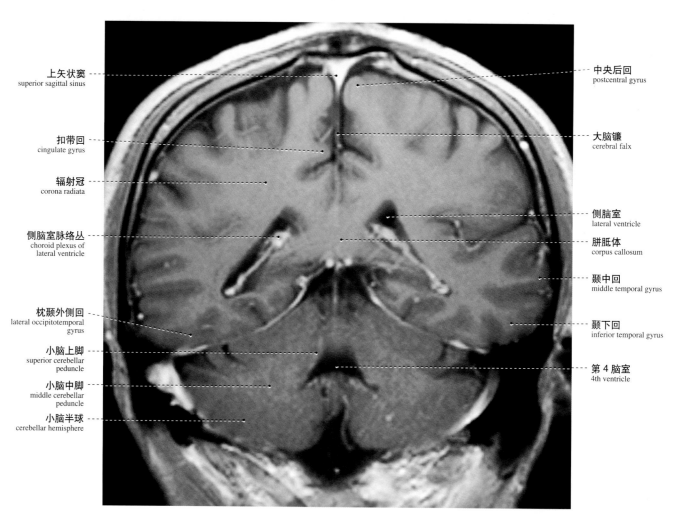

上矢状窦
superior sagittal sinus

扣带回
cingulate gyrus

辐射冠
corona radiata

侧脑室脉络丛
choroid plexus of
lateral ventricle

枕颞外侧回
lateral occipitotemporal
gyrus

小脑上脚
superior cerebellar
peduncle

小脑中脚
middle cerebellar
peduncle

小脑半球
cerebellar hemisphere

中央后回
postcentral gyrus

大脑镰
cerebral falx

侧脑室
lateral ventricle

胼胝体
corpus callosum

颞中回
middle temporal gyrus

颞下回
inferior temporal gyrus

第 4 脑室
4th ventricle

207. 脑磁共振成像（轴位 7）
MRI of the brain (axial view 7)

脑组织学结构

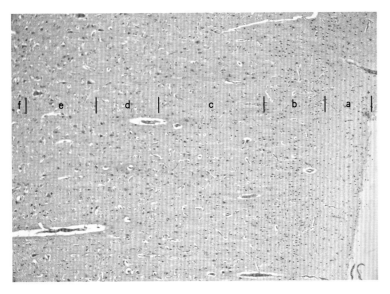

a. 分子层
molecular layer

b. 外颗粒层
external granular layer

c. 外锥体细胞层
external pyramidal layer

d. 内颗粒层
internal granular layer

e. 内锥体细胞层
internal pyramidal layer

f. 多形细胞层
polymorphic layer

208. 大脑皮质（人大脑，HE 染色，×40）
Cerebral cortex (human cerebrum, HE staining, ×40)

大脑皮质的神经元都是多极神经元，按其细胞的形态分为锥体细胞、颗粒细胞和梭形细胞3大类。大脑皮质的这些神经元是以分层方式排列的，除大脑的个别区域外，大脑皮质中枢一般可分为6层。①分子层：神经元小而少，主要是水平细胞和星形细胞，还有许多与皮质表面平行的神经纤维。②外颗粒层：主要由许多星形细胞和少量小型锥体细胞构成。③外锥体细胞层：此层较厚，由许多中、小型锥体细胞和星形细胞组成。④内颗粒层：细胞密集，多数是星形细胞。⑤内锥体细胞层：主要由中型和大型锥体细胞组成。在中央前回运动区，此层有巨大锥体细胞，称 Betz 细胞，其顶树突伸到分子层，轴突下行到脑干和脊髓。⑥多形细胞层：以梭形细胞为主，还有锥体细胞和颗粒细胞。

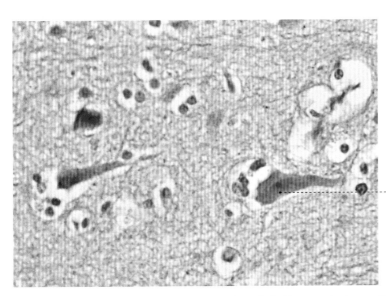

大锥体细胞
large pyramidal cell

209. 大锥体细胞（人大脑皮质中央前回运动区，HE 染色，×400）
Large pyramidal cell (motor areas of precentral gyrus of human cerebral cortex, HE staining, ×400)

锥体细胞是大脑皮质的主要投射神经元，分为大、中、小3型。锥体细胞呈锥形，从锥体形的尖端所发出的1条较粗的突起称为主树突，该突起伸向皮质的表层，并沿途不断发出许多小的树突分支。在锥形细胞底部还发出一些基树突，沿水平方向扩展，所有树突上都有大量的树突棘，树突棘的数量随着胞体的距离增加而增加。

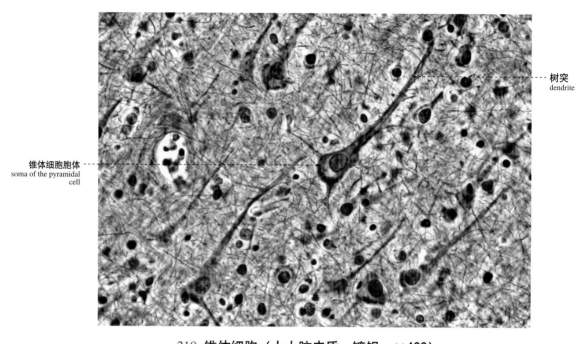

树突
dendrite

锥体细胞胞体
soma of the pyramidal
cell

210. 锥体细胞（人大脑皮质，镀银，×400）
Pyramidal cell (human cerebral cortex, silver staining, ×400)

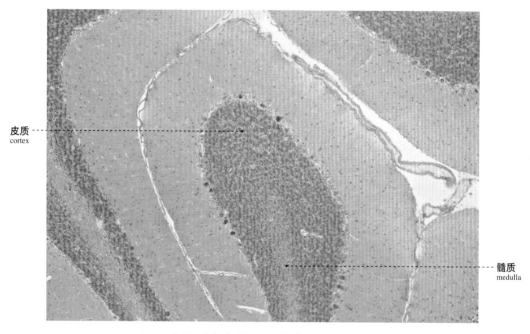

皮质
cortex

髓质
medulla

211. 小脑（人小脑，HE 染色，×100）
Cerebellum (human cerebellum, HE staining, ×100)

小脑的表面被覆着一层灰质，叫小脑皮质；皮质的下方是小脑髓质，由出入小脑的神经纤维和 4 对小脑深部核团组成。小脑皮质分为 3 层，从表及里分别为分子层、浦肯野细胞层和颗粒细胞层。皮质里含有星状细胞、篮状细胞、浦肯野细胞、高尔基细胞和颗粒细胞等 5 种神经元。在这些细胞中只有浦肯野细胞发出轴突离开小脑皮质，成为小脑皮质中唯一的传出神经元，其他 4 种均为中间神经元，它们的神经末梢都分布在小脑皮质之内。

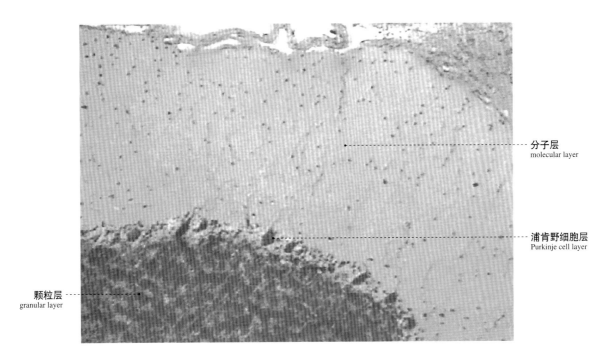

分子层
molecular layer

浦肯野细胞层
Purkinje cell layer

颗粒层
granular layer

212. 小脑皮质（人小脑，HE 染色，×400）

Cerebellar cortex (human cerebellum, HE staining, ×400)

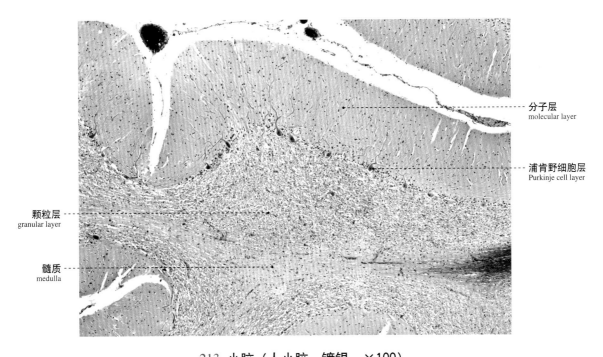

分子层
molecular layer

浦肯野细胞层
Purkinje cell layer

颗粒层
granular layer

髓质
medulla

213. 小脑（人小脑，镀银，×100）

Cerebellum (human cerebellum, silver staining, ×100)

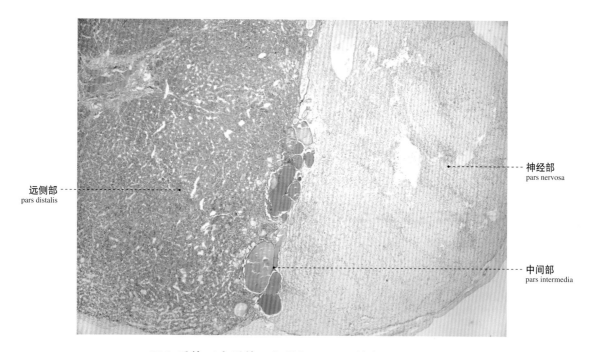

树突
dendrite

浦肯野细胞胞体
soma of Purkinje cell

214. 浦肯野细胞（人小脑，镀银，×400）
Purkinje cell (human cerebellum, silver staining, ×400)

神经部
pars nervosa

远侧部
pars distalis

中间部
pars intermedia

215. 垂体（人垂体，矢状切面，HE 染色，×40）
Hypophysis (human hypophysis, sagittal section, HE staining, ×40)

　　垂体位于丘脑下部的腹侧，为一卵圆形小体。它是身体内最复杂的内分泌腺，所产生的激素不但与身体骨骼和软组织的生长有关，且可影响内分泌腺的活动。垂体可分为腺垂体和神经垂体两大部分。神经垂体由神经部和漏斗部组成。垂体借漏斗连于下丘脑，呈椭圆形，位于颅中窝、蝶骨体上面的垂体窝内，外包坚韧的硬脑膜。腺垂体包括远侧部、结节部和中间部；位于后方的神经垂体较小，由第 3 脑室底向下突出形成。

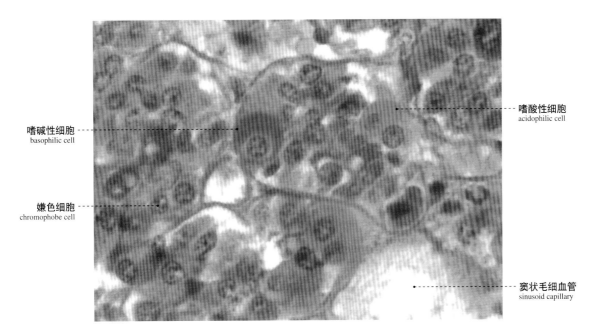

嗜碱性细胞
basophilic cell

嫌色细胞
chromophobe cell

嗜酸性细胞
acidophilic cell

窦状毛细血管
sinusoid capillary

216. 远侧部（人垂体，HE 染色，×400）
Pars distalis (human hypophysis, HE staining, ×400)

　　腺垂体远侧部的腺细胞排列成团索状，少数围成小滤泡，细胞间具有丰富的窦状毛细血管和少量结缔组织。在 HE 染色切片中，依据腺细胞着色的差异，可将其分为嗜色细胞和嫌色细胞两大类。嗜色细胞又分为嗜酸性细胞和嗜碱性细胞 2 种。

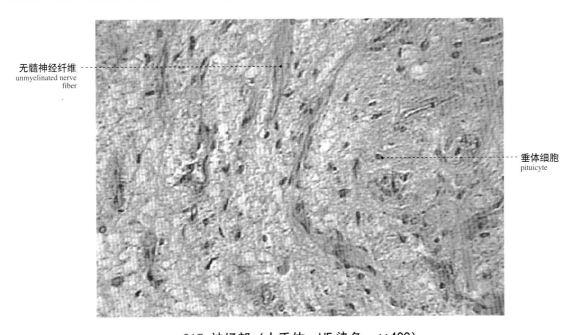

无髓神经纤维
unmyelinated nerve fiber

垂体细胞
pituicyte

217. 神经部（人垂体，HE 染色，×400）
Pars nervosa (human hypophysis, HE staining, ×400)

　　神经垂体主要由无髓神经纤维和神经胶质细胞组成，并含有较丰富的窦状毛细血管和少量网状纤维。下丘脑前区的 2 个神经核团称视上核和室旁核，核团内含有大型神经内分泌细胞，其轴突经漏斗直抵神经部，是神经部无髓神经纤维的主要来源。神经部内的胶质细胞又称垂体细胞，细胞的形状和大小不一。

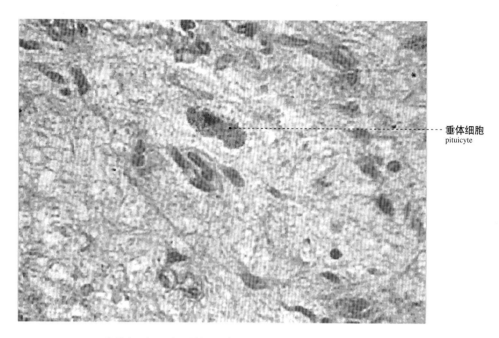

——垂体细胞
pituicyte

218. 垂体细胞（人垂体，神经部，HE 染色，×400）
Pituicyte (human hypophysis, pars nervosa, HE staining, ×400)

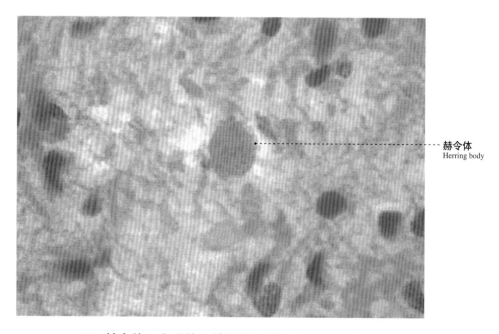

——赫令体
Herring body

219. 赫令体（人垂体，神经部，HE 染色，×400）
Herring body (human hypophysis, pars nervosa, HE staining, ×400)

　　视上核和室旁核的大型神经内分泌细胞，胞体内还含有许多直径为 100~200 nm 的分泌颗粒，分泌颗粒沿细胞的轴突运输到神经部，轴突沿途呈串珠状膨大，膨大部内可见分泌颗粒聚集。光镜下可见神经部内有大小不等的嗜酸性团块，称赫令体，即为轴突内分泌颗粒大量聚集所成的结构。

脑发生

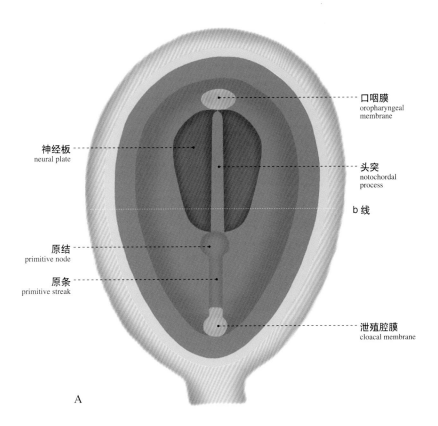

口咽膜
oropharyngeal
membrane

神经板
neural plate

头突
notochordal
process

b 线

原结
primitive node

原条
primitive streak

泄殖腔膜
cloacal membrane

A

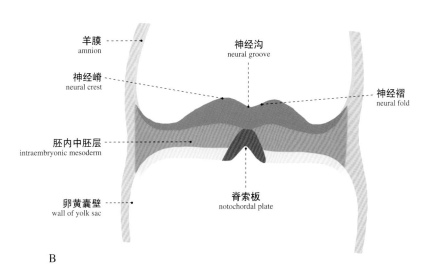

羊膜
amnion

神经沟
neural groove

神经嵴
neural crest

神经褶
neural fold

胚内中胚层
intraembryonic mesoderm

卵黄囊壁
wall of yolk sac

脊索板
notochordal plate

B

220. 神经管的形成（约 18 天）
Formation of the neural tube (about 18 days)

A. 胚背侧观。B. 为 A 图经 b 线的切面，可见早期神经沟及神经褶，也可见脊索的发生

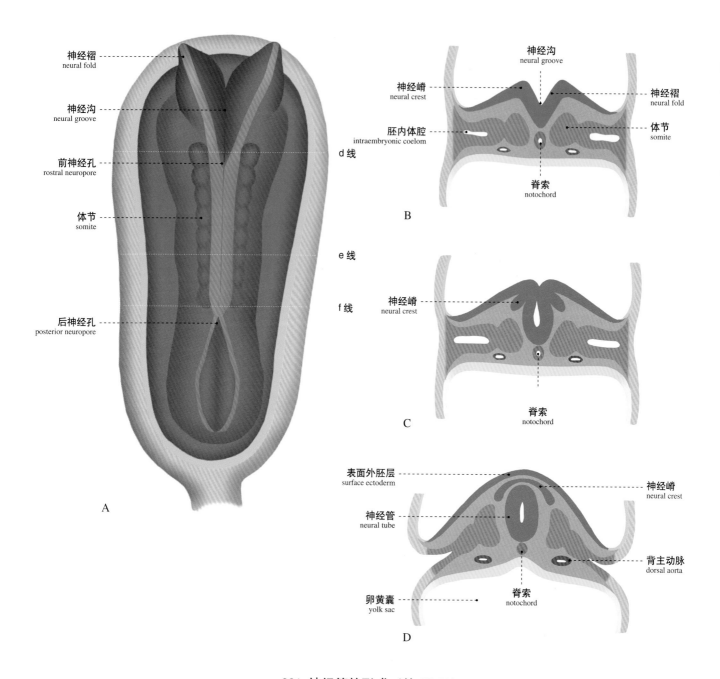

221. 神经管的形成（约 22 天）

Formation of the neural tube (about 22 days)

A. 胚背侧观（约 22 天），两边神经褶按对应体节处融合；分别向头、尾侧扩展，留有未融合的前、后神经孔。

B~D. 为 C 图之横切面，示神经管、神经嵴的形成

人胚第 3 周初，出现了由神经外胚层构成的神经板。随着脊索的延长，神经板也逐渐长大并形成神经沟。在相当于枕部体节的平面上，神经沟首先愈合成管，愈合过程向头、尾两端进展，最后在头、尾两端各有一开口，分别称前神经孔和后神经孔。胚胎第 25 天左右，前神经孔闭合，第 27 天左右，后神经孔闭合，完整的神经管形成。

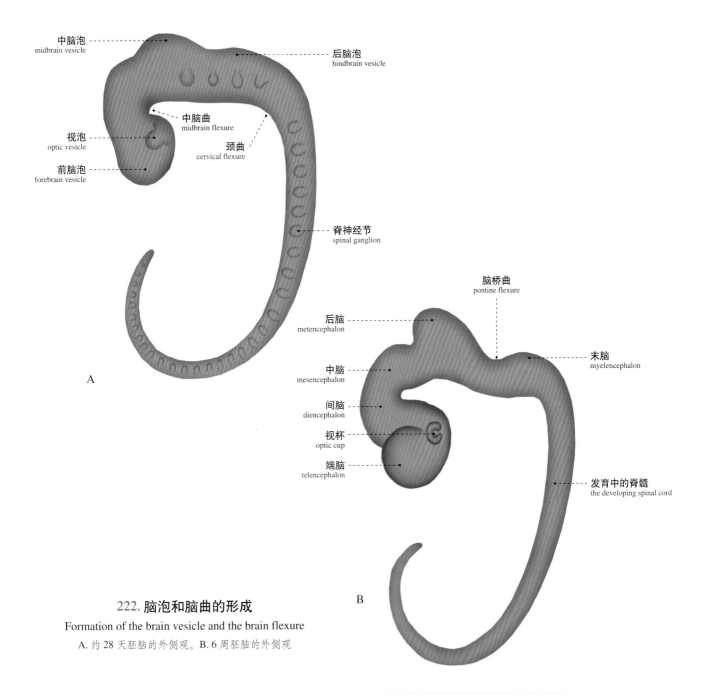

中脑泡
midbrain vesicle

后脑泡
hindbrain vesicle

中脑曲
midbrain flexure

视泡
optic vesicle

颈曲
cervical flexure

前脑泡
forebrain vesicle

脊神经节
spinal ganglion

A

脑桥曲
pontine flexure

后脑
metencephalon

末脑
myelencephalon

中脑
mesencephalon

间脑
diencephalon

视杯
optic cup

端脑
telencephalon

发育中的脊髓
the developing spinal cord

B

222. 脑泡和脑曲的形成
Formation of the brain vesicle and the brain flexure

A. 约 28 天胚脑的外侧观。B. 6 周胚脑的外侧观

在胚胎第 4 周末，神经管头段形成 3 个膨大，即脑泡，由前向后分别为前脑泡、中脑泡和后脑泡。至第 5 周时，前脑泡的头端向两侧膨大，形成左、右 2 个端脑，以后演变为大脑两半球，而前脑泡的尾端则形成间脑。中脑泡变化不大，演变为中脑。后脑泡演变为头侧的后脑和尾侧的末脑，后脑演变为脑桥和小脑，末脑演变为延髓。随着脑泡的形成和演变，神经管的管腔也演变为各部位的脑室。前脑泡的腔演变发生为左、右 2 个侧脑室和间脑中的第 3 脑室；中脑泡的腔很小，形成狭窄的中脑导水管；后脑泡的腔演变为宽大的第 4 脑室。在脑泡的形成和演变过程中，同时出现了几个不同方向的弯曲。首先出现的是凸向背侧的颈曲和头曲。前者位于脑与脊髓之间，后者位于中脑部，故又称中脑曲，之后在脑桥和端脑处又出现了 2 个凸向腹侧的弯曲，分别称脑桥曲和端脑曲。

脑壁的演化与脊髓相似，其侧壁上的神经上皮细胞增生并向外侧迁移，分化为成神经细胞和成胶质细胞，形成套层。由于套层的增厚，使侧壁分成了翼板和基板。端脑和间脑的侧壁大部分形成翼板，基板甚小。端脑套层中的大部分细胞都迁至外表面，形成大脑皮质；少部分细胞聚集成团，形成神经核。中脑、后脑和末脑中的套层细胞多聚集成细胞团或细胞柱，形成各种神经核。

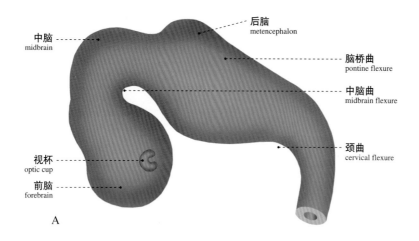

后脑
metencephalon

中脑
midbrain

脑桥曲
pontine flexure

中脑曲
midbrain flexure

颈曲
cervical flexure

视杯
optic cup

前脑
forebrain

A

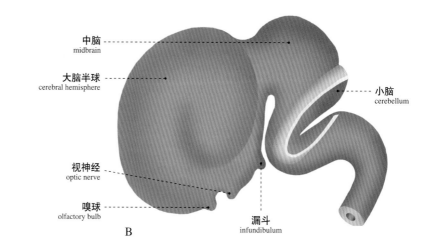

中脑
midbrain

大脑半球
cerebral hemisphere

小脑
cerebellum

视神经
optic nerve

嗅球
olfactory bulb

漏斗
infundibulum

B

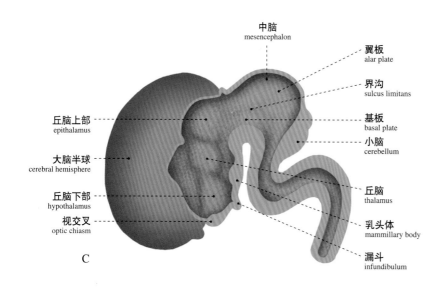

中脑
mesencephalon

翼板
alar plate

界沟
sulcus limitans

基板
basal plate

小脑
cerebellum

丘脑上部
epithalamus

大脑半球
cerebral hemisphere

丘脑下部
hypothalamus

视交叉
optic chiasm

丘脑
thalamus

乳头体
mammillary body

漏斗
infundibulum

C

223. 脑的发生（5周，7周）

Development of the brain (5 weeks, 7 weeks)

A. 5 周末脑的外侧观。B. 7 周脑的外侧观。C. 脑的矢状面观，示前、中脑泡的内表面

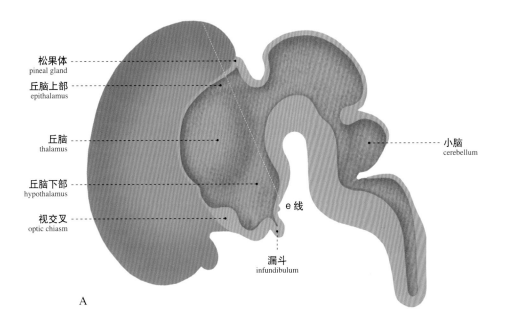

松果体
pineal gland

丘脑上部
epithalamus

丘脑
thalamus

丘脑下部
hypothalamus

视交叉
optic chiasm

e 线

漏斗
infundibulum

小脑
cerebellum

A

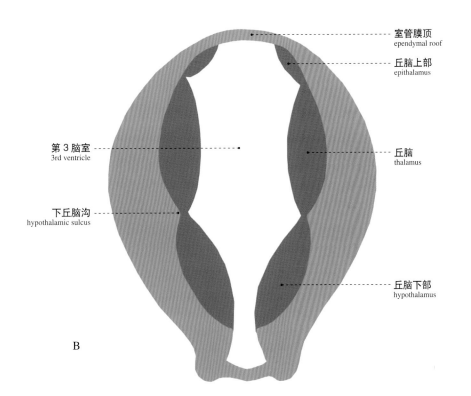

室管膜顶
ependymal roof

丘脑上部
epithalamus

第 3 脑室
3rd ventricle

丘脑
thalamus

下丘脑沟
hypothalamic sulcus

丘脑下部
hypothalamus

B

224. 脑的发生（8 周）

Development of the brain (8 weeks)

A. 8 周脑矢状切面观，示内表面。B. 经间脑（经 e 线）横切面，示背侧丘脑上部、两侧丘脑和腹侧丘脑下部

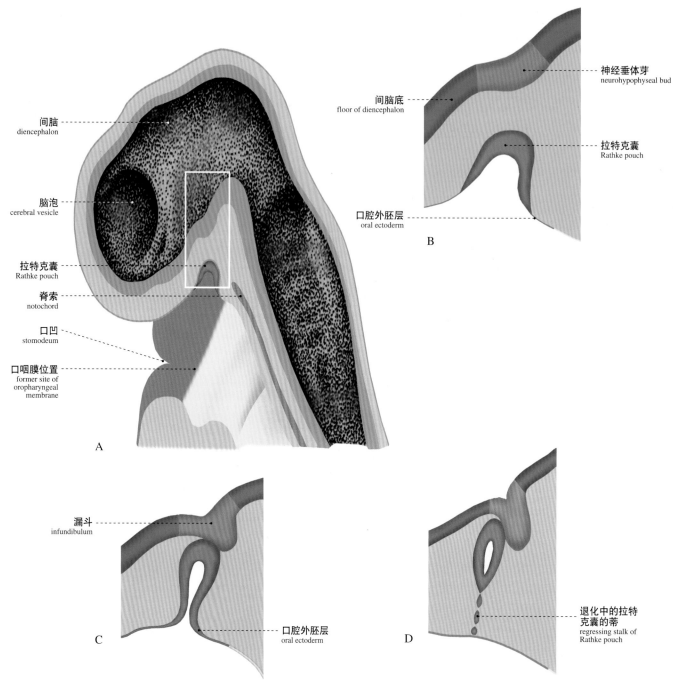

间脑
diencephalon

脑泡
cerebral vesicle

拉特克囊
Rathke pouch

脊索
notochord

口凹
stomodeum

口咽膜位置
former site of
oropharyngeal
membrane

A

神经垂体芽
neurohypophyseal bud

间脑底
floor of diencephalon

拉特克囊
Rathke pouch

口腔外胚层
oral ectoderm

B

漏斗
infundibulum

口腔外胚层
oral ectoderm

C

退化中的拉特
克囊的蒂
regressing stalk of
Rathke pouch

D

225. 垂体的发生 1
Development of the hypophysis 1

A. 胚（约 36 天）脑末端矢状切面，示拉特克囊 (Rathke pouch) 从原始口腔顶往上生长以及前脑泡神经垂体芽往下生长。B~D. 垂体发生的
各个时期，约 8 周，拉特克囊失去与口腔的连接而与漏斗紧密相贴

　　垂体由外胚叶原始口腔顶部向上突起的颅颊囊与第 3 脑室底部间脑向下发展的漏斗小泡两者结合而成。颅颊囊下端形成
垂体管（颅咽管），后由于颅骨闭合，使得颅咽管与口腔顶部隔开。颅颊囊前壁发育成垂体前叶远侧部及结节部，后壁形成中
间部，而漏斗小泡发育成垂体后叶、漏斗柄、正中隆起。因此，垂体前叶和垂体后叶组织学来源是不同的，其功能的各自分
工也不同。

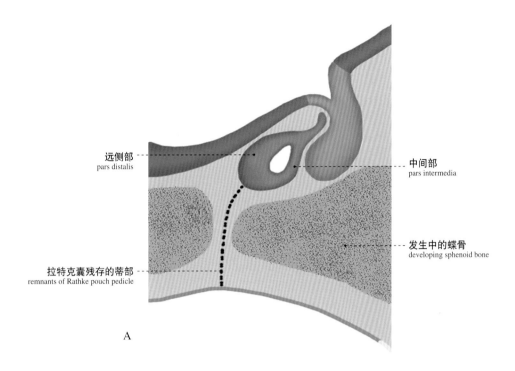

远侧部
pars distalis

中间部
pars intermedia

发生中的蝶骨
developing sphenoid bone

拉特克囊残存的蒂部
remnants of Rathke pouch pedicle

A

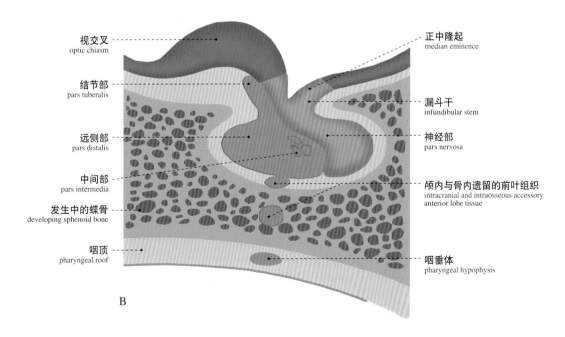

视交叉
optic chiasm

正中隆起
median eminence

结节部
pars tuberalis

漏斗干
infundibular stem

远侧部
pars distalis

神经部
pars nervosa

中间部
pars intermedia

颅内与骨内遗留的前叶组织
intracranial and intraosseous accessory
anterior lobe tissue

发生中的蝶骨
developing sphenoid bone

咽顶
pharyngeal roof

咽垂体
pharyngeal hypophysis

B

226. 垂体的发生 2
Development of the hypophysis 2

A、B. 垂体发生的后期，示拉特克囊的前壁增殖形成腺垂体的远侧部（前叶）；拉特克囊的后壁形成腺垂体的中间部

第三章

脑神经

概 论

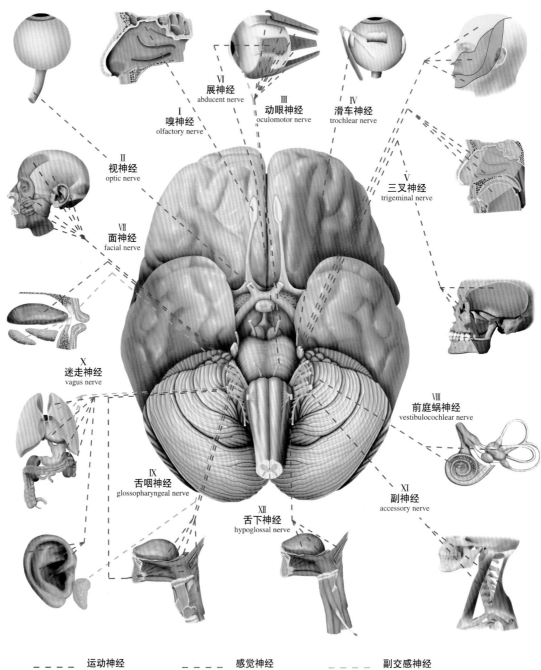

VI
展神经
abducent nerve

III
动眼神经
oculomotor nerve

IV
滑车神经
trochlear nerve

I
嗅神经
olfactory nerve

II
视神经
optic nerve

V
三叉神经
trigeminal nerve

VII
面神经
facial nerve

X
迷走神经
vagus nerve

VIII
前庭蜗神经
vestibulocochlear nerve

IX
舌咽神经
glossopharyngeal nerve

XI
副神经
accessory nerve

XII
舌下神经
hypoglossal nerve

- - - 运动神经
motor nerve

- - - 感觉神经
sensory nerve

- - - 副交感神经
parasympathetic nerve

227. 脑神经
Cranial nerves

表2 12 对脑神经

顺 序	名 称	性 质	连脑部位	进出颅腔部位
I	嗅神经	感觉性	端脑	筛孔
II	视神经	感觉性	间脑	视神经管
III	动眼神经	运动性	中脑	眶上裂
IV	滑车神经	运动性	中脑	眶上裂
V	三叉神经	混合性	脑桥	眼神经经眶上裂 上颌神经经圆孔 下颌神经经卵圆孔
VI	展神经	运动性	脑桥	眶上裂
VII	面神经	混合性	脑桥	内耳门、茎乳孔
VIII	前庭蜗神经	感觉性	脑桥	内耳门
IX	舌咽神经	混合性	延髓	颈静脉孔
X	迷走神经	混合性	延髓	颈静脉孔
XI	副神经	运动性	延髓	颈静脉孔
XII	舌下神经	运动性	延髓	舌下神经管

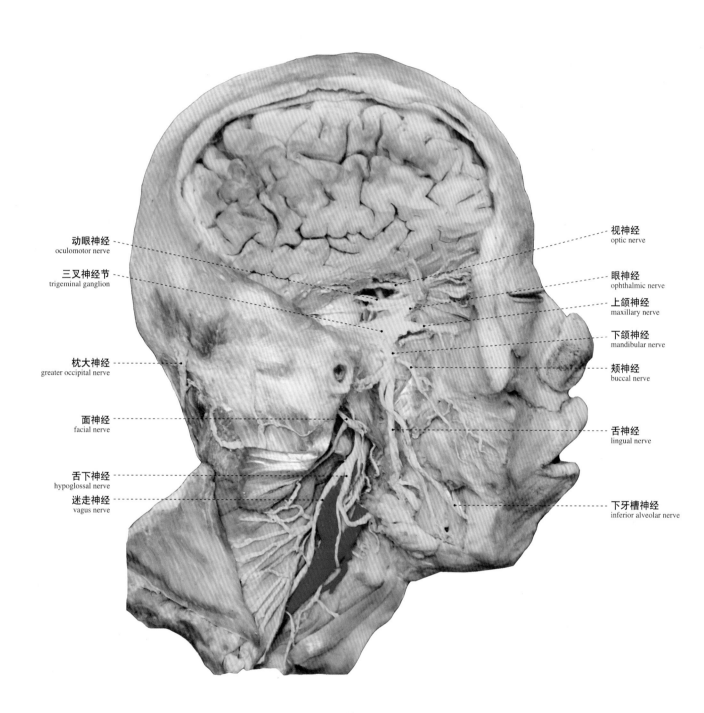

动眼神经
oculomotor nerve

三叉神经节
trigeminal ganglion

枕大神经
greater occipital nerve

面神经
facial nerve

舌下神经
hypoglossal nerve

迷走神经
vagus nerve

视神经
optic nerve

眼神经
ophthalmic nerve

上颌神经
maxillary nerve

下颌神经
mandibular nerve

颊神经
buccal nerve

舌神经
lingual nerve

下牙槽神经
inferior alveolar nerve

228. 脑神经（侧面观）
Cranial nerve（lateral aspect）

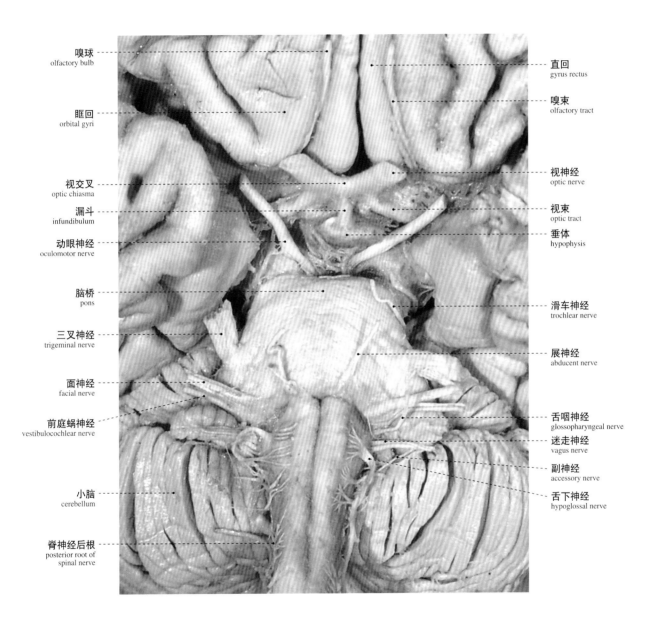

嗅球
olfactory bulb

眶回
orbital gyri

视交叉
optic chiasma

漏斗
infundibulum

动眼神经
oculomotor nerve

脑桥
pons

三叉神经
trigeminal nerve

面神经
facial nerve

前庭蜗神经
vestibulocochlear nerve

小脑
cerebellum

脊神经后根
posterior root of
spinal nerve

直回
gyrus rectus

嗅束
olfactory tract

视神经
optic nerve

视束
optic tract

垂体
hypophysis

滑车神经
trochlear nerve

展神经
abducent nerve

舌咽神经
glossopharyngeal nerve

迷走神经
vagus nerve

副神经
accessory nerve

舌下神经
hypoglossal nerve

229. 脑神经（底面）
Cranial nerves (basal surface)

嗅神经

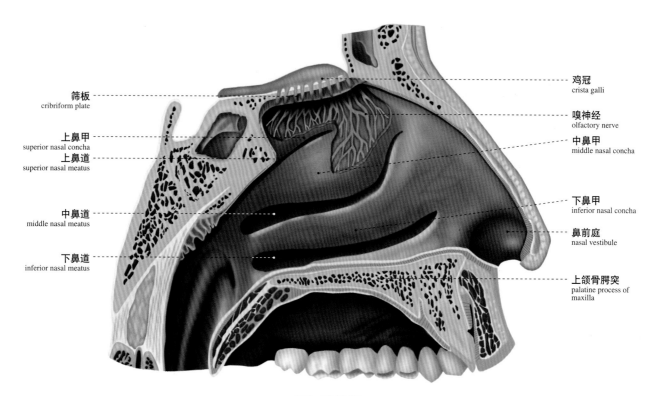

筛板
cribriform plate

上鼻甲
superior nasal concha

上鼻道
superior nasal meatus

中鼻道
middle nasal meatus

下鼻道
inferior nasal meatus

鸡冠
crista galli

嗅神经
olfactory nerve

中鼻甲
middle nasal concha

下鼻甲
inferior nasal concha

鼻前庭
nasal vestibule

上颌骨腭突
palatine process of maxilla

230. 嗅神经
Olfactory nerve

　　嗅神经是第Ⅰ对脑神经，是感觉性神经。嗅神经起自嗅细胞，以相互分离的无髓纤维小束分成若干根嗅丝，人类约有20根，嗅丝穿过筛骨的筛板，止于嗅球。

　　嗅神经的主要功能是将气味的感觉传递给大脑半球的嗅球。将从嗅器官来的感觉性刺激传导到脑。嗅细胞位于鼻腔的上鼻甲及鼻中隔间的黏膜上，所以任何会造成这条嗅觉路径上的机械性障碍、化学物质的破坏、病毒感染、肿瘤的压迫或先天因素皆有可能造成嗅觉低下，甚至嗅觉完全丧失。

视神经

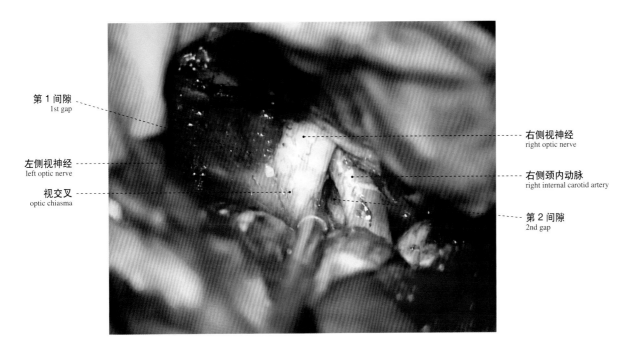

第 1 间隙
1st gap

左侧视神经
left optic nerve

视交叉
optic chiasma

右侧视神经
right optic nerve

右侧颈内动脉
right internal carotid artery

第 2 间隙
2nd gap

231. 视神经
Optic nerve

视神经是第 II 对脑神经，视神经是指从视神经乳头起，至视交叉侧角的这段神经，全长为 42~47 mm。

视神经为感觉神经，传导视觉冲动，其纤维始于视网膜的节细胞。节细胞的轴突于视网膜后部汇成视神经乳头后穿过巩膜，构成视神经。视神经于眶内走行向后内，经视神经管入颅中窝，连于视交叉，再经视束止于外侧膝状体，传导视觉冲动。视神经可分为球内段、眶内段、管内段和颅内段 4 部分。

（1）球内段：由视神经乳头到巩膜脉络膜管为止，包括视神经乳头部分，长约 1 mm 的部分是整个视路中唯一一可用肉眼看到的部分。神经纤维无髓鞘，但穿过筛板以后则有髓鞘。由于视神经纤维通过筛板时高度拥挤，临床上容易出现视神经乳头淤血、水肿。

（2）眶内段：从眼球至视神经管的眶口部分。全长为 25~35 mm，在眶内呈 "S" 状弯曲，以保证眼球转动自如不受牵制。

（3）管内段：为通过骨性视神经管部分，长约 6 mm。本段视神经与蝶窦、后组筛窦等毗邻，关系密切。由于处于骨管紧密围绕之中，当头部外伤、骨折等时，可导致此段视神经严重损伤，称为管内段视神经损伤。

（4）颅内段：此段指颅腔入口到视交叉部分，长约 10 mm。两侧视神经越向后，就越向中央接近，最后进入视交叉前部的左、右两侧角。

视神经的外面有神经鞘膜包裹，是由硬脑膜、蛛网膜、软脑膜延续而来。硬脑膜下与蛛网膜下隙前端是盲端，止于眼球后面，其中充有脑脊液。临床上颅内压增高时常可引起视神经盘水肿，而眶深部感染也能累及视神经周围的间隙，扩散到颅内。

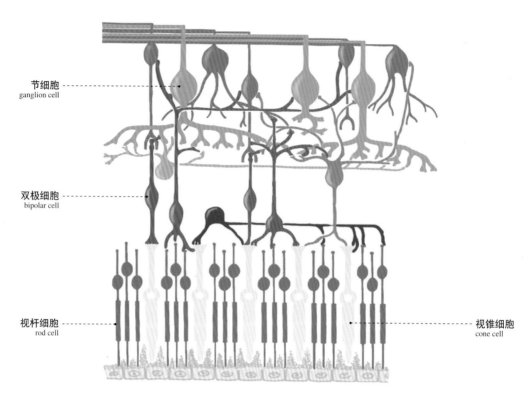

节细胞
ganglion cell

双极细胞
bipolar cell

视杆细胞
rod cell

视锥细胞
cone cell

232. 视网膜的神经细胞
Nerve cells of the retina

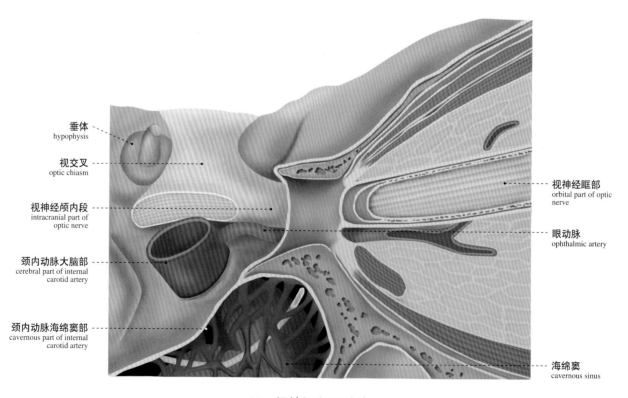

垂体
hypophysis

视交叉
optic chiasm

视神经颅内段
intracranial part of
optic nerve

颈内动脉大脑部
cerebral part of internal
carotid artery

颈内动脉海绵窦部
cavernous part of internal
carotid artery

视神经眶部
orbital part of optic
nerve

眼动脉
ophthalmic artery

海绵窦
cavernous sinus

233. 视神经和眼动脉
Optic nerve and ophthalmic artery

动眼神经

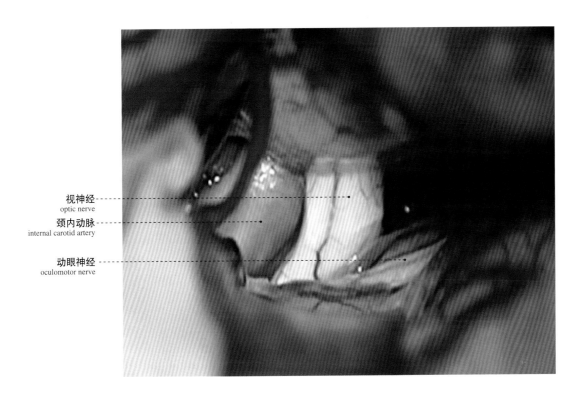

视神经
optic nerve

颈内动脉
internal carotid artery

动眼神经
oculomotor nerve

234. 动眼神经
Oculomotor nerve

　　动眼神经是第Ⅲ对脑神经。动眼神经为运动性神经，含有躯体运动和内脏运动2种纤维。躯体运动纤维起于中脑动眼神经核，一般内脏运动纤维起于动眼神经副核。

　　动眼神经自脚间窝出脑，紧贴小脑幕缘及后床突侧方前行，进入海绵窦侧壁上部，再经眶上裂，分为上、下2支。上支细小，支配上直肌和上睑提肌。下支粗大，支配下直肌、内直肌和下斜肌。由下斜肌支分出1个小支叫睫状神经节短根，它由内脏运动纤维（副交感）组成，进入睫状神经节交换神经元后，分布于睫状肌和瞳孔括约肌，参与瞳孔对光反射和调节反射。

　　动眼神经麻痹时，出现上睑下垂，眼球向内、向上及向下活动受限而出现外斜视和复视，并有瞳孔散大，调节和会聚反射消失。

滑车神经

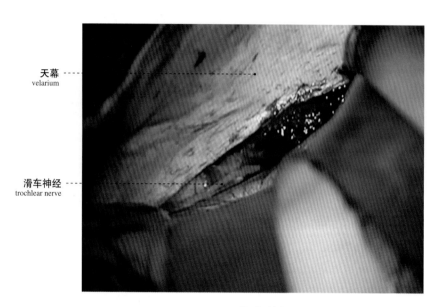

天幕
velarium

滑车神经
trochlear nerve

235. 滑车神经 1
Trochlear nerve 1

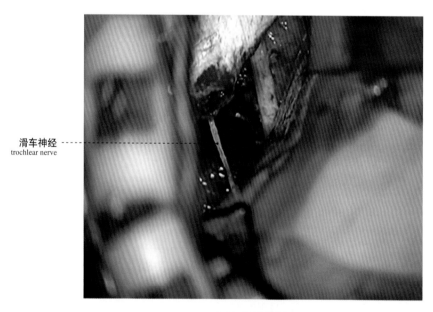

滑车神经
trochlear nerve

236. 滑车神经 2
Trochlear nerve 2

　　滑车神经是第Ⅳ对脑神经。滑车神经为运动性神经。起于中脑下丘平面对侧滑车神经核，自中脑背侧下丘方出脑。自脑发出后，绕过大脑脚外侧前行，穿经海绵窦外侧壁向前，经眶上裂入眶，越过上直肌和上睑提肌向前内侧行，进入并支配上斜肌。

三叉神经

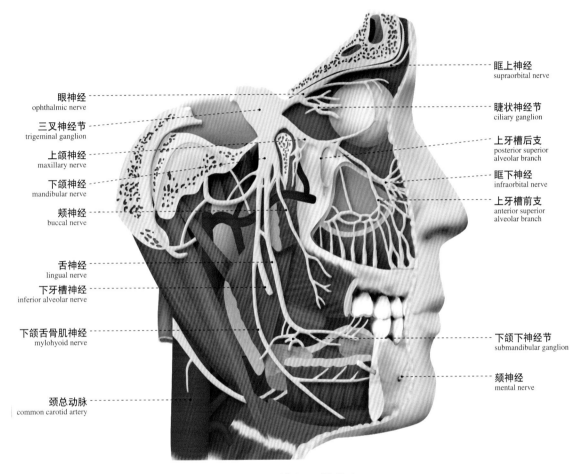

眶上神经
supraorbital nerve

眼神经
ophthalmic nerve

睫状神经节
ciliary ganglion

三叉神经节
trigeminal ganglion

上颌神经
maxillary nerve

上牙槽后支
posterior superior alveolar branch

下颌神经
mandibular nerve

眶下神经
infraorbital nerve

颊神经
buccal nerve

上牙槽前支
anterior superior alveolar branch

舌神经
lingual nerve

下牙槽神经
inferior alveolar nerve

下颌舌骨肌神经
mylohyoid nerve

下颌下神经节
submandibular ganglion

颏神经
mental nerve

颈总动脉
common carotid artery

237. 三叉神经及其分支
Trigeminal nerve and its branches

　　三叉神经是第 V 对脑神经，也是面部最粗大的混合性神经。三叉神经含有一般躯体感觉和特殊内脏运动 2 种纤维。运动部分从脑桥与脑桥臂交界处出脑，再并入下颌神经，一同经卵圆孔穿出颅。感觉部分的胞体组成位于颞骨岩部尖端的三叉神经节。特殊内脏运动纤维始于三叉神经运动核，其轴突组成三叉神经运动根，自脑桥腹侧面与小脑中脚移行处出脑，位于感觉根的前内侧，随下颌神经分布至咀嚼肌等。一般躯体感觉纤维的胞体集中在三叉神经节内，此节位于颞骨岩部尖端的三叉神经压迹前面。三叉神经节由假单极神经元组成，其中枢突聚集成粗大的三叉神经感觉根，由脑桥腹侧面入脑后，止于三叉神经脑桥核及三叉神经脊束核，其周围突分布于头面部皮肤和眼、鼻及口腔的黏膜。

　　自三叉神经节向前发出由周围突组成的 3 条大的分支，自内向外依次为眼神经、上颌神经及下颌神经。

　　（1）眼神经：在 3 支中最小，由三叉神经节发出，只含有一般躯体感觉纤维，眼神经向前穿入海绵窦外侧壁，经眶上裂入眶。眼神经在起始处发出 1 支细小的脑膜支，分布于小脑幕，在眶上裂附近分为泪腺神经、额神经和鼻睫神经 3 支。①泪腺神经，细小，沿眶外侧壁、外直肌上缘前行至泪腺分布于泪腺、结膜和上睑外侧的皮肤。在行程中接受发自面神经并经上颌神经的颧颞支而来的泪腺分泌纤维，司泪腺分泌。②额神经，较粗大，位于上睑提肌的上方，分 2~3 支，其中眶上神经较大，经眶上切迹出眶，分支分布于上睑和额顶部皮肤。③鼻睫神经，在上直肌的深面，越过视神经上方达眶内侧壁。此神经分出许多分支，分别分布于眼球、蝶窦、筛窦、下睑、泪囊、鼻腔黏膜和鼻背皮肤。此外，还发出睫状长神经，向前进入眼球分布于巩膜和血管膜，司眼球的一般感觉。

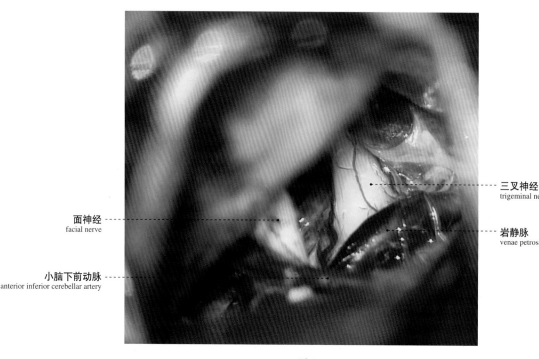

面神经
facial nerve

小脑下前动脉
anterior inferior cerebellar artery

三叉神经
trigeminal nerve

岩静脉
venae petrosa

238. 三叉神经
Trigeminal nerve

（2）上颌神经：上颌神经是一般躯体感觉神经，自三叉神经节发出后，进入海绵窦外侧壁，后经圆孔出颅，入翼腭窝，再经眶下裂入眶，延续为眶下神经。上颌神经出颅腔前，先发 1 支至硬脑膜，出颅腔后发出下列各支分布于眼裂和口裂间的皮肤、上颌牙齿以及鼻腔和口腔的黏膜。上颌神经分支如下。①眶下神经，为上颌神经的终支，通过眶下沟、眶下管，出眶下孔至面部，分为数支分布于下睑、鼻翼和上唇的皮肤。临床上做上颌部手术时，常在眶下孔进行麻醉。②颧神经，在翼腭窝内发出，经眶下裂入眶，穿眶外侧壁至面部，分支分布于颧、颞部皮肤。颧神经在行程中发出由副交感节后神经纤维组成的小支与泪腺神经吻合，此支进入泪腺，控制泪腺分泌。③上牙槽神经，分为上牙槽前支、中支和后支。其中上牙槽后支在翼腭窝内，自上颌神经本干发出，在上颌骨体的后方穿入骨质。上牙槽中支、前支分别在眶下沟及眶下管内发自眶下神经。所有这些牙槽支互相吻合，形成上牙丛，该丛分支分布于上颌牙齿及牙龈。④翼腭神经，也称神经节支，为 2~3 条神经分支，从上颌神经主干行经翼腭窝上方发出，向下连于翼腭神经节，后分布于腭部和鼻腔的黏膜以及腭扁桃体。

（3）下颌神经：下颌神经含有感觉和运动纤维，为混合神经，是 3 支中最粗大的分支。自三叉神经节发出后，经卵圆孔出颅腔达颞下窝，在翼外肌深面分为前、后 2 干。前干细小，分支支配咀嚼肌、鼓膜张肌和腭帆张肌。后干粗大，属感觉性，分布于下颌牙及牙龈、舌前 2/3 及口腔底黏膜、耳颞区及口裂以下的皮肤。下颌神经在卵圆孔下方发出硬脑膜支，与脑膜中动脉伴行，经棘孔返回颅腔，分布于硬脑膜。下颌神经分支如下。①耳颞神经，以 2 根起始，向后包绕脑膜中动脉后合成 1 干，穿入腮腺实质内，与颞浅动脉伴行，向上分布于耳郭前面、颞区皮肤以及腮腺。②颊神经，沿颊肌外面前行，穿此肌后分布于颊黏膜以及颊区直至口角的皮肤。③舌神经，在下牙槽神经的前方，经翼外肌深面下行，途中有面神经的鼓索从后方加入此神经。此后越过翼内肌浅面到达下颌下腺的上方，再沿舌骨舌肌的表面行至舌尖。舌神经分支分布于口腔底和舌前 2/3 的黏膜，接受一般躯体感觉的刺激。④下牙槽神经，为混合神经，含一般躯体感觉纤维和特殊内脏运动纤维。下牙槽神经在舌神经的后方，沿翼内肌的外侧面下行，其中的特殊内脏运动纤维分出分支，支配下颌舌骨肌和二腹肌前腹。一般躯体感觉纤维经下颌孔入下颌管。在下颌管内分支构成下牙丛，分支分布于下颌各牙和牙龈。其终支自颏孔穿出称颏神经，分布于颏部及下唇的皮肤和黏膜。⑤咀嚼肌神经，为特殊内脏运动神经，分数支支配所有咀嚼肌。

三叉神经痛是在面部三叉神经分布区内短暂的、反复发作的阵发性剧痛，又称痛性抽搐。三叉神经痛从病因学的角度可分为原发性三叉神经痛和症状性三叉神经痛 2 类。原发性三叉神经痛多发生于成年及老年人，发病率为 1.8‰，70%~80% 的病例发生于 40 岁以上，高峰年龄为 50 岁，女性略多于男性，大多为单侧，右侧多于左侧，5% 以下为双侧。疼痛多由一侧上颌支或下颌支开始，逐渐扩散到 2 支，甚至 3 支均受累。

展神经

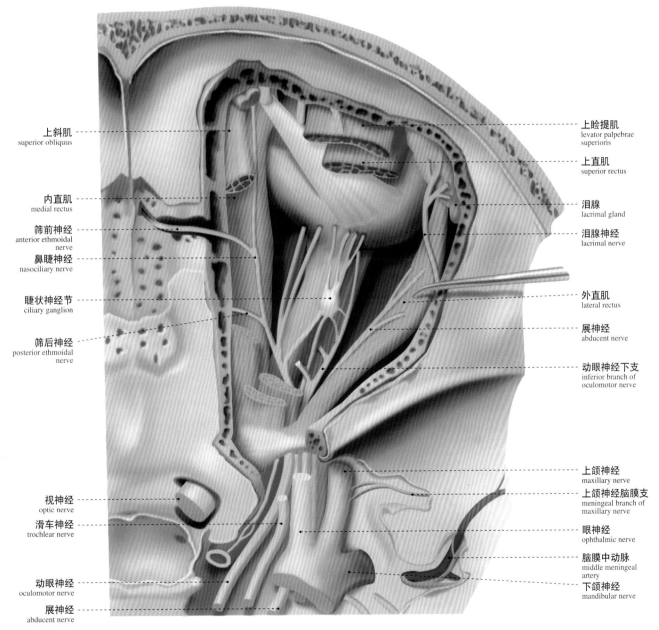

上斜肌
superior obliquus

内直肌
medial rectus

筛前神经
anterior ethmoidal nerve

鼻睫神经
nasociliary nerve

睫状神经节
ciliary ganglion

筛后神经
posterior ethmoidal nerve

视神经
optic nerve

滑车神经
trochlear nerve

动眼神经
oculomotor nerve

展神经
abducent nerve

上睑提肌
levator palpebrae superioris

上直肌
superior rectus

泪腺
lacrimal gland

泪腺神经
lacrimal nerve

外直肌
lateral rectus

展神经
abducent nerve

动眼神经下支
inferior branch of oculomotor nerve

上颌神经
maxillary nerve

上颌神经脑膜支
meningeal branch of maxillary nerve

眼神经
ophthalmic nerve

脑膜中动脉
middle meningeal artery

下颌神经
mandibular nerve

239. 展神经
Abducent nerve

　　展神经是第Ⅵ对脑神经，属躯体运动神经，纤维起自脑桥外展神经核，在脑桥延髓沟中线两旁出脑，向前行经眶上裂入眶腔，支配眼的外直肌。此神经受损时，患侧眼球不能向外转动，出现内斜视。

面神经

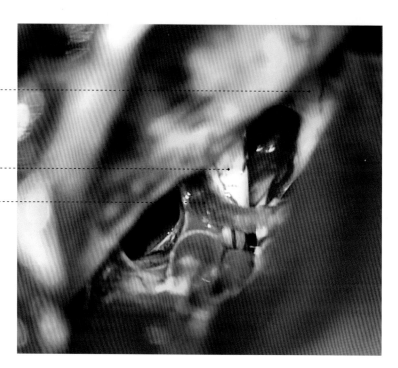

240. 面神经
Facial nerve

三叉神经
trigeminal nerve

面神经和听神经
facial nerve and auditory nerve

小脑下前动脉
anterior inferior cerebellar artery

面神经是第Ⅶ对脑神经，是以运动神经为主的混合神经。面神经含有4种纤维成分：特殊内脏运动纤维、一般内脏运动纤维、特殊内脏感觉纤维和一般躯体感觉纤维。特殊内脏运动纤维起于脑桥被盖部的面神经核，主要支配面肌的运动。一般内脏运动纤维起于脑桥的上泌涎核，属副交感神经节前纤维，有关副交感神经节换元后的节后纤维分布于泪腺、下颌下腺、舌下腺及鼻（腭）的黏膜腺，控制上述腺体的分泌。特殊内脏感觉纤维，即味觉纤维，其胞体位于颞骨岩部内，面神经管弯曲处的膝神经节，周围突分布于舌前2/3黏膜的味蕾，中枢突终止于脑干内的孤束核。一般躯体感觉纤维，传导耳部皮肤的躯体感觉和表情肌的本体感觉。

面神经由2个根组成：①较大的运动根，自脑桥小脑角区、脑桥延髓沟外侧部出脑。②较小的混合根，称中间神经，自运动根的外侧出脑，2根进入内耳门合成1干，穿内耳道底进入与中耳鼓室相邻的面神经管，先水平走行，后垂直下行由茎乳孔出颅，向前穿过腮腺到达面部，在面神经管内有膨大的膝神经节。面神经穿经面神经管及最后穿出腮腺时都发出许多分支。

（1）面神经管内的分支：①鼓索，传导味觉冲动及支配下颌下腺和舌下腺的分泌。②岩大神经，也称岩浅大神经，含副交感分泌纤维，支配泪腺、腭及鼻黏膜的腺体分泌。③镫骨肌神经，支配鼓室内的镫骨肌。

（2）颅外分支：面神经出茎乳孔后即发出3小支，支配枕肌、耳周围肌、二腹肌后腹和茎突舌骨肌。面神经主干前行进入腮腺实质，在腺内分支组成腮腺内丛发分支至腮腺前缘，分布于面部诸表情肌。分支有如下几支。①颞支，支配额肌和眼轮匝肌。②颧支，3~4支，支配眼轮匝肌及颧肌。③颊支，3~4支，支配颊肌、口轮匝肌及其他口周围肌。④下颌缘支，分布于下唇诸肌。⑤颈支，支配颈阔肌。

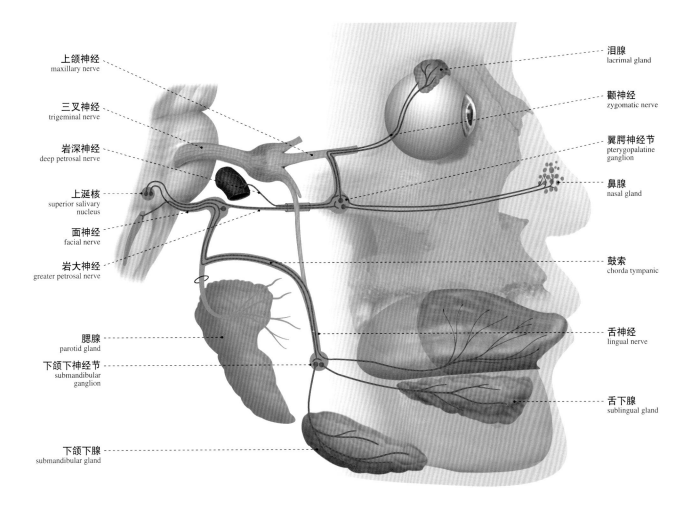

上颌神经
maxillary nerve

三叉神经
trigeminal nerve

岩深神经
deep petrosal nerve

上涎核
superior salivary
nucleus

面神经
facial nerve

岩大神经
greater petrosal nerve

腮腺
parotid gland

下颌下神经节
submandibular
ganglion

下颌下腺
submandibular gland

泪腺
lacrimal gland

颧神经
zygomatic nerve

翼腭神经节
pterygopalatine
ganglion

鼻腺
nasal gland

鼓索
chorda tympanic

舌神经
lingual nerve

舌下腺
sublingual gland

241. 面神经的副交感神经纤维
Parasympathetic fibers of the facial nerve

前庭蜗神经

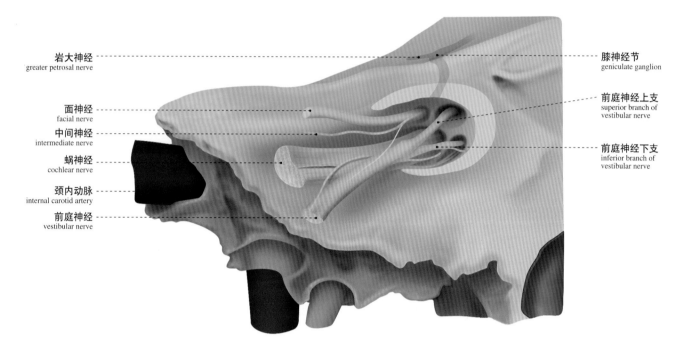

岩大神经
greater petrosal nerve

面神经
facial nerve

中间神经
intermediate nerve

蜗神经
cochlear nerve

颈内动脉
internal carotid artery

前庭神经
vestibular nerve

膝神经节
geniculate ganglion

前庭神经上支
superior branch of vestibular nerve

前庭神经下支
inferior branch of vestibular nerve

242. 通过内耳道的脑神经
Cranial nerves through the internal acoustic meatus

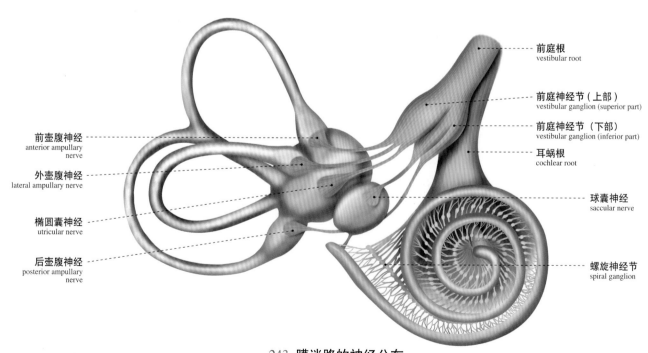

前壶腹神经
anterior ampullary nerve

外壶腹神经
lateral ampullary nerve

椭圆囊神经
utricular nerve

后壶腹神经
posterior ampullary nerve

前庭根
vestibular root

前庭神经节（上部）
vestibular ganglion (superior part)

前庭神经节（下部）
vestibular ganglion (inferior part)

耳蜗根
cochlear root

球囊神经
saccular nerve

螺旋神经节
spiral ganglion

243. 膜迷路的神经分布
Innervation of the membranous labyrinth

舌咽神经

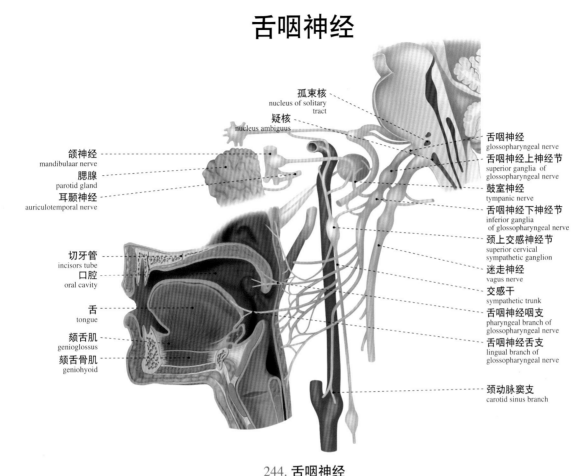

244. 舌咽神经

Glossopharyngeal nerve

　　舌咽神经是第Ⅸ对脑神经，属于混合神经。含有特殊内脏运动纤维、副交感纤维、特殊内脏感觉纤维、一般内脏感觉纤维和一般躯体感觉纤维 5 种纤维成分。特殊内脏运动纤维，起于疑核，支配茎突咽肌。副交感纤维，在耳神经节交换神经元后分布于腮腺，司腺体分泌。特殊内脏感觉纤维的胞体位于颈静脉孔处的下神经节，中枢突终于脑干孤束核，周围突分布于舌后 1/3 的味蕾。一般内脏感觉纤维的胞体也位于下神经节，中枢突终于孤束核，周围突分布于咽、舌后 1/3、咽鼓管、鼓室等处的黏膜以及颈动脉窦和颈动脉小球。一般躯体感觉纤维，胞体位于上神经节内，分布于耳后皮肤。

　　舌咽神经的根丝，自延髓橄榄后沟前部出脑，与迷走神经和副神经同出颈静脉孔。在孔内神经干上有膨大的上神经节，出孔时又形成一稍大的下神经节。舌咽神经出颅后先在颈内动、静脉间下降，然后呈弓形向前，经舌骨舌肌内侧达舌根。舌咽神经的分支如下：

　　(1) 鼓室神经：鼓室神经发自下神经节，进入鼓室，在鼓室内侧壁的黏膜内与交感神经纤维共同形成鼓室丛，发出许多小支，分布至鼓室、乳突小房和咽鼓管的黏膜。鼓室神经的终支为岩小神经，含副交感纤维，出鼓室入耳神经节，交换神经元后，经耳颞神经分布于腮腺，司其分泌。

　　(2) 颈动脉窦支：颈动脉窦支有 1~2 支，在颈静脉孔下方发出，沿颈内动脉下降，分布于颈动脉窦和颈动脉小球。颈动脉窦是压力感受器，颈动脉小球是化学感受器，分别感受血压和血液中二氧化碳浓度的变化，反射性地调节血压和呼吸。

　　(3) 舌支：舌支为舌咽神经的终支，经舌骨舌肌深面，分布于舌后 1/3 的黏膜和味蕾，司黏膜的一般感觉和味觉。

　　(4) 咽支：咽支有 3~4 支，分布于咽壁，与迷走神经和交感神经交织成丛，由丛发出分支分布于咽肌及咽黏膜。咽黏膜的感觉传入与咽部反射直接有关。此外，舌咽神经还发出扁桃体支和茎突咽肌支等。舌咽神经损伤表现为舌后 1/3 味觉消失，舌根及咽峡区痛觉消失，咽肌收缩力弱，泌涎障碍。

迷走神经

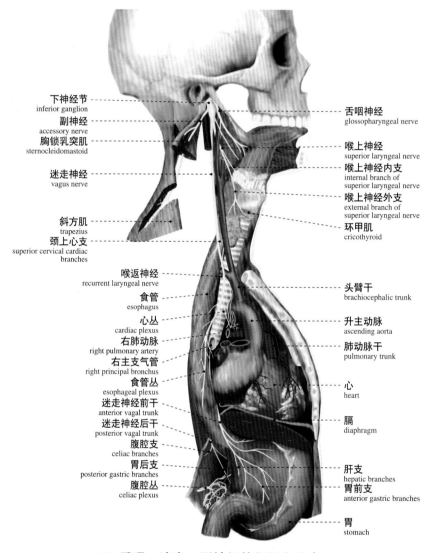

下神经节
inferior ganglion

副神经
accessory nerve

胸锁乳突肌
sternocleidomastoid

迷走神经
vagus nerve

斜方肌
trapezius

颈上心支
superior cervical cardiac branches

喉返神经
recurrent laryngeal nerve

食管
esophagus

心丛
cardiac plexus

右肺动脉
right pulmonary artery

右主支气管
right principal bronchus

食管丛
esophageal plexus

迷走神经前干
anterior vagal trunk

迷走神经后干
posterior vagal trunk

腹腔支
celiac branches

胃后支
posterior gastric branches

腹腔丛
celiac plexus

舌咽神经
glossopharyngeal nerve

喉上神经
superior laryngeal nerve

喉上神经内支
internal branch of superior laryngeal nerve

喉上神经外支
external branch of superior laryngeal nerve

环甲肌
cricothyroid

头臂干
brachiocephalic trunk

升主动脉
ascending aorta

肺动脉干
pulmonary trunk

心
heart

膈
diaphragm

肝支
hepatic branches

胃前支
anterior gastric branches

胃
stomach

245. 舌咽、迷走、副神经的行程和分布
Course and distribution of the glossopharyngeal, the vagus and the accessory nerves

　　迷走神经是第X对脑神经，是脑神经中最长、分布最广的1对。迷走神经为混合神经，含有4种纤维成分。特殊内脏运动纤维起于延髓的疑核，支配咽、喉的横纹肌。一般内脏运动纤维起于延髓的迷走神经背核，此核发出的副交感神经前神经纤维，在脏器内或其附近的副交感神经节内换神经元后，发出副交感神经后神经纤维分布到胸、腹腔的脏器，控制平滑肌、心肌和腺体的活动。一般内脏感觉纤维的胞体位于颈静脉孔下方的神经节内，其中枢突止于孤束核，周围突也分布于胸、腹腔的脏器。一般躯体感觉纤维数量最少，胞体位于颈静脉孔内的上神经节内，中枢突止于三叉神经脊束核，周围突分布于硬脑膜以及耳郭和外耳道的皮肤。

　　迷走神经于多条根丝自橄榄后沟的中部出延髓，在舌咽神经的偏后方经颈静脉孔出颅腔。之后下行于颈内动脉、颈总动脉与颈内静脉之间的后方，经胸廓上口入胸腔。在胸部，左、右迷走神经的走行和位置各异。左迷走神经在左颈总动脉与左锁骨下动脉之间下降至主动脉弓的前面，经左肺根的后方，分出数小支分别加入左肺丛，然后在食管前面分散成若干细支参与构成食管前丛，并向下延续成迷走神经前干。右迷走神经经右锁骨下动脉的前面，沿气管右侧下降，继在右肺根后方分出数支，参加右肺丛，然后分出分支在食管后面构成食管后丛，在食管下端合成迷走神经后干。迷走神经前、后干向下与食管一起穿膈的食管裂孔进入腹腔，分布于胃的前后壁，其终支为腹腔支，参与内脏运动神经，构成腹腔丛。迷走神经沿途发出很多分支，重要的分支如下：

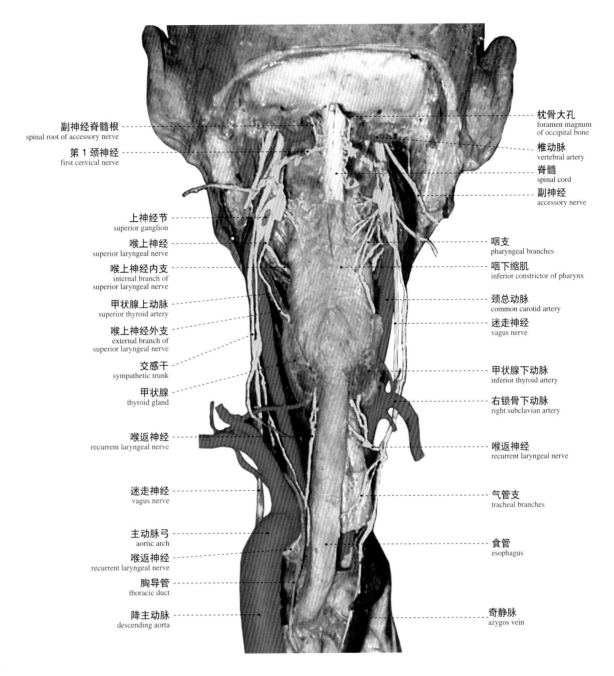

副神经脊髓根
spinal root of accessory nerve

第1颈神经
first cervical nerve

上神经节
superior ganglion

喉上神经
superior laryngeal nerve

喉上神经内支
internal branch of
superior laryngeal nerve

甲状腺上动脉
superior thyroid artery

喉上神经外支
external branch of
superior laryngeal nerve

交感干
sympathetic trunk

甲状腺
thyroid gland

喉返神经
recurrent laryngeal nerve

迷走神经
vagus nerve

主动脉弓
aortic arch

喉返神经
recurrent laryngeal nerve

胸导管
thoracic duct

降主动脉
descending aorta

枕骨大孔
foramen magnum
of occipital bone

椎动脉
vertebral artery

脊髓
spinal cord

副神经
accessory nerve

咽支
pharyngeal branches

咽下缩肌
inferior constrictor of pharynx

颈总动脉
common carotid artery

迷走神经
vagus nerve

甲状腺下动脉
inferior thyroid artery

右锁骨下动脉
right subclavian artery

喉返神经
recurrent laryngeal nerve

气管支
tracheal branches

食管
esophagus

奇静脉
azygos vein

246. 迷走神经的分支（后面观）
Branches of the vagus nerve (posterior aspect)

（1）颈部分支：①喉上神经，始于下神经节，沿颈内动脉与咽侧壁之间下行，在平舌骨大角处分为内、外2支。内支含一般内脏感觉纤维，穿甲状舌骨膜入喉，分支分布于声门裂以上的喉黏膜；外支细小，含特殊内脏运动纤维，支配环甲肌。②颈心支，一般有上、下两支，下降入胸腔参加心丛的组成。③咽支，主含特殊内脏运动纤维，常为2支，起自下神经节，参加咽丛的组成。④耳支，含一般躯体感觉纤维，发自上神经节，向后外分布于耳郭后面及外耳道的皮肤。⑤脑膜支，含一般躯体感觉纤维，发自上神经节，分布于颅后窝硬脑膜。

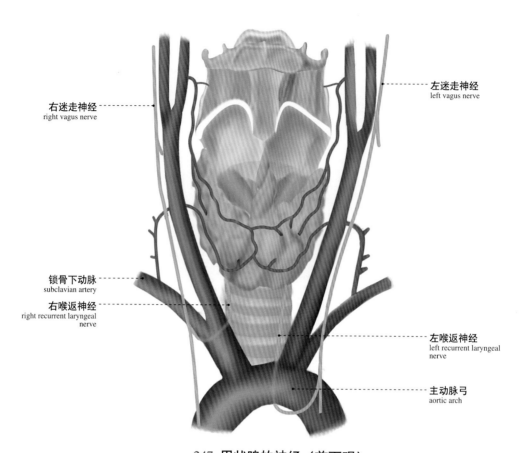

右迷走神经
right vagus nerve

左迷走神经
left vagus nerve

锁骨下动脉
subclavian artery

右喉返神经
right recurrent laryngeal
nerve

左喉返神经
left recurrent laryngeal
nerve

主动脉弓
aortic arch

247. 甲状腺的神经（前面观）
Nerves of the thyroid gland (anterior aspect)

（2）胸部分支：①喉返神经，发自迷走神经的胸段，但立即向上返回至颈部，左、右两侧的返回部位有所不同。左喉返神经发出的位置较低，从前向后绕过主动脉弓返至颈部。右喉返神经发出的位置略高，从前向后绕过右锁骨下动脉返至颈部。在颈部，喉返神经于气管与食管之间的沟内上行，经环甲关节的后方入喉，支配除环甲肌以外的全部喉肌并分布于声门裂以下的喉黏膜。喉返神经的末支称喉下神经。喉返神经含特殊内脏运动纤维和一般内脏感觉纤维，是喉肌的重要运动神经，在其入喉前与甲状腺下动脉的终支互相交错，神经多数经过动脉后方，但也有经过动脉前方的，所以在甲状腺手术结扎动脉或用止血钳夹血管时，应注意避免损伤此神经。②支气管支、食管支，是迷走神经在胸部发出的数条小支，分别加入肺丛、食管丛。

（3）腹部分支：迷走神经前、后干于贲门附近分别发出分支分为胃前支和肝支、胃后支和腹腔支。含内脏运动和内脏感觉纤维。①胃前支，在小网膜内循胃小弯向右行，分支分布于胃前壁和十二指肠上部。有以下各分支：贲门支，分布于贲门附近；前胃壁支，常为3~4小支，分布到胃体前壁；"鸦爪"形支，分布于幽门窦、幽门管、幽门及十二指肠上部，此支与胃的排空运动有密切关系。前2支是重要的胃酸分泌神经。②肝支，行于小网膜内，随肝固有动脉走行，参与形成肝丛，分布至胆道和肝，与肝的分泌活动有关。③胃后支，循胃小弯深面向右行，分支分布至胃后壁。有以下各分支：胃底支，后胃壁支，常为数支，分布于胃后壁；"鸦爪"形支，分布于幽门窦和幽门管。前2支是胃蠕动、胃感觉和胃酸的分泌神经。④腹腔支，较粗大，行向后下方，加入腹腔丛。以后与交感神经纤维一起随腹腔干、肠系膜上动脉和肾动脉及它们的分支分布于肝、脾、胰、小肠、结肠左曲以上的大肠、肾以及肾上腺等。

总之，迷走神经分布到硬脑膜、耳郭、外耳道、咽喉、气管和支气管、心、肺、肝、胆、胰、脾、肾，以及结肠左曲以上消化、呼吸2个系统的绝大部分器官，还包括心脏的感觉、运动以及腺体的分泌。因此，迷走神经主干损伤可引起循环、消化和呼吸系统功能障碍。在甲状腺手术中，有可能误伤喉上神经外支和喉返神经。喉上神经外支损伤后表现为声调降低。喉返神经损伤时，由于大部喉肌瘫痪，可致声音嘶哑或发音困难。双侧损伤时，如声门裂闭合，可造成呼吸困难，甚至窒息。

副神经

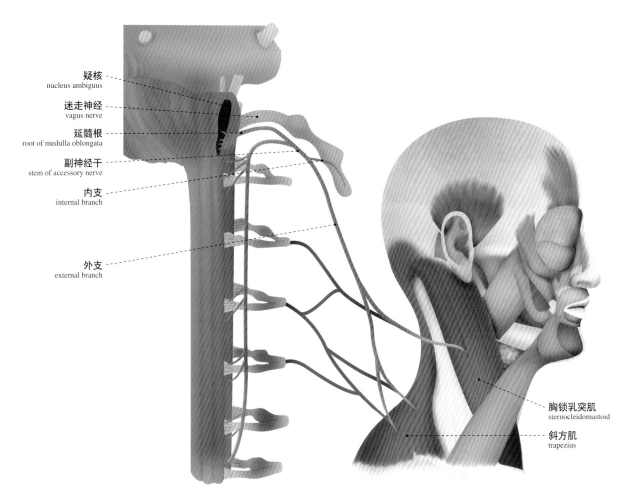

疑核
nucleus ambiguus

迷走神经
vagus nerve

延髓根
root of medulla oblongata

副神经干
stem of accessory nerve

内支
internal branch

外支
external branch

胸锁乳突肌
sternocleidomastoid

斜方肌
trapezius

248. 副神经
Accessory nerve

副神经是第 XI 对脑神经，由脑根和脊髓根组成。脑根的纤维为特殊内脏运动纤维，起自疑核，自迷走神经根下方出脑后与脊髓根同行，经颈静脉孔出颅，加入迷走神经，支配咽喉肌。脊髓根的纤维为特殊内脏运动纤维，起自脊髓颈部的副神经脊髓核，由脊神经前、后根之间出脊髓，在椎管内上行，经枕骨大孔入颅腔，与颅根汇合一起出颅腔。出颅腔后，又与颅根分开，绕颈内静脉行向外下，经胸锁乳突肌深面继续向外下斜行进入斜方肌深面，分支支配此 2 肌。

副神经主要支配胸锁乳突肌和斜方肌，前者主要作用是向对侧转颈，后者作用为耸肩。同时可以支配咽喉肌，控制咽喉的一般感觉。

在一侧副神经脊髓支单独损伤或其脊髓核损害时，同侧胸锁乳突肌及斜方肌瘫痪，并有萎缩。因对侧胸锁乳突肌占优势，故平静时下颏转向患侧，而在用力时向对侧转头无力，患侧肩下垂，不能耸肩，肩胛骨位置偏斜，以及其所支配的肌肉萎缩。

舌下神经

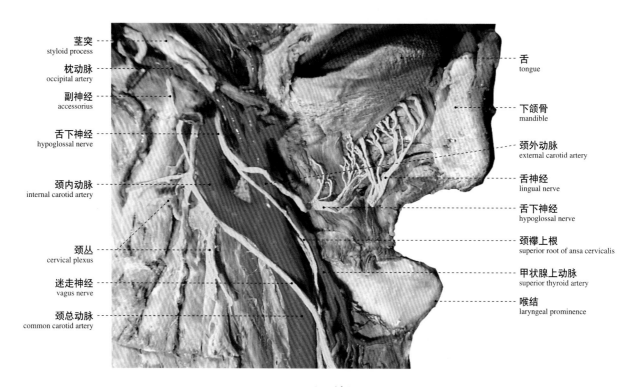

茎突
styloid process

枕动脉
occipital artery

副神经
accessorius

舌下神经
hypoglossal nerve

颈内动脉
internal carotid artery

颈丛
cervical plexus

迷走神经
vagus nerve

颈总动脉
common carotid artery

舌
tongue

下颌骨
mandible

颈外动脉
external carotid artery

舌神经
lingual nerve

舌下神经
hypoglossal nerve

颈襻上根
superior root of ansa cervicalis

甲状腺上动脉
superior thyroid artery

喉结
laryngeal prominence

249. 舌下神经
Hypoglossal nerve

舌下神经是第Ⅻ对脑神经，主要由躯体运动纤维组成。支配舌肌运动。由舌下神经核发出，自延髓的橄榄前沟出脑，经舌下神经管出颅，下行于颈内动、静脉之间，弓形向前达舌骨舌肌的浅面，在舌神经和下颌下腺管的下方穿颏舌肌入舌，支配全部舌内肌和舌外肌。舌下神经只受对侧皮质脑干束支配。

单侧舌下神经麻痹时，伸舌舌尖偏向患侧，舌下神经核上病变时，伸舌舌尖偏向病灶对侧。双侧麻痹者则不能伸舌。

第四章
神经系统传导通路
感觉传导通路

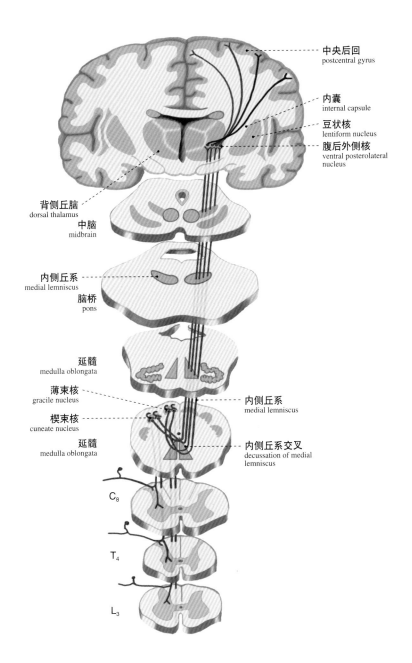

中央后回
postcentral gyrus

内囊
internal capsule

豆状核
lentiform nucleus

腹后外侧核
ventral posterolateral nucleus

背侧丘脑
dorsal thalamus

中脑
midbrain

内侧丘系
medial lemniscus

脑桥
pons

延髓
medulla oblongata

薄束核
gracile nucleus

楔束核
cuneate nucleus

延髓
medulla oblongata

内侧丘系
medial lemniscus

内侧丘系交叉
decussation of medial lemniscus

C₈

T₄

L₃

250. 躯干和四肢意识性本体感觉传导通路
Pathway of the conscious proprioceptive sensibility of the trunk and limbs

躯干、四肢本体感觉传导通路的第 1 级神经元是脊神经节细胞，其纤维较粗，周围突分布至肌、腱、关节和皮肤的一些感受器。中枢突经后根内侧部进入脊髓，在后索中上行。来自第 4 胸节以下的后根纤维在后索内形成薄束，传导躯干下部和下肢的本体感觉和精细触觉。来自第 4 胸节以上者在薄束的外侧形成楔束，传导躯干上部和上肢的信息。故第 4 胸节以下的后索中只有薄束，而第 4 胸节以上的后索中内侧为薄束，外侧为楔束，向上分别终止于延髓的薄束核和楔束核。此 2 核发出第 2 级纤维向前绕过中央管的腹侧，在中线上与对侧者交叉，为内侧丘系交叉。交叉后的纤维在延髓中线两侧、两侧下橄榄核之间上行，称为内侧丘系。在脑桥中，它居被盖的前缘，至中脑被盖居红核的外方，再向上止于背侧丘脑的腹后外侧核。后者发出第 3 级纤维经内囊后脚主要投射到中央后回的中、上部和中央旁小叶的后部，也有一些投射到中央前回，通过皮质的整合，获得感觉。在此通路中，纤维的排列有明确的定位：来自骶、腰、胸、颈部的纤维在后索中由内向外依次排列；薄束核的纤维交叉后走在内侧丘系的腹外侧部，而楔束核纤维则走在背内侧部。过了中脑，传导上肢、躯干、下肢信息的纤维自内向外依次投射到腹后外侧核中。

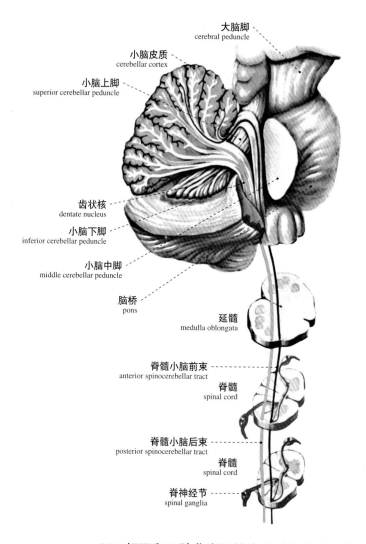

大脑脚
cerebral peduncle

小脑皮质
cerebellar cortex

小脑上脚
superior cerebellar peduncle

齿状核
dentate nucleus

小脑下脚
inferior cerebellar peduncle

小脑中脚
middle cerebellar peduncle

脑桥
pons

延髓
medulla oblongata

脊髓小脑前束
anterior spinocerebellar tract

脊髓
spinal cord

脊髓小脑后束
posterior spinocerebellar tract

脊髓
spinal cord

脊神经节
spinal ganglia

251. 躯干和四肢非意识性本体感觉传导通路
Pathway of the unconscious proprioceptive sensibility of the trunk and limbs

　　非意识性本体感觉传导通路实际上是反射通路的上行部分，为传入至小脑的本体感觉传导通路。其传导途径由 2 级神经元组成。第 1 级神经元的胞体位于脊神经节内，其周围突分布于肌、腱、关节的本体感受器；中枢突经后根内侧部进入脊髓后，发侧支分别终止于后角的胸核和中间内侧核。第 2 级神经元的胞体在中间内侧核和胸核内。自胸核发出的纤维在同侧脊髓侧索的外缘后部上行，组成脊髓小脑后束，经小脑下脚进入小脑，终于旧小脑皮质。自脊髓中间内侧核发出的纤维，主要交叉至对侧，在侧索外缘前部上行，组成脊髓小脑前束，经小脑上脚进入小脑，终止于旧小脑皮质。小脑接受冲动后，反射性地调节躯干和四肢肌的张力和协调其运动，以维持身体的平衡和姿势。

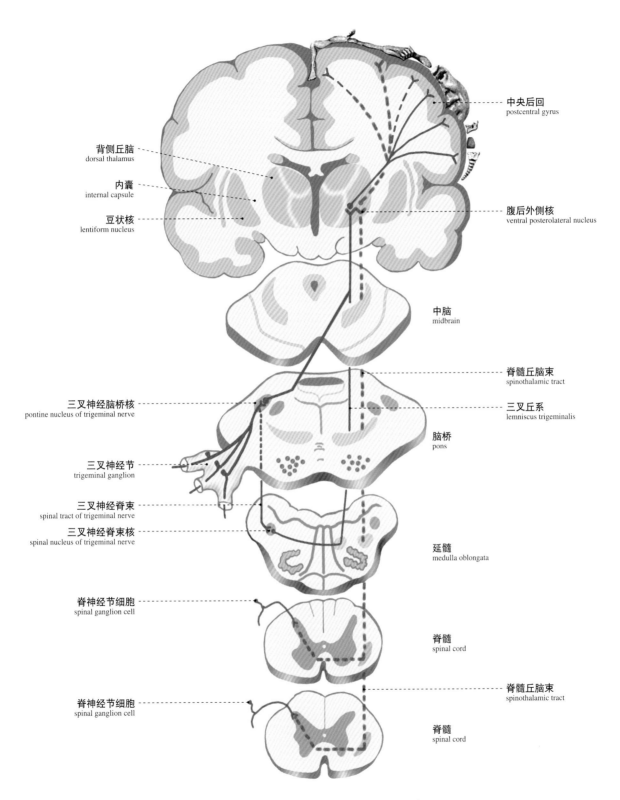

中央后回
postcentral gyrus

背侧丘脑
dorsal thalamus

内囊
internal capsule

豆状核
lentiform nucleus

腹后外侧核
ventral posterolateral nucleus

中脑
midbrain

脊髓丘脑束
spinothalamic tract

三叉神经脑桥核
pontine nucleus of trigeminal nerve

三叉丘系
lemniscus trigeminalis

脑桥
pons

三叉神经节
trigeminal ganglion

三叉神经脊束
spinal tract of trigeminal nerve

三叉神经脊束核
spinal nucleus of trigeminal nerve

延髓
medulla oblongata

脊神经节细胞
spinal ganglion cell

脊髓
spinal cord

脊髓丘脑束
spinothalamic tract

脊神经节细胞
spinal ganglion cell

脊髓
spinal cord

252. 痛觉、温觉、粗触觉和压觉传导通路
Pathways of the sense of pain、warm、rough touch and pressure

　　躯干、四肢的痛觉、温觉、粗触觉和压觉的传导通路的第 1 级神经元是脊神经节细胞,其纤维较细。周围突分布于皮肤内的感受器,中枢突经后根外侧部入脊髓后,止于胶状质。第 2 级神经元的树突伸入胶状质接受痛觉、温觉冲动,也有小的中间神经元插入在第 1 级和第 2 级神经元之间。第 2 级神经元的胞体在第 Ⅰ、Ⅴ、Ⅶ、Ⅷ 层中,这些细胞发出第 2 级纤维经白质前连合斜越 1 节或在交叉前上行 1 节,至对侧外侧索前部及前索上行,是为脊髓丘脑束。在延髓,它居于下橄榄核的背外侧,在脑桥和中脑,它在内侧丘系的外侧上行,止于背侧丘脑的腹后外侧核。后者发出第 3 级纤维经内囊后脚,投射到中央后回中、上部和中央旁小叶的后部。在此通路中,纤维排列也有明确定位:在脊髓丘脑束中,自外向内依次排列着来自骶、腰、胸、颈部的纤维;传导上肢、躯干、下肢信息的纤维也按自内向外的次序投射到腹后外侧核;皮质的定位与本体感觉的相似,但终止处比它更靠前方。粗略的痛觉大概在间脑水平就能感知,而大脑皮质的躯体感觉区对刺激的性质、强度等有辨别能力,达到精确感觉。此通路受损,对侧半躯干、四肢浅感觉障碍。若损伤脊髓内的脊髓丘脑束,则对侧伤面水平 1、2 节以下痛、温觉丧失。

　　头面部的痛觉、温觉、触觉的传导通路的第 1 级神经元是三叉神经节细胞。其周围突经三叉神经分布于头面部皮肤以及口、鼻腔黏膜的各种感受器,中枢突经三叉神经根入脑桥,有的呈丁字形分为短的升支和长的降支,有的只有升支或降支。临床资料表明:触觉纤维主要终止于三叉神经脑桥核,也有一部分止于三叉神经脊束核;痛、温觉纤维入脑后主要下降为三叉神经脊束,止于其内侧的三叉神经脊束核。从三叉神经脑桥核和脊束核发出第 2 级纤维,越到对侧组成三叉丘系,伴随内侧丘系上行,止于背侧丘脑的腹后内侧核。自此核发出第 3 级纤维经内囊后脚,投射到中央后回的下部。三叉神经纤维在三叉神经脊束中有定位:来自眼神经、上颌神经和下颌神经的纤维分别占据此束的腹侧部、中间部和背侧部。此通路中三叉丘系或以上的部分损伤,对侧头面部会出现浅感觉障碍,若损伤三叉神经脊束,则浅感觉障碍在同侧。

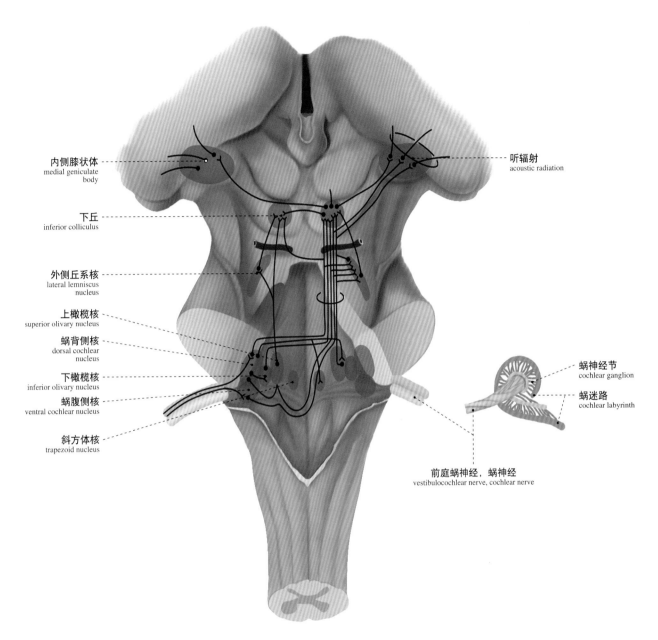

内侧膝状体
medial geniculate body

听辐射
acoustic radiation

下丘
inferior colliculus

外侧丘系核
lateral lemniscus nucleus

上橄榄核
superior olivary nucleus

蜗背侧核
dorsal cochlear nucleus

下橄榄核
inferior olivary nucleus

蜗腹侧核
ventral cochlear nucleus

斜方体核
trapezoid nucleus

蜗神经节
cochlear ganglion

蜗迷路
cochlear labyrinth

前庭蜗神经，蜗神经
vestibulocochlear nerve, cochlear nerve

253. 听觉传导通路 1
Auditory pathway 1

　　前庭蜗神经是第Ⅷ对脑神经，为感觉神经。神经干分为耳蜗神经与前庭神经 2 部分。2 根神经都出内耳门，同行入颅腔，其功能是把与听觉和平衡觉有关的神经冲动传入脑。

　　（1）耳蜗神经：起自内耳螺旋神经节的双极细胞，周围突终止于内耳窝神经节。蜗神经的感觉神经元胞体位于内耳蜗轴内的螺旋神经节，为双极神经元，周围突分布于螺旋器的毛细胞，中枢突在内耳聚成蜗神经，经内耳门入颅，于脑桥小脑角处，经脑桥延髓沟外侧入脑，终于附近的蜗神经腹侧和背侧核。

　　（2）前庭神经：起源于内耳前庭神经节的双极细胞，周围突终止于囊斑及壶腹嵴。可检查听力、观察眼球震颤和共济失调等来了解听神经的功能。前庭神经的感觉神经元胞体位于内耳道底的前庭神经节，是双极神经元，周围突分布于内耳的球囊斑、椭圆囊斑和壶腹嵴的毛细胞，中枢突聚成前庭神经，止于脑干的前庭核群及小脑，传入平衡觉冲动。

　　当前庭蜗神经完全损伤时，则表现为伤侧耳聋及前庭功能的丧失；部分损伤时，可出现眩晕、眼球震颤和听力障碍。

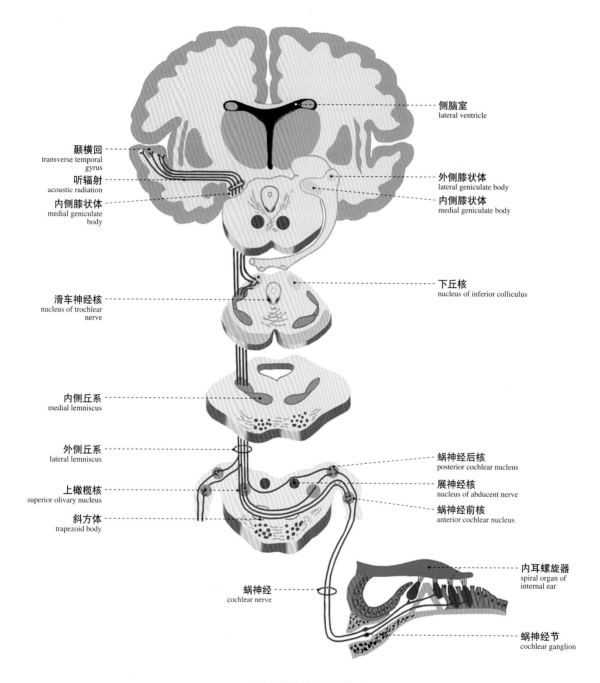

侧脑室
lateral ventricle

颞横回
transverse temporal gyrus

听辐射
acoustic radiation

内侧膝状体
medial geniculate body

外侧膝状体
lateral geniculate body

内侧膝状体
medial geniculate body

下丘核
nucleus of inferior colliculus

滑车神经核
nucleus of trochlear nerve

内侧丘系
medial lemniscus

外侧丘系
lateral lemniscus

上橄榄核
superior olivary nucleus

斜方体
trapezoid body

蜗神经后核
posterior cochlear nucleus

展神经核
nucleus of abducent nerve

蜗神经前核
anterior cochlear nucleus

内耳螺旋器
spiral organ of internal ear

蜗神经
cochlear nerve

蜗神经节
cochlear ganglion

254. 听觉传导通路 2
Auditory pathway 2

听觉传导通路的第 1 级感觉神经元是蜗螺旋神经节的双极细胞。其周围突分布于内耳的螺旋器，中枢突组成前庭蜗神经的蜗根，在延髓、脑桥交界处入脑，止于蜗神经前核和蜗神经后核。此 2 核发出的纤维在脑桥背、腹 2 部之间横行越至对侧，组成斜方体，至上橄榄核的外方折向上行，是为外侧丘系，向上经中脑被盖的外缘，主要止于下丘，下丘再发纤维到内侧膝状体。自此发出纤维组成听辐射，经内囊后脚投射到大脑皮质的听区（颞横回）。蜗神经前、后核的纤维除直接形成对侧的外侧丘系外，也有些纤维在听觉通路上的某些中继性核团换元，以后再加入同侧或对侧的外侧丘系，故听觉冲动是双侧传导的。若一侧外侧丘系及其以上的听觉传导通路受损，不产生明显的症状，但损伤前庭蜗神经的蜗根、内耳或中耳，则引起患侧听觉障碍。下丘还发出纤维到上丘，再经顶盖脊髓束下行至脊髓，完成听觉反射。

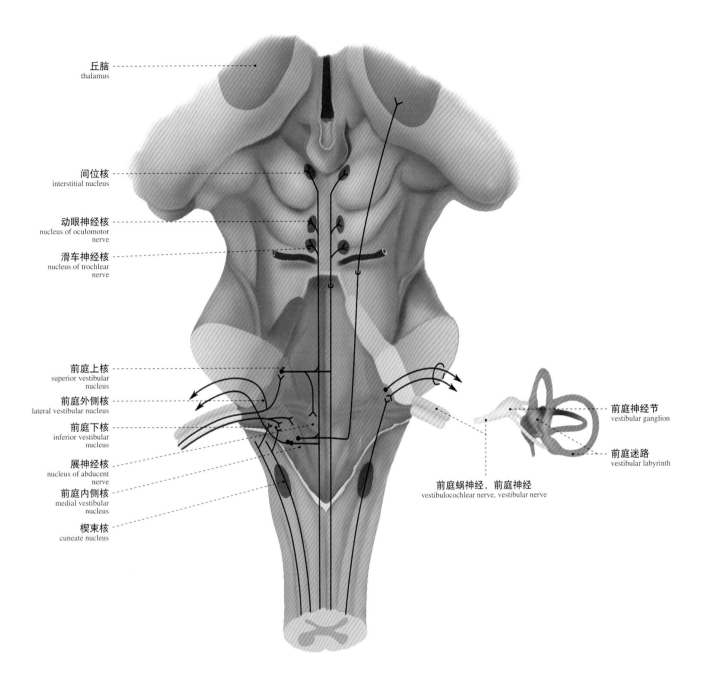

丘脑
thalamus

间位核
interstitial nucleus

动眼神经核
nucleus of oculomotor
nerve

滑车神经核
nucleus of trochlear
nerve

前庭上核
superior vestibular
nucleus

前庭外侧核
lateral vestibular nucleus

前庭下核
inferior vestibular
nucleus

展神经核
nucleus of abducent
nerve

前庭内侧核
medial vestibular
nucleus

楔束核
cuneate nucleus

前庭神经节
vestibular ganglion

前庭迷路
vestibular labyrinth

前庭蜗神经，前庭神经
vestibulocochlear nerve, vestibular nerve

255. 平衡觉传导通路
Pathway of equilibrium sense

　　平衡觉传导通路的第 1 级感觉神经元是前庭神经节细胞。周围突分布于内耳半规管的壶腹嵴、球囊斑和椭圆囊斑，中枢突组成前庭蜗神经的前庭根，在脑桥下部入脑，止于前庭神经核群。前庭神经诸核发出纤维至第 4 脑室底中线两旁，形成同侧或对侧的内侧纵束，向上止于动眼、滑车、展神经核，向下可达颈髓，止于副神经核和前角运动细胞，完成转眼、转头的协调运动和眼肌的前庭反射。前庭神经外侧核还发出前庭脊髓束下达脊髓腰骶节，止于第Ⅷ层和第Ⅶ层，此束能提高肢体伸肌的紧张性。另外，由前庭神经核群发出的纤维与部分由前庭神经直接来的纤维，经小脑下脚进入小脑，参与平衡调节。前庭神经核群还发出纤维与脑干网状结构、迷走神经背核及疑核联系，故当平衡觉传导通路或前庭器受刺激时，可引起眩晕、呕吐、恶心等症状。

视野
visual field

视网膜
retina

视神经
optic nerve

a

视交叉
optic chiasma

视束
optic tract

c

b

d

外侧膝状体
lateral geniculate body

动眼神经副核
accessory nucleus of oculomotor nerve

顶盖前区
pretectal area

视辐射
optic radiation

视皮质
visual cortex

256. 视觉传导通路
Visual pathway

　　视神经起于视网膜的节细胞，在视交叉处做不完全的交叉，来自两眼视网膜鼻侧的纤维交叉，颞侧的不交叉。因而左视束含有来自两眼视网膜左侧半的纤维，右视束则含有来自两眼视网膜右侧半的纤维。视束绕过大脑脚，主要终止于外侧膝状体。此体发出轴突组成视辐射，经内囊后脚投射到枕叶距状沟两侧的皮质，即视区。在视觉传导通路中，有着严格的空间定位关系。其中，在视觉皮质上，来自视网膜上半部的冲动，到达距状沟的背侧（楔叶上），视网膜下半部的冲动到达距状沟的腹侧（舌回上）。起自黄斑的冲动投射到视区的后部，视网膜周缘部的投射到视区的前部。

　　视束的一部分纤维经上丘臂终于顶盖前区和上丘。顶盖前区发出纤维到两侧的动眼神经副核，它发出的纤维经动眼神经在睫状神经节交换神经元后，分布到瞳孔括约肌和睫状肌，完成瞳孔（对光）反射和对晶状体曲度的调节。由上丘发出的纤维，形成顶盖脊髓束，完成视觉和听觉反射。在视觉传导通路上的不同地点发生损伤时，所产生的症状不同。

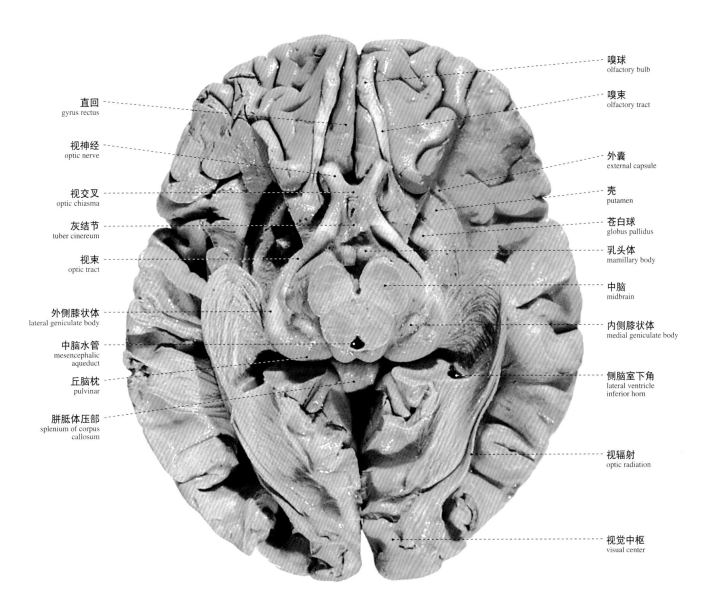

直回
gyrus rectus

视神经
optic nerve

视交叉
optic chiasma

灰结节
tuber cinereum

视束
optic tract

外侧膝状体
lateral geniculate body

中脑水管
mesencephalic
aqueduct

丘脑枕
pulvinar

胼胝体压部
splenium of corpus
callosum

嗅球
olfactory bulb

嗅束
olfactory tract

外囊
external capsule

壳
putamen

苍白球
globus pallidus

乳头体
mamillary body

中脑
midbrain

内侧膝状体
medial geniculate body

侧脑室下角
lateral ventricle
inferior horn

视辐射
optic radiation

视觉中枢
visual center

257. 视束及视辐射
Optic tract and optic radiation

运动传导通路

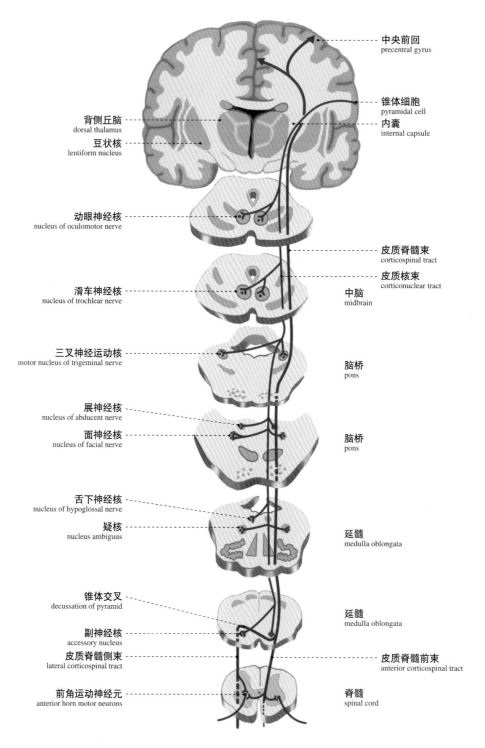

中央前回
precentral gyrus

锥体细胞
pyramidal cell

内囊
internal capsule

背侧丘脑
dorsal thalamus

豆状核
lentiform nucleus

动眼神经核
nucleus of oculomotor nerve

皮质脊髓束
corticospinal tract

皮质核束
corticonuclear tract

滑车神经核
nucleus of trochlear nerve

中脑
midbrain

三叉神经运动核
motor nucleus of trigeminal nerve

脑桥
pons

展神经核
nucleus of abducent nerve

面神经核
nucleus of facial nerve

脑桥
pons

舌下神经核
nucleus of hypoglossal nerve

疑核
nucleus ambiguus

延髓
medulla oblongata

锥体交叉
decussation of pyramid

延髓
medulla oblongata

副神经核
accessory nucleus

皮质脊髓侧束
lateral corticospinal tract

皮质脊髓前束
anterior corticospinal tract

前角运动神经元
anterior horn motor neurons

脊髓
spinal cord

258. 锥体系中的皮质脊髓束与皮质核束
Corticospinal tracts and corticonuclear tracts in the pyramidal system

　　锥体束主要起源于中央前回和中央旁小叶前部的 Betz 细胞及其他锥体细胞，此外还有额、顶叶某些区域发出的纤维，它们共同形成 1 个复合的纤维束，控制骨骼肌的随意运动。锥体束自皮质发出后，在半球白质中聚集下行，经内囊膝和后脚的前部、大脑脚底的中间 3/5 和脑桥基底部，至延髓腹侧聚为锥体。其中纤维下行至脊髓的称为皮质脊髓束，沿途陆续离开锥体束，直接或间接止于脑神经运动核的纤维为皮质核束。面神经核中支配下部面肌的细胞群接受对侧的皮质核束纤维外，其他均为双侧支配，如疑核、面神经核、三叉神经运动核和运动眼球外肌的核团。皮质脊髓束行至锥体下端，大部分纤维经锥体交叉至对侧，在脊髓外侧索中下行，位于脊髓小脑后束的内侧，为皮质脊髓侧束，下达腰骶节，直接或间接终止于同侧的前角运动细胞。在锥体下端未经交叉的纤维，在同侧脊髓前索中下行，即皮质脊髓前束，此束一般只达胸节，逐节终止。皮质脊髓束有一部分纤维直接止于支配肢体远端肌的神经元，但大部分纤维在灰质中间带中继后再到前角运动神经元。自脑神经运动核和脊髓前角运动神经元发出纤维经周围神经支配骨骼肌。

　　在皮质的第 I 躯体运动区中，头面部代表区在中央前回下部，上肢的在中部，躯干的在上部，下肢的在中央旁小叶的前部。在内囊中，皮质核束位于膝部，皮质脊髓束位于后脚的前部。在大脑脚底的中 3/5 处，支配下肢的锥体束纤维在外，上肢的居中、头面咽喉的靠内。在锥体交叉部，控制上肢肌活动的纤维先交叉，位置靠上，而下肢的纤维后交叉，位置靠下。在脊髓中皮质脊髓束终止脊髓各节的纤维。

　　组成锥体束皮质区的 Betz 细胞及其他锥体细胞，称为上运动神经元。上运动神经元损伤，如 4 区和 6 区皮质区全部损伤或锥体束受损，产生痉挛性瘫痪，出现病理性反射，如 Babinski 征。

　　脊髓的前角运动细胞和脑神经运动核又称下运动神经元。这些细胞体、前根或周围神经有病变时，产生弛缓性瘫痪，肌张力降低，一切反射消失。

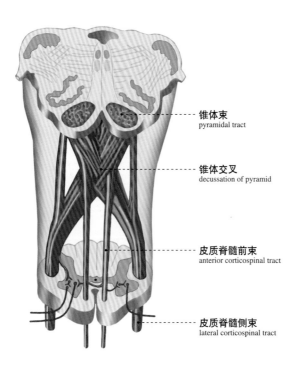

锥体束
pyramidal tract

锥体交叉
decussation of pyramid

皮质脊髓前束
anterior corticospinal tract

皮质脊髓侧束
lateral corticospinal tract

259. 锥体交叉（模式图）
Pyramidal decussation (diagram)

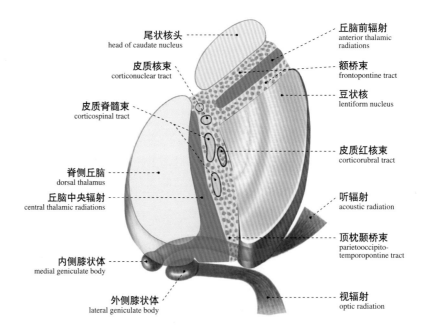

尾状核头
head of caudate nucleus

皮质核束
corticonuclear tract

皮质脊髓束
corticospinal tract

脊侧丘脑
dorsal thalamus

丘脑中央辐射
central thalamic radiations

内侧膝状体
medial geniculate body

外侧膝状体
lateral geniculate body

丘脑前辐射
anterior thalamic
radiations

额桥束
frontopontine tract

豆状核
lentiform nucleus

皮质红核束
corticorubral tract

听辐射
acoustic radiation

顶枕颞桥束
parietooccipito-
temporopontine tract

视辐射
optic radiation

260. 内囊（模式图）
Internal capsule (diagram)

第五章

脑室及脑脊液循环

脑室解剖

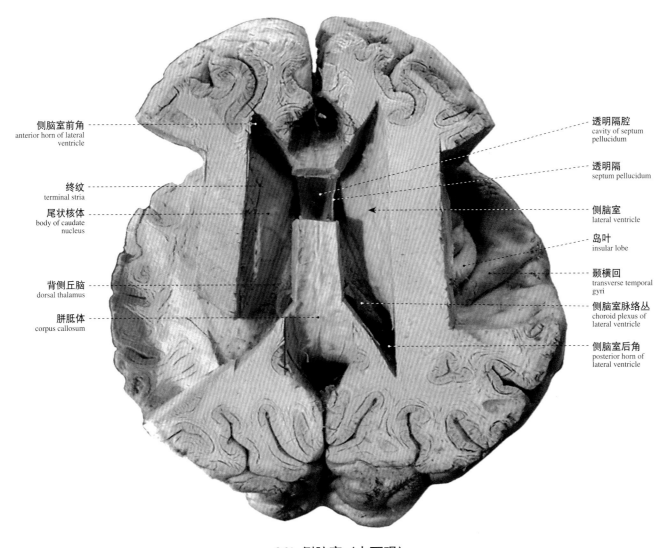

侧脑室前角
anterior horn of lateral ventricle

终纹
terminal stria

尾状核体
body of caudate nucleus

背侧丘脑
dorsal thalamus

胼胝体
corpus callosum

透明隔腔
cavity of septum pellucidum

透明隔
septum pellucidum

侧脑室
lateral ventricle

岛叶
insular lobe

颞横回
transverse temporal gyri

侧脑室脉络丛
choroid plexus of lateral ventricle

侧脑室后角
posterior horn of lateral ventricle

261. 侧脑室（上面观）
Lateral ventricles (superior aspect)

　　侧脑室左右各一，分别位于左、右大脑半球内，并延伸到半球的各个叶内，侧脑室分为4部分：①中央部，位于顶叶内。②前角，最大，伸向额叶。③后角，伸入枕叶内。④下角，最长，伸至颞叶内。2个侧脑室各自经左、右室间孔与第3脑室相通。

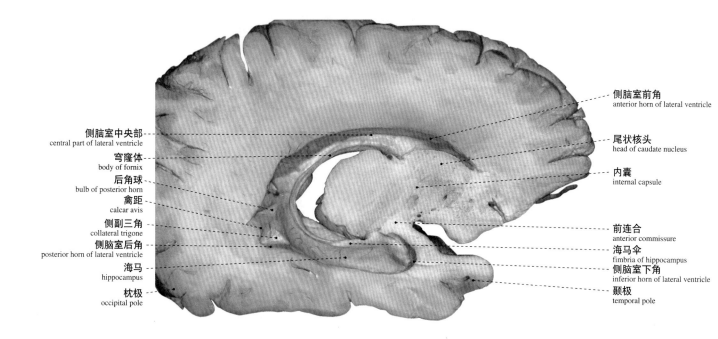

侧脑室中央部
central part of lateral ventricle

穹窿体
body of fornix

后角球
bulb of posterior horn

禽距
calcar avis

侧副三角
collateral trigone

侧脑室后角
posterior horn of lateral ventricle

海马
hippocampus

枕极
occipital pole

侧脑室前角
anterior horn of lateral ventricle

尾状核头
head of caudate nucleus

内囊
internal capsule

前连合
anterior commissure

海马伞
fimbria of hippocampus

侧脑室下角
inferior horn of lateral ventricle

颞极
temporal pole

262. 侧脑室（外侧面观）
Lateral ventricle (lateral aspect)

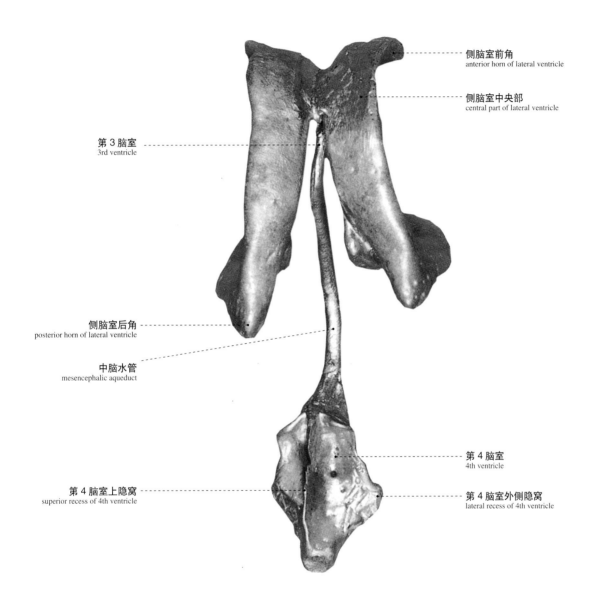

侧脑室前角
anterior horn of lateral ventricle

侧脑室中央部
central part of lateral ventricle

第 3 脑室
3rd ventricle

侧脑室后角
posterior horn of lateral ventricle

中脑水管
mesencephalic aqueduct

第 4 脑室
4th ventricle

第 4 脑室上隐窝
superior recess of 4th ventricle

第 4 脑室外侧隐窝
lateral recess of 4th ventricle

263. 脑室的铸型（后面观）
Ventricular cast (posterior aspect)

　　脑内部的腔隙称为脑室。在大脑 2 个半球内有侧脑室，间脑内有第 3 脑室；小脑和延脑及脑桥之间有第 4 脑室，各脑室之间有小孔和管道相通。

　　侧脑室：每个侧脑室类似于"C"形结构。侧脑室由前角、中央部、下角、后角组成，前角和中央部的内侧壁为透明隔。胼胝体和前角密切相关，胼胝体的下方和膝部形成了脑侧室前角的顶部和侧壁，室间孔为前角的后界。侧壁是尾状核头的中间区。2 个侧脑室各自经左、右室间孔与第 3 脑室相通。

　　第 3 脑室：位于间脑中央，为左、右间脑之间的矢状窄隙，它的前方借室间孔与侧脑室相通，后方与第 4 脑室相通。

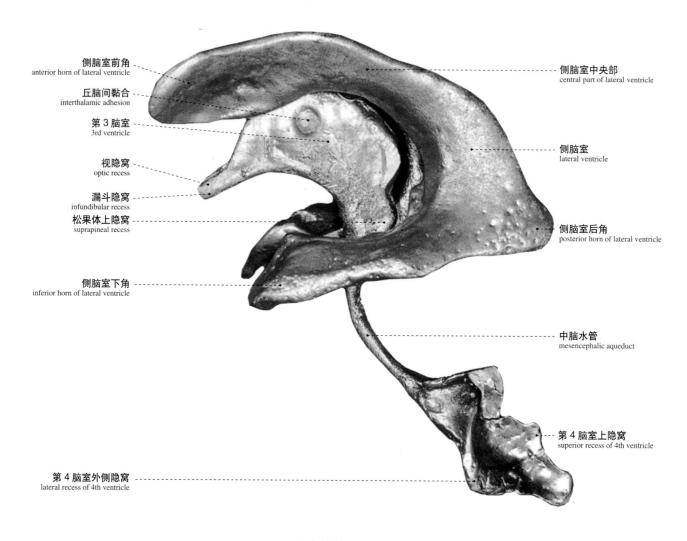

侧脑室前角
anterior horn of lateral ventricle

丘脑间黏合
interthalamic adhesion

第 3 脑室
3rd ventricle

视隐窝
optic recess

漏斗隐窝
infundibular recess

松果体上隐窝
suprapineal recess

侧脑室下角
inferior horn of lateral ventricle

侧脑室中央部
central part of lateral ventricle

侧脑室
lateral ventricle

侧脑室后角
posterior horn of lateral ventricle

中脑水管
mesencephalic aqueduct

第 4 脑室上隐窝
superior recess of 4th ventricle

第 4 脑室外侧隐窝
lateral recess of 4th ventricle

264. 脑室的铸型（外侧面观）
Ventricular cast (lateral aspect)

　　第 4 脑室：以由延髓上半部和脑桥下半部组成的菱形窝为底，呈四棱锥体形。内含脑脊液。与第 3 脑室、蛛网膜下隙及脊髓中央管相通。为脑内部的腔隙，位于小脑、延脑和脑桥之间。其形状如尖端向上的帐篷样。第 4 脑室上接中脑导水管，下通脊髓中央管。于脑室底部侧角及下角有孔，称第 4 脑室侧孔及中间孔，与蛛网膜下隙相通。第 4 脑室接受由第 3 脑室通过中脑导水管流来的脑脊液，并通过中孔或侧孔流向蛛网膜下隙，再通过蛛网膜颗粒进入静脉系统。第 4 脑室底呈菱形，脑桥与延髓的神经核团多与此相毗邻，如延髓的舌下神经核、迷走神经背核、耳蜗和前庭神经核，脑桥的面神经核、三叉神经运动核和三叉神经感觉核等。当第 4 脑室发生肿瘤时，首先产生脑脊液循环受阻，肿瘤向脑室周围扩延侵犯或使其周围组织受压时，即产生相应的临床症状，主要为颅神经受损症状。

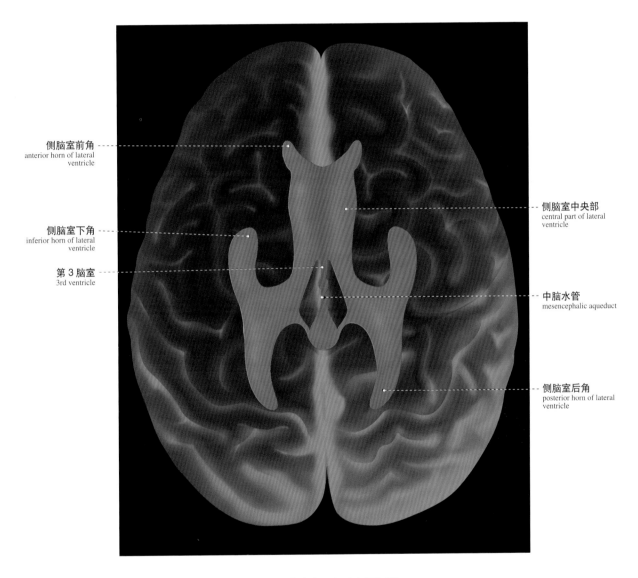

侧脑室前角
anterior horn of lateral ventricle

侧脑室下角
inferior horn of lateral ventricle

第 3 脑室
3rd ventricle

侧脑室中央部
central part of lateral ventricle

中脑水管
mesencephalic aqueduct

侧脑室后角
posterior horn of lateral ventricle

265. 脑室投影（上面观）

Ventricular projection (superior aspect)

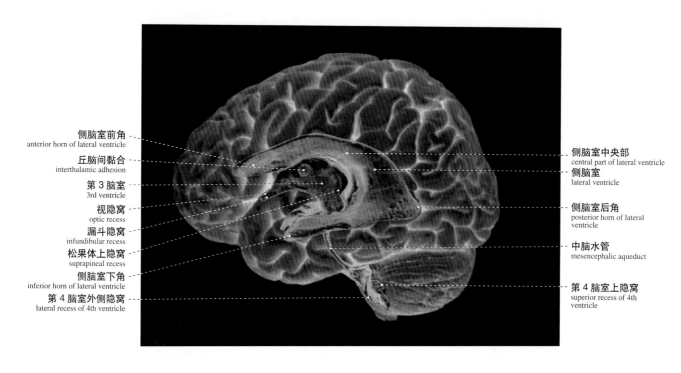

侧脑室前角
anterior horn of lateral ventricle

丘脑间黏合
interthalamic adhesion

第 3 脑室
3rd ventricle

视隐窝
optic recess

漏斗隐窝
infundibular recess

松果体上隐窝
suprapineal recess

侧脑室下角
inferior horn of lateral ventricle

第 4 脑室外侧隐窝
lateral recess of 4th ventricle

侧脑室中央部
central part of lateral ventricle

侧脑室
lateral ventricle

侧脑室后角
posterior horn of lateral
ventricle

中脑水管
mesencephalic aqueduct

第 4 脑室上隐窝
superior recess of 4th
ventricle

266. 脑室投影（侧面观）
Ventricular projection (lateral aspect)

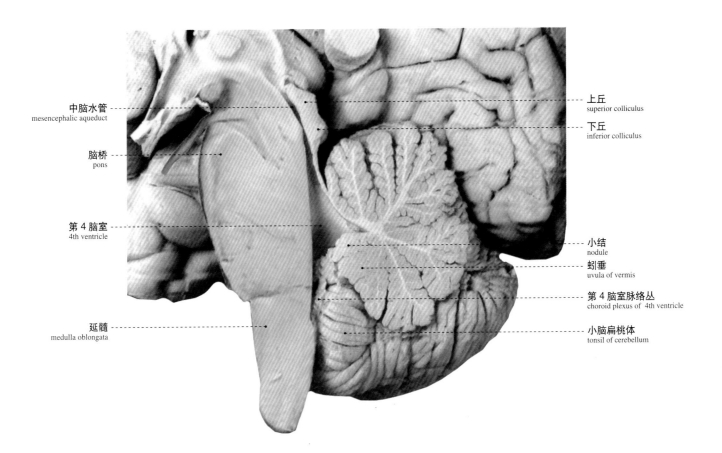

中脑水管
mesencephalic aqueduct

脑桥
pons

第 4 脑室
4th ventricle

延髓
medulla oblongata

上丘
superior colliculus

下丘
inferior colliculus

小结
nodule

蚓垂
uvula of vermis

第 4 脑室脉络丛
choroid plexus of 4th ventricle

小脑扁桃体
tonsil of cerebellum

267. 第 4 脑室（侧面观）
4th ventricle (lateral aspect)

脑脊液循环

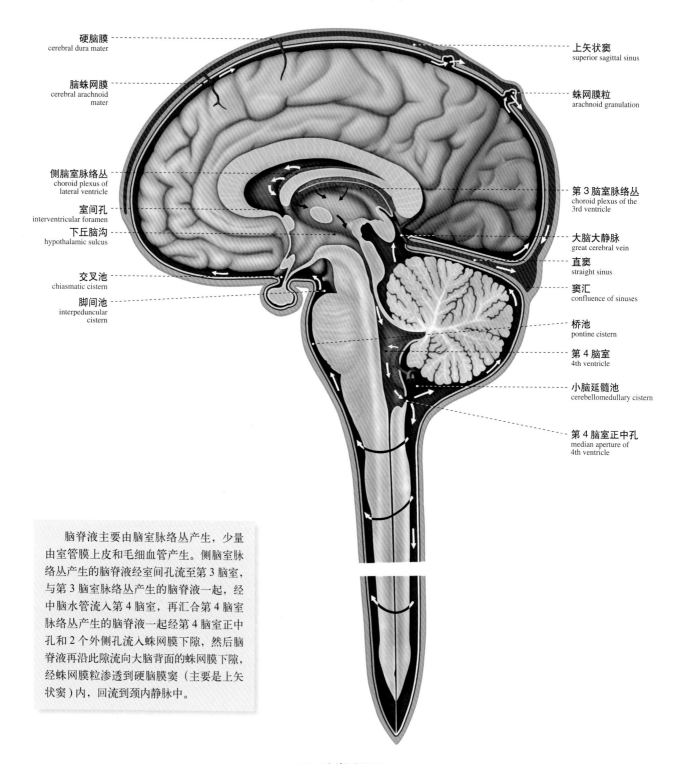

硬脑膜
cerebral dura mater

脑蛛网膜
cerebral arachnoid mater

侧脑室脉络丛
choroid plexus of lateral ventricle

室间孔
interventricular foramen

下丘脑沟
hypothalamic sulcus

交叉池
chiasmatic cistern

脚间池
interpeduncular cistern

上矢状窦
superior sagittal sinus

蛛网膜粒
arachnoid granulation

第3脑室脉络丛
choroid plexus of the 3rd ventricle

大脑大静脉
great cerebral vein

直窦
straight sinus

窦汇
confluence of sinuses

桥池
pontine cistern

第4脑室
4th ventricle

小脑延髓池
cerebellomedullary cistern

第4脑室正中孔
median aperture of 4th ventricle

　　脑脊液主要由脑室脉络丛产生，少量由室管膜上皮和毛细血管产生。侧脑室脉络丛产生的脑脊液经室间孔流至第3脑室，与第3脑室脉络丛产生的脑脊液一起，经中脑水管流入第4脑室，再汇合第4脑室脉络丛产生的脑脊液一起经第4脑室正中孔和2个外侧孔流入蛛网膜下隙，然后脑脊液再沿此隙流向大脑背面的蛛网膜下隙，经蛛网膜粒渗透到硬脑膜窦（主要是上矢状窦）内，回流到颈内静脉中。

268. 脑脊液循环
Circulation of the cerebrospinal fluid

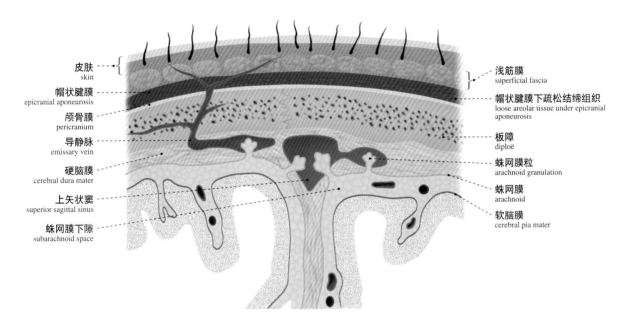

皮肤
skin

帽状腱膜
epicranial aponeurosis

颅骨膜
pericranium

导静脉
emissary vein

硬脑膜
cerebral dura mater

上矢状窦
superior sagittal sinus

蛛网膜下隙
subarachnoid space

浅筋膜
superficial fascia

帽状腱膜下疏松结缔组织
loose areolar tissue under epicranial aponeurosis

板障
diploë

蛛网膜粒
arachnoid granulation

蛛网膜
arachnoid

软脑膜
cerebral pia mater

269. 颅顶结构
Parietal structure

第六章

脑血管

脑动脉

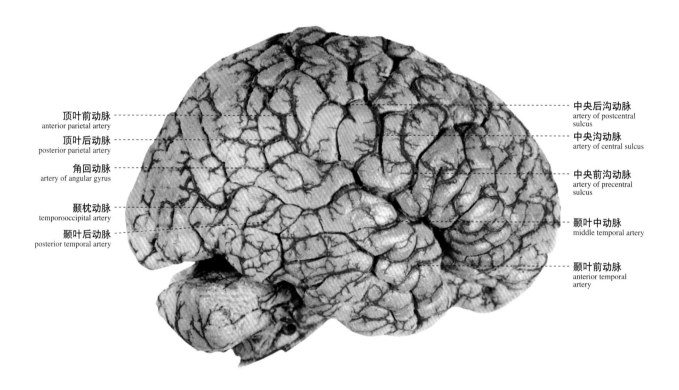

顶叶前动脉
anterior parietal artery

顶叶后动脉
posterior parietal artery

角回动脉
artery of angular gyrus

颞枕动脉
temporooccipital artery

颞叶后动脉
posterior temporal artery

中央后沟动脉
artery of postcentral sulcus

中央沟动脉
artery of central sulcus

中央前沟动脉
artery of precentral sulcus

颞叶中动脉
middle temporal artery

颞叶前动脉
anterior temporal artery

270. 大脑外侧面的动脉 1

Arteries of the lateral surface of the cerebrum 1

　　脑的动脉源出颈内动脉和椎动脉。以顶枕沟为界，大脑半球前 2/3 和部分间脑由颈内动脉供应，大脑半球后 1/3 以及部分间脑、脑干和小脑由椎动脉供应。故临床上常把脑的动脉分归 2 个系统，即颈内动脉系和椎-基底动脉系。此 2 系动脉的分支可分皮质动脉和中央动脉 2 类：皮质动脉营养皮质及其下的髓质；中央动脉供应基底核、内囊和间脑等。

　　颈内动脉起自颈总动脉，自颈部向上直至颅底，经颞骨岩部的颈动脉管进入海绵窦，紧靠蝶骨体，以后在前床突的内侧穿出海绵窦，在视交叉的外侧分成大脑前动脉和大脑中动脉。颈内动脉的主要分支有：大脑前动脉、大脑中动脉、后交通动脉和脉络丛前动脉。

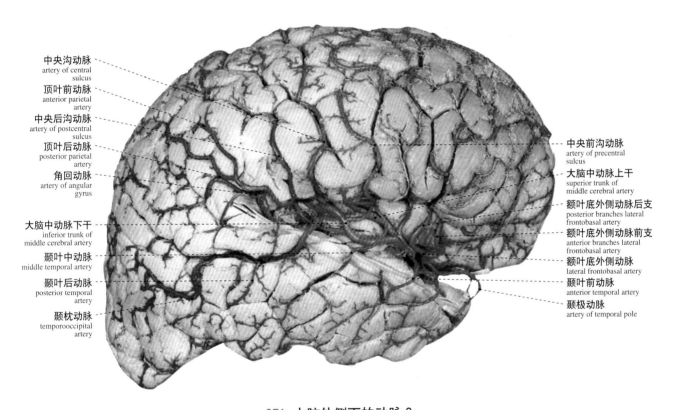

中央沟动脉
artery of central sulcus

顶叶前动脉
anterior parietal artery

中央后沟动脉
artery of postcentral sulcus

顶叶后动脉
posterior parietal artery

角回动脉
artery of angular gyrus

大脑中动脉下干
inferior trunk of middle cerebral artery

颞叶中动脉
middle temporal artery

颞叶后动脉
posterior temporal artery

颞枕动脉
temporooccipital artery

中央前沟动脉
artery of precentral sulcus

大脑中动脉上干
superior trunk of middle cerebral artery

额叶底外侧动脉后支
posterior branches lateral frontobasal artery

额叶底外侧动脉前支
anterior branches lateral frontobasal artery

额叶底外侧动脉
lateral frontobasal artery

颞叶前动脉
anterior temporal artery

颞极动脉
artery of temporal pole

271. 大脑外侧面的动脉 2
Arteries of the lateral surface of the cerebrum 2

　　大脑前动脉：行于视神经的上面，与对侧的同名动脉在中线上借前交通动脉相连，然后沿胼胝体沟后行，分布于顶枕沟以前的内侧面以及额叶底面的一部分，其分支也经半球的上缘转至额、顶2叶上外侧面的上部。

　　大脑中动脉：大脑中动脉是颈内动脉的直接延续，在颈内动脉的分支中最为粗大。大脑中动脉在大脑的外侧沟内分为数支，滋养大脑半球的上外侧面和岛叶。

　　后交通动脉：在视束的下面后行，与大脑后动脉吻合，此动脉变化较多，如常见两侧后交通动脉不等大，一侧较粗、一侧较细；也有一侧后交通动脉缺如的情况。

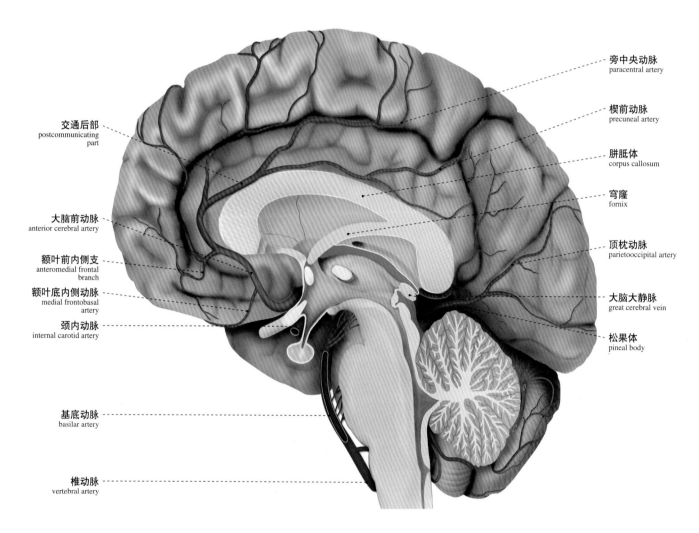

交通后部
postcommunicating
part

大脑前动脉
anterior cerebral artery

额叶前内侧支
anteromedial frontal
branch

额叶底内侧动脉
medial frontobasal
artery

颈内动脉
internal carotid artery

基底动脉
basilar artery

椎动脉
vertebral artery

旁中央动脉
paracentral artery

楔前动脉
precuneal artery

胼胝体
corpus callosum

穹窿
fornix

顶枕动脉
parietooccipital artery

大脑大静脉
great cerebral vein

松果体
pineal body

272. 大脑动脉（正中矢状断面观1）
Arteries of the cerebrum (midsagittal section aspect 1)

　　椎动脉是锁骨下动脉的分支，穿行第6至第1颈椎横突孔，经枕骨大孔入颅腔，在脑桥延髓交界处合成1条基底动脉。椎动脉发出脊髓前、后动脉分布于脊髓，它还发出小脑下后动脉，分支到小脑半球下面的后部和延髓。基底动脉的主要分支有：小脑下前动脉到小脑下面的前部。迷路动脉，也常从小脑下前动脉发出，很细，与前庭蜗神经一同经内耳门至内耳。脑桥动脉供应脑桥基底部。小脑上动脉，起自基底动脉的末端，至小脑上面。大脑后动脉是基底动脉的终支，发自脑桥的上缘附近，分支至大脑半球枕叶的全部及颞叶的底面。它还发出分支，参与形成第3脑室脉络丛。

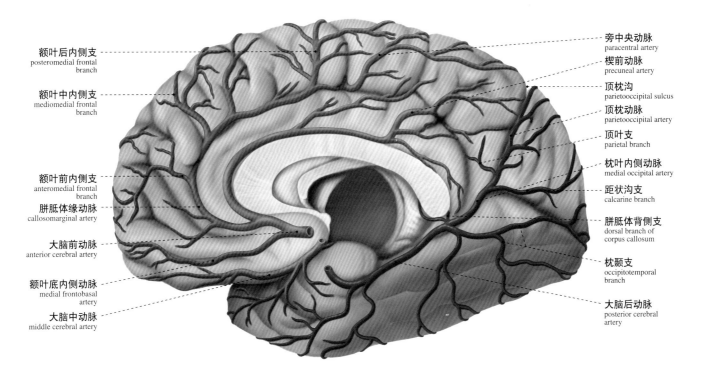

额叶后内侧支
posteromedial frontal
branch

额叶中内侧支
mediomedial frontal
branch

额叶前内侧支
anteromedial frontal
branch

胼胝体缘动脉
callosomarginal artery

大脑前动脉
anterior cerebral artery

额叶底内侧动脉
medial frontobasal
artery

大脑中动脉
middle cerebral artery

旁中央动脉
paracentral artery

楔前动脉
precuneal artery

顶枕沟
parietooccipital sulcus

顶枕动脉
parietooccipital artery

顶叶支
parietal branch

枕叶内侧动脉
medial occipital artery

距状沟支
calcarine branch

胼胝体背侧支
dorsal branch of
corpus callosum

枕颞支
occipitotemporal
branch

大脑后动脉
posterior cerebral
artery

273. 大脑动脉（正中矢状断面观 2）
Arteries of the cerebrum (midsagittal section aspect 2)

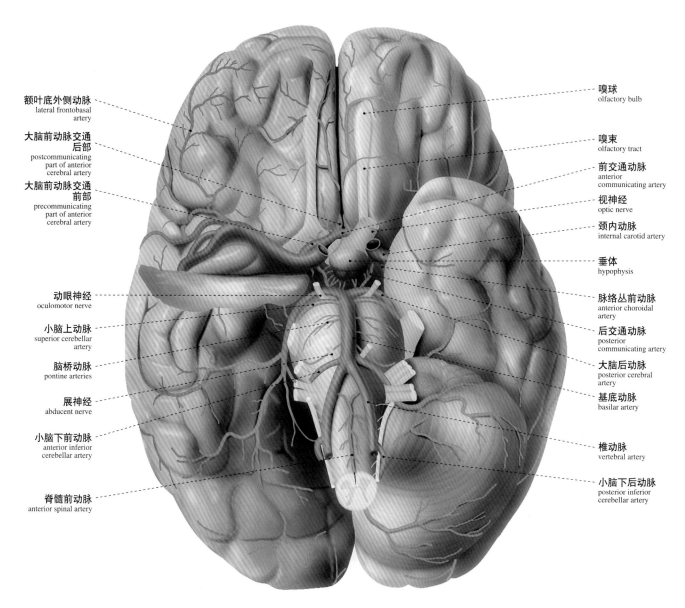

额叶底外侧动脉
lateral frontobasal artery

大脑前动脉交通后部
postcommunicating part of anterior cerebral artery

大脑前动脉交通前部
precommunicating part of anterior cerebral artery

动眼神经
oculomotor nerve

小脑上动脉
superior cerebellar artery

脑桥动脉
pontine arteries

展神经
abducent nerve

小脑下前动脉
anterior inferior cerebellar artery

脊髓前动脉
anterior spinal artery

嗅球
olfactory bulb

嗅束
olfactory tract

前交通动脉
anterior communicating artery

视神经
optic nerve

颈内动脉
internal carotid artery

垂体
hypophysis

脉络丛前动脉
anterior choroidal artery

后交通动脉
posterior communicating artery

大脑后动脉
posterior cerebral artery

基底动脉
basilar artery

椎动脉
vertebral artery

小脑下后动脉
posterior inferior cerebellar artery

274. 脑的动脉
Cerebral arteries

　　由大脑前动脉、中动脉、后动脉起始段借前、后交通动脉相连接，在蝶鞍的上面环绕视交叉、灰结节及乳头体，形成大脑动脉环，也称 Willis 环。大脑动脉环的功能意义：在正常情况下，来自两侧颈内动脉和椎动脉的血液各有其供血区域，互不相混，保持正常的平衡。当此环的某一动脉发生血流减少甚至被阻断时，血液可通过此环而重新分配，建立新的平衡。从大脑动脉环及大脑前、中、后动脉的近侧段都发出小的中央动脉，几乎垂直穿入脑实质。自大脑前和中动脉发出的中央动脉，经前穿质深入脑实质，主要供应尾状核、豆状核、内囊等结构的大部；自大脑后动脉发出的中央动脉，经后穿质入脑，主要滋养背侧丘脑、内（外）侧膝状体、下丘脑、底丘脑等。这些分支中，当供应纹状体和内囊的中央动脉发生病变时，可引起严重的症状。

　　皮质的分支有：眶额动脉、中央前沟动脉、中央沟动脉、中央后沟动脉、顶后动脉、角回动脉、颞后动脉、颞中动脉、颞前动脉和颞极动脉。

　　中央支：大脑中动脉的中央支称外侧豆纹动脉，可分内、外穿动脉 2 组。它们分布于豆状核壳、尾状核头与体内囊前肢、后肢的 2/3。大脑中动脉的中央支是供应纹状体和内囊的主要动脉，易破裂出血，故又名"出血动脉"。

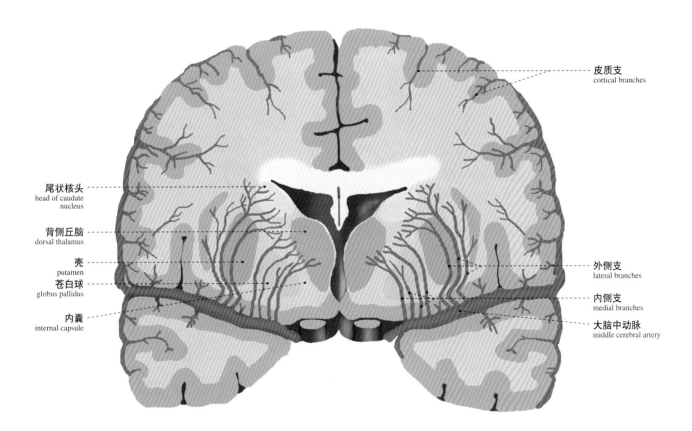

皮质支
cortical branches

尾状核头
head of caudate
nucleus

背侧丘脑
dorsal thalamus

壳
putamen

苍白球
globus pallidus

内囊
internal capsule

外侧支
lateral branches

内侧支
medial branches

大脑中动脉
middle cerebral artery

275. 脑动脉的皮质支和中央支
Cortical and central branches of the cerebral arteries

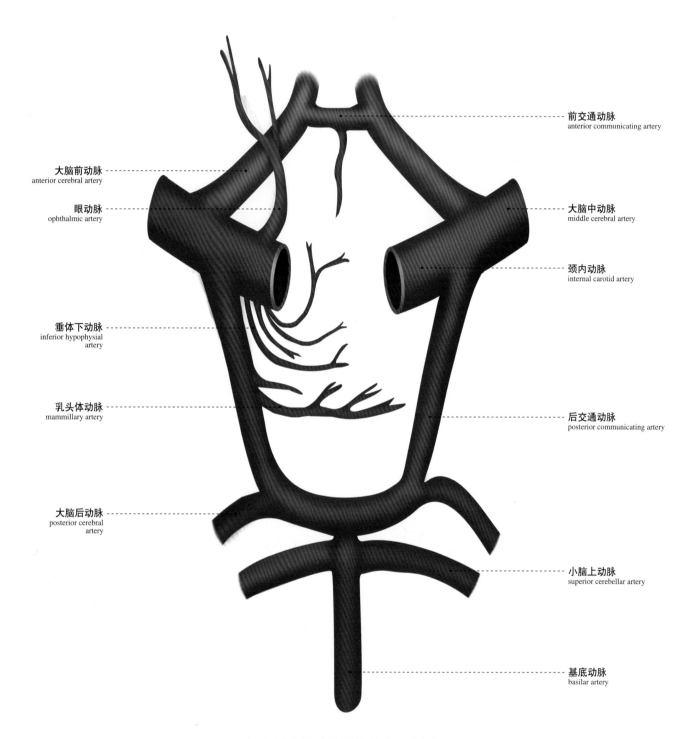

大脑前动脉
anterior cerebral artery

眼动脉
ophthalmic artery

垂体下动脉
inferior hypophysial
artery

乳头体动脉
mammillary artery

大脑后动脉
posterior cerebral
artery

前交通动脉
anterior communicating artery

大脑中动脉
middle cerebral artery

颈内动脉
internal carotid artery

后交通动脉
posterior communicating artery

小脑上动脉
superior cerebellar artery

基底动脉
basilar artery

276. 后交通动脉及其分支示意图
Diagram of the posterior communicating artery and its branches

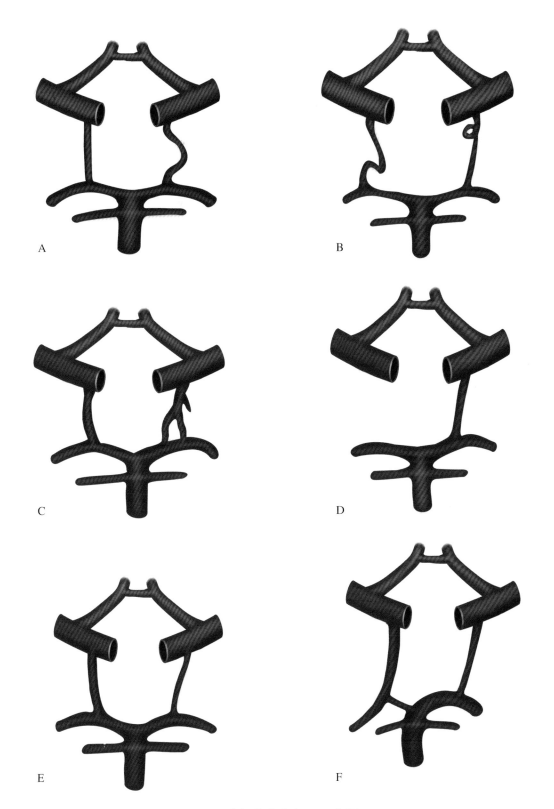

277. 后交通动脉变异示意图

Diagram of the variation of the posterior communicating artery

A. 右侧平直，左侧弯曲型。B. 右侧弯曲，左侧襻状型。C. 左侧后部丛状型。D. 右侧交通动脉缺如。E. 左侧后交通动脉细小。
F. 右侧大脑后动脉起自后交通动脉

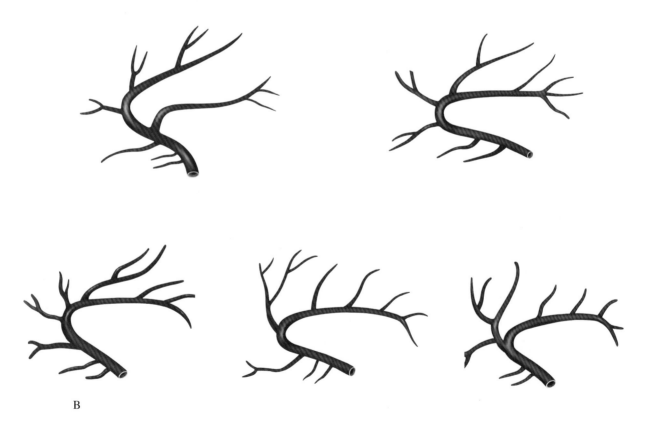

额后动脉
posterior frontal artery

额中动脉
middle frontal artery

交通后部
postcommunicating part

胼缘体缘动脉
callosomarginal artery

额前动脉
prefrontal artery

额极动脉
frontal pole artery

眶额动脉
orbitofrontal artery

大脑前动脉
anterior cerebral artery

A

B

278. 大脑前动脉远侧段双干型的各种亚型

Various subtypes of the distal segment of the anterior cerebral artery double dry-type

A. 双干型。B. 各种亚型

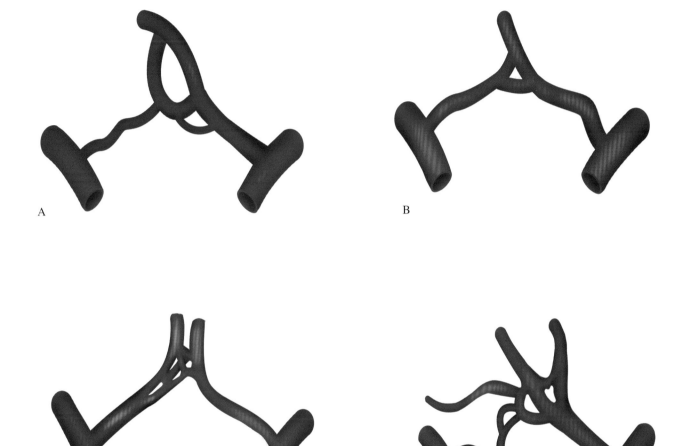

279. 大脑前动脉远侧段及前交通动脉变异示意图
Diagram for the variation of the distal segment of the anterior cerebral artery and the anterior communicating artery

A. 右侧大脑前动脉近侧段细小，增粗的前交通动脉起自左大脑前动脉。B. 双侧大脑前动脉近侧段走行异常，前交通动脉基本正常。
C. 双侧大脑前动脉近侧段走行基本正常，前交通动脉呈丛状分布。D. 右侧大脑前动脉近侧段细小，左侧大脑前动脉增粗代偿，
前交通动脉呈丛状分布

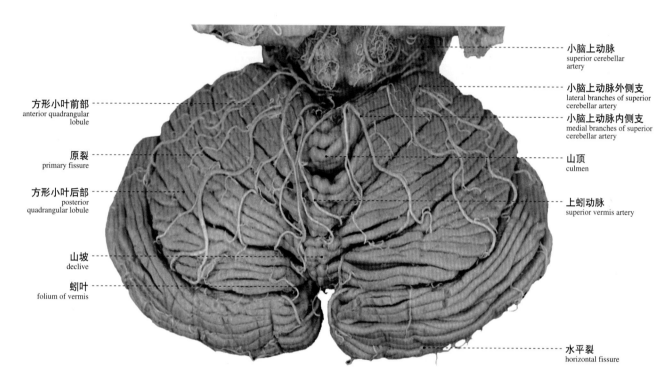

方形小叶前部
anterior quadrangular lobule

原裂
primary fissure

方形小叶后部
posterior quadrangular lobule

山坡
declive

蚓叶
folium of vermis

小脑上动脉
superior cerebellar artery

小脑上动脉外侧支
lateral branches of superior cerebellar artery

小脑上动脉内侧支
medial branches of superior cerebellar artery

山顶
culmen

上蚓动脉
superior vermis artery

水平裂
horizontal fissure

280. 小脑动脉（上面观）
Arteries of the lateral surface of the cerebellum (superior aspect)

小脑上动脉：通常在中脑的前面起自基底动脉顶端，行经动眼神经下方，向后于中脑和脑桥交界附近围绕脑干，位于滑车神经下方和三叉神经上方。越过三叉神经后进入小脑中脑裂，发出小脑前动脉，供应小脑深部白质和齿状核。离开小脑中脑裂后，它的分支再次位于小脑幕的内侧，经小脑幕的下方后，分布于小脑的幕面。

蚓部动脉：蚓部动脉在小脑中脑裂内起自小脑上动脉头侧干。通常有 2 支，1 支分布于中线旁区域，另 1 支分布于半球的旁正中区域。

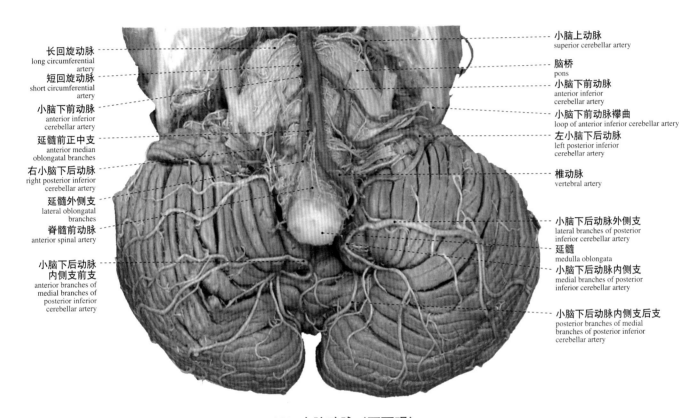

281. 小脑动脉（下面观）

Arteries of the lateral surface of the cerebellum (inferior aspect)

小脑前动脉：起源于小脑中脑裂内的动脉干皮质支，裂内分支最多可达 8 支，在裂内于起源血管及其分支形成复杂结构，不易分辨，分为内侧组和外侧组。

半球动脉：在小脑中脑裂的深部起自头侧干、尾侧干。起发出小脑前动脉，与其近端并行于裂内，出裂后供应蚓部以外的小脑幕面。通常分 3 支，分别为外侧支、中间支、内侧支。

边缘支：半数小脑膜上动脉发出边缘支。通常为第 1 皮质支，起自脑桥中脑外侧段，直接行向皮质表面。

小脑下前动脉：通常以单干起源的基底动脉，在展神经、面神经、前庭蜗神经附近绕脑桥走行，在接近内听道神经和从外侧孔突出的脉络丛时发出分支，然后绕过绒球，供应小脑脑桥裂的上、下缘及小脑岩面。

小脑下后动脉：起源于椎动脉的小脑动脉。向后绕经延髓，在延髓的前外侧行于舌下神经头侧、尾侧或之间，在延髓后外侧行于舌咽神经、迷走神经和副神经之间，然后围绕小脑扁桃体进入小脑延髓裂至第 4 脑室顶壁下半后方，出小脑扁桃体裂后发出分支供应枕下面的小脑蚓部和半球。

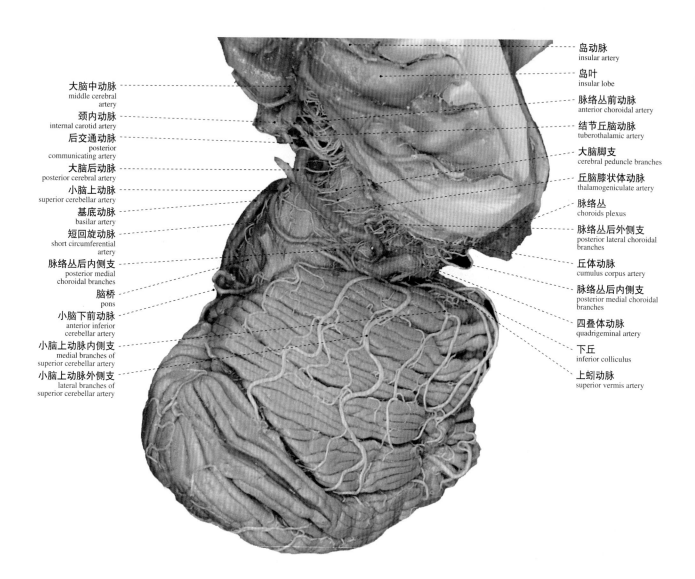

大脑中动脉
middle cerebral
artery

颈内动脉
internal carotid artery

后交通动脉
posterior
communicating artery

大脑后动脉
posterior cerebral artery

小脑上动脉
superior cerebellar artery

基底动脉
basilar artery

短回旋动脉
short circumferential
artery

脉络丛后内侧支
posterior medial
choroidal branches

脑桥
pons

小脑下前动脉
anterior inferior
cerebellar artery

小脑上动脉内侧支
medial branches of
superior cerebellar artery

小脑上动脉外侧支
lateral branches of
superior cerebellar artery

岛动脉
insular artery

岛叶
insular lobe

脉络丛前动脉
anterior choroidal artery

结节丘脑动脉
tuberothalamic artery

大脑脚支
cerebral peduncle branches

丘脑膝状体动脉
thalamogeniculate artery

脉络丛
choroids plexus

脉络丛后外侧支
posterior lateral choroidal
branches

丘体动脉
cumulus corpus artery

脉络丛后内侧支
posterior medial choroidal
branches

四叠体动脉
quadrigeminal artery

下丘
inferior colliculus

上蚓动脉
superior vermis artery

282. 脉络丛后外侧支
Posterior lateral choroidal branches

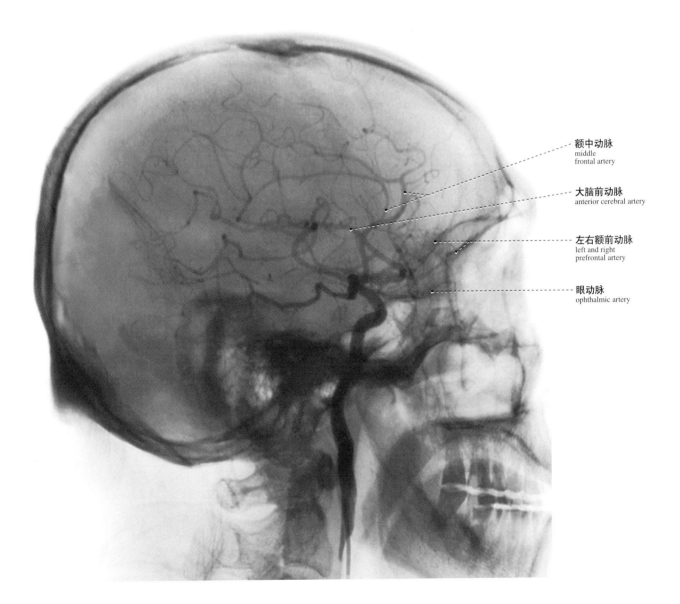

额中动脉
middle
frontal artery

大脑前动脉
anterior cerebral artery

左右额前动脉
left and right
prefrontal artery

眼动脉
ophthalmic artery

283. 脑动脉数字减影血管造影（侧位）
DSA of cerebral arteries (lateral view)

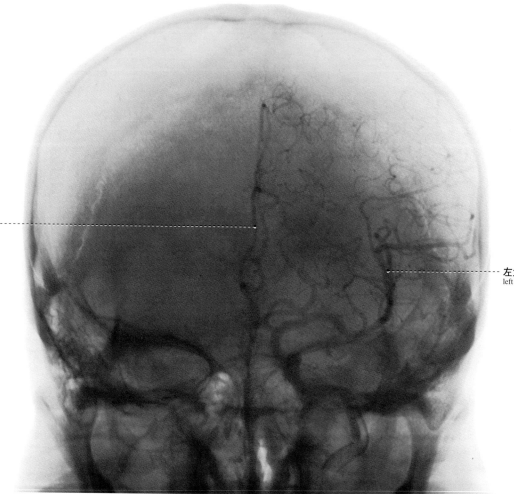

左大脑前动脉
left anterior cerebral artery

左大脑中动脉
left middle cerebral artery

284. 脑动脉数字减影血管造影（前后位）
DSA of cerebral arteries (anteroposterior view)

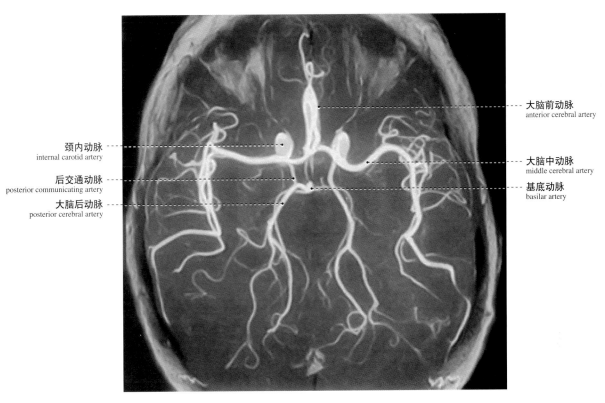

颈内动脉
internal carotid artery

后交通动脉
posterior communicating artery

大脑后动脉
posterior cerebral artery

大脑前动脉
anterior cerebral artery

大脑中动脉
middle cerebral artery

基底动脉
basilar artery

285. 脑磁共振动脉造影（上面观）
MRA of cerebral arteries (superior view)

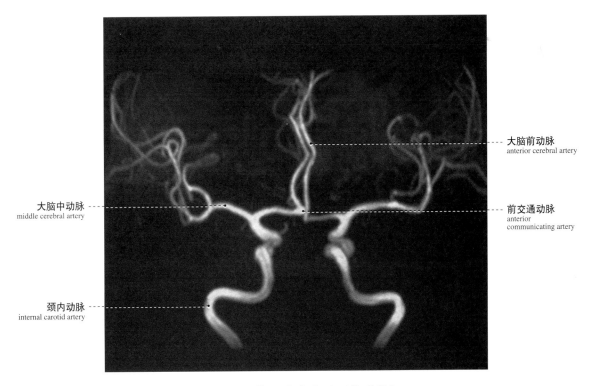

大脑中动脉
middle cerebral artery

颈内动脉
internal carotid artery

大脑前动脉
anterior cerebral artery

前交通动脉
anterior communicating artery

286. 脑磁共振动脉造影（前后位）
MRA of cerebral arteries (anteroposterior view)

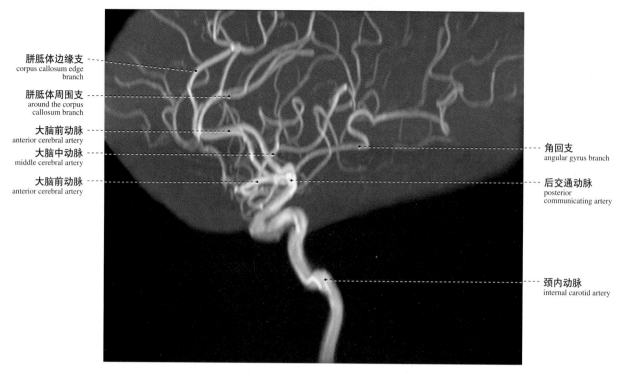

胼胝体边缘支
corpus callosum edge branch

胼胝体周围支
around the corpus callosum branch

大脑前动脉
anterior cerebral artery

大脑中动脉
middle cerebral artery

大脑前动脉
anterior cerebral artery

角回支
angular gyrus branch

后交通动脉
posterior communicating artery

颈内动脉
internal carotid artery

287. 脑磁共振动脉造影（侧位）
MRA of brain arteries (lateral view)

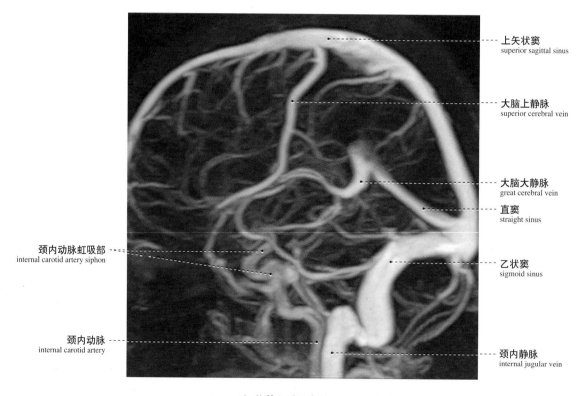

上矢状窦
superior sagittal sinus

大脑上静脉
superior cerebral vein

大脑大静脉
great cerebral vein

直窦
straight sinus

乙状窦
sigmoid sinus

颈内动脉虹吸部
internal carotid artery siphon

颈内动脉
internal carotid artery

颈内静脉
internal jugular vein

288. 脑磁共振静脉造影（侧位）
MRV of brain veins (lateral view)

脑静脉

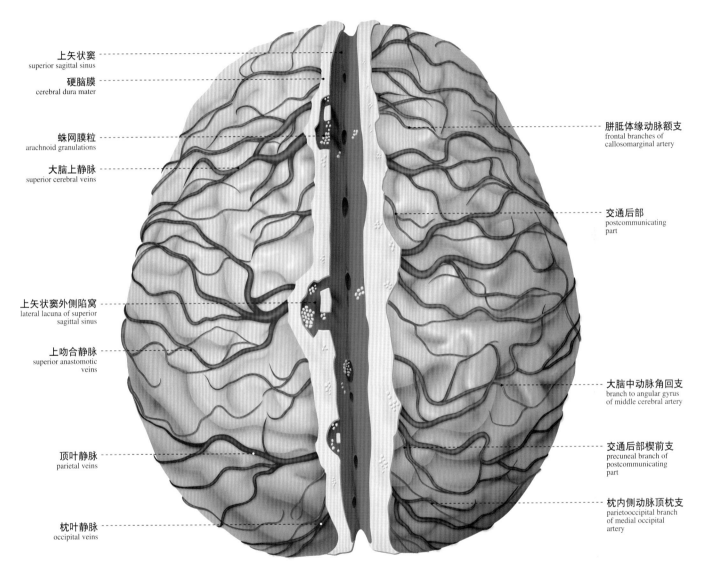

上矢状窦
superior sagittal sinus

硬脑膜
cerebral dura mater

蛛网膜粒
arachnoid granulations

大脑上静脉
superior cerebral veins

上矢状窦外侧陷窝
lateral lacuna of superior
sagittal sinus

上吻合静脉
superior anastomotic
veins

顶叶静脉
parietal veins

枕叶静脉
occipital veins

胼胝体缘动脉额支
frontal branches of
callosomarginal artery

交通后部
postcommunicating
part

大脑中动脉角回支
branch to angular gyrus
of middle cerebral artery

交通后部楔前支
precuneal branch of
postcommunicating
part

枕内侧动脉顶枕支
parietooccipital branch
of medial occipital
artery

289. 大脑的浅动脉和静脉

Superficial arteries and veins of the cerebrum

　　脑的静脉不与动脉伴行，浅静脉收集皮质及皮质下髓质的静脉血，注入邻近的硬脑膜窦。深静脉收集大脑深部髓质、基底核、内囊、间脑、脑室脉络丛等处的静脉血。

　　大脑外静脉：以大脑外侧沟为界分为3组。大脑上静脉，8~12支，收集大脑半球外侧面和内侧面的血液，注入上矢状窦；大脑下静脉主要注入横窦和海绵窦；中组又分为浅、深2组，大脑中浅静脉收集半球外侧面近外侧沟的静脉，本干沿外侧沟向前下，注入海绵窦，大脑中深静脉收集脑岛的血液，与大脑前静脉和纹状体静脉汇合成基底静脉，注入大脑大静脉。

　　大脑内静脉：由脉络膜静脉和丘脑纹静脉在室间孔后上缘合成，向后至松果体后方，与对侧的大脑内静脉汇合成1条大脑大静脉。

内侧中央后静脉
medial postcentral
vein

顶枕内侧静脉
medial parietooccipital vein

顶枕内侧静脉
medial
parieooccipital vein

大脑大静脉
great cerebral vein

枕内静脉
internal occipital vein

颞下静脉
inferior temporal vein

中脑
midbrain

小脑
cerebellum

第4脑室
4th ventricle

蚓下静脉
inferior vermian vein

蛛网膜粒
arachnoid granulations

脑蛛网膜
cerebral arachnoid mater

胼胝体
corpus callosum

大脑内静脉
internal cerebral vein

透明隔
septum pellucidum

第3脑室
3rd ventricle

大脑前静脉
anterior cerebral vein

大脑前动脉
anterior cerebral artery

脑桥
pons

延髓
medulla oblongata

290. 大脑浅静脉（内侧面观）
Superficial veins of the cerebrum (medial aspect)

　　直窦始于大脑大静脉与下矢状窦汇合的膨大处，是仅次于上矢状窦的第2大引流静脉，横切面呈三角形。汇入该血管的主要有以下几支静脉。

　　大脑前静脉：该静脉主要引流眶叶、额叶内侧以及胼胝体嘴侧的血液，然后汇入基底静脉，最终汇入直窦。

　　大脑中静脉：该静脉较粗大，并构成深、浅2个管道。深静脉引流侧裂内各脑回的血液，浅静脉引流侧裂周围脑回、额叶外侧凸面及眶叶外侧脑回的血液。大脑中静脉浅支的血液进入海绵窦，而深静脉汇入基底静脉并最终汇入直窦。

　　基底静脉：该静脉是大脑大静脉形成前的最大脑外静脉，由大脑前静脉、大脑中深静脉、纹状体静脉汇集形成，在横池处与大脑内静脉以及按枕-额方向引流距状区静脉血液的大脑后静脉汇合。

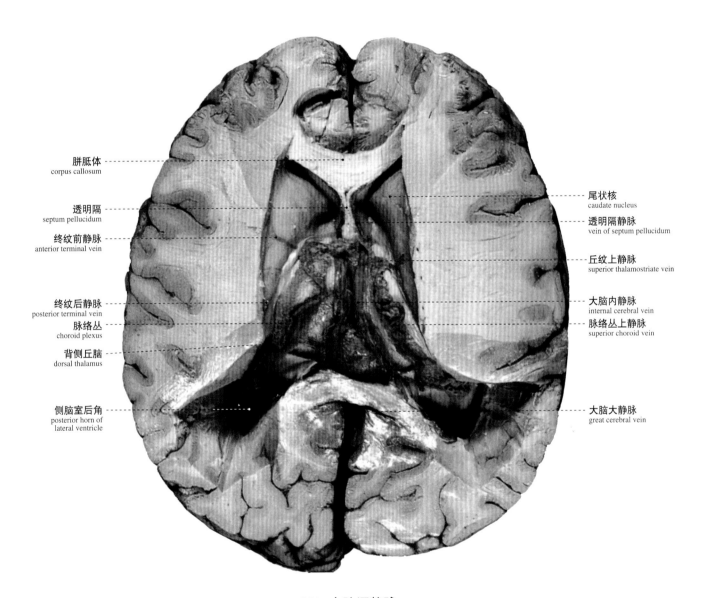

胼胝体
corpus callosum

透明隔
septum pellucidum

终纹前静脉
anterior terminal vein

终纹后静脉
posterior terminal vein

脉络丛
choroid plexus

背侧丘脑
dorsal thalamus

侧脑室后角
posterior horn of
lateral ventricle

尾状核
caudate nucleus

透明隔静脉
vein of septum pellucidum

丘纹上静脉
superior thalamostriate vein

大脑内静脉
internal cerebral vein

脉络丛上静脉
superior choroid vein

大脑大静脉
great cerebral vein

291. 大脑深静脉
Deep cerebral veins

蝶顶窦
sphenoparietal sinus

脑膜中静脉
middle meningeal vein

海绵窦
cavernous sinus

卵圆孔静脉丛
foramen ovale venous plexus

海绵间窦
intercavernous sinus

基底静脉丛
basilar venous plexus

岩下窦
inferior petrosal sinus

岩上窦
superior petrosal sinus

缘窦
marginal sinus

枕窦
occipital sinuses

乙状窦
sigmoid sinus

横窦
transverse sinus

窦汇
confluence of sinuses

上矢状窦
superior sagittal sinus

292. 硬脑膜静脉窦
Dural venous sinus

　　海绵窦在蝶鞍周围形成环，其左、右部分与前海绵间窦和后海绵间窦互联。在后海绵间窦后面的斜坡上，是基底静脉丛。这种静脉丛也有助于海绵窦引流。

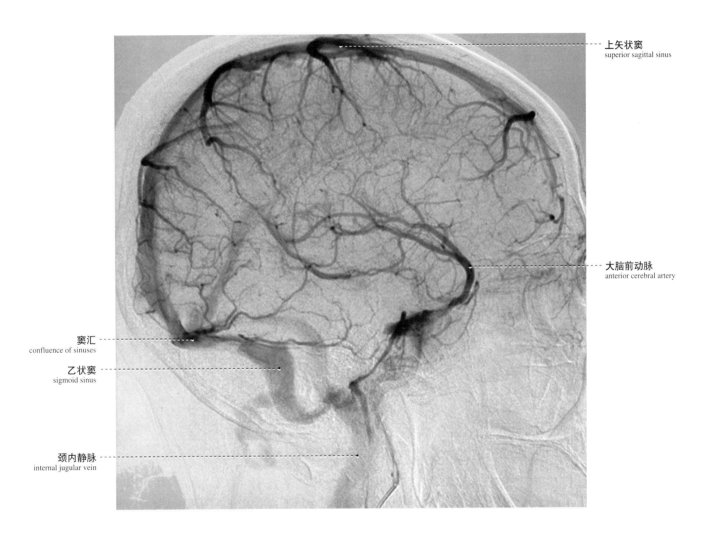

上矢状窦
superior sagittal sinus

大脑前动脉
anterior cerebral artery

窦汇
confluence of sinuses

乙状窦
sigmoid sinus

颈内静脉
internal jugular vein

293. 脑静脉数字减影血管造影（侧位）
DSA of cerebral veins (lateral view)

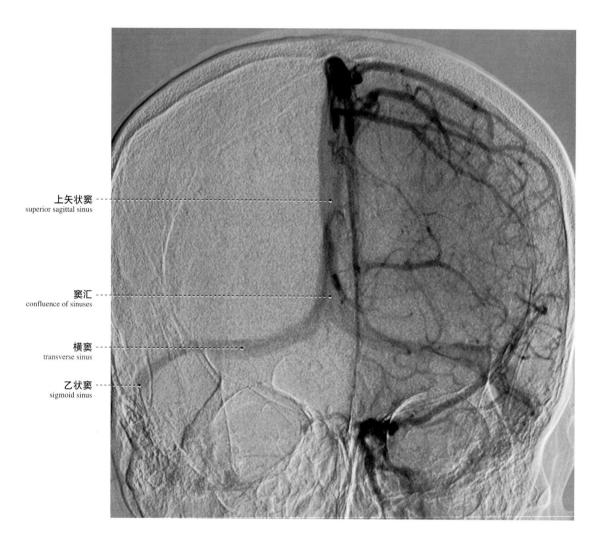

上矢状窦
superior sagittal sinus

窦汇
confluence of sinuses

横窦
transverse sinus

乙状窦
sigmoid sinus

294. 脑静脉数字减影血管造影（前后位）
DSA of cerebral veins (anteroposterior view)

第七章

颅 底

概 述

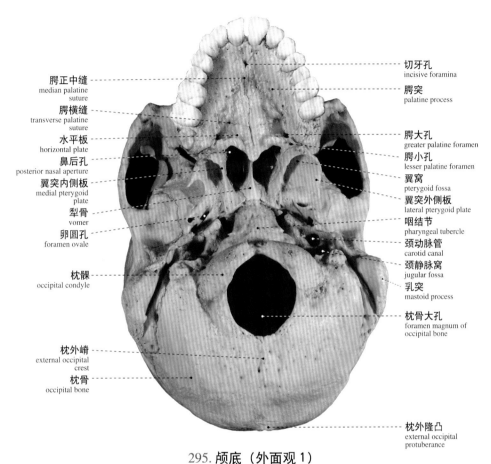

腭正中缝
median palatine suture

腭横缝
transverse palatine suture

水平板
horizontal plate

鼻后孔
posterior nasal aperture

翼突内侧板
medial pterygoid plate

犁骨
vomer

卵圆孔
foramen ovale

枕髁
occipital condyle

枕外嵴
external occipital crest

枕骨
occipital bone

切牙孔
incisive foramina

腭突
palatine process

腭大孔
greater palatine foramen

腭小孔
lesser palatine foramen

翼窝
pterygoid fossa

翼突外侧板
lateral pterygoid plate

咽结节
pharyngeal tubercle

颈动脉管
carotid canal

颈静脉窝
jugular fossa

乳突
mastoid process

枕骨大孔
foramen magnum of occipital bone

枕外隆凸
external occipital protuberance

295. 颅底（外面观 1）

Base of the skull (external aspect 1)

颅底外面高低不平，结构复杂，神经、血管通过的孔裂甚多。可用 2 条横线将颅底分成前、中、后 3 区。将前横线置于两侧颞骨下颌窝的前界，该线通过卵圆孔、破裂孔和蝶枕软骨结合部。将后横线置于两侧乳突的前缘，该线通过茎乳孔、颈静脉孔后缘及舌下神经管。

（1）前区：为前横线以前部分。位于最前方的为两侧上颌骨的牙槽突构成的牙槽弓。该弓的后内侧为上颌骨腭突及腭骨水平板构成的骨腭，也称为硬腭。硬腭正中有腭中缝，缝的前端有切牙孔，内有血管、神经通过。硬腭后外侧角有腭大孔，内有腭大神经和血管通过。鼻后孔位于硬腭之上，开口向后方。其顶部和两侧壁分别由蝶骨体和翼突构成，鼻中隔将其分为左、右两半。在蝶骨翼突外侧有颞下窝。该窝向外侧通颞窝，向前经眶下裂至眶，经翼上颌裂通翼腭窝。

（2）中间区：位于前、后两横线之间的区域。该区正中部分为枕骨基底部。两侧部分可以蝶骨大翼尖端向下突出的蝶骨棘为中心，该棘的前方为棘孔，棘的后方为颈动脉管外口，棘的内侧经咽鼓管可达鼓室，棘的外侧则为下颌窝，与下颌头相关节，窝的前缘隆起，为关节结节。蝶骨、枕骨基底部和颞骨岩部汇合处，围成不规则的破裂孔。中间区的后外侧部还有颈静脉孔和茎突。

（3）后区：位于后横线以后的部分。此区中央有一大孔，即枕骨大孔。孔的两侧各有一朝向下的椭圆形关节面，为枕髁。枕髁的外侧为乳突。髁的前外侧上方有舌下神经管外口。枕骨大孔的后方为枕鳞，其后方正中线上有枕外隆凸。枕骨侧部和颈骨之间有颈静脉孔。

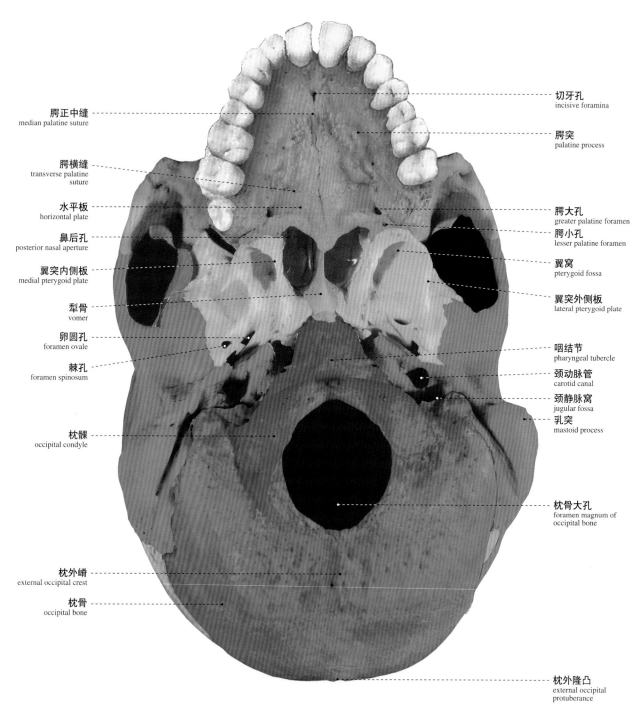

腭正中缝
median palatine suture

腭横缝
transverse palatine suture

水平板
horizontal plate

鼻后孔
posterior nasal aperture

翼突内侧板
medial pterygoid plate

犁骨
vomer

卵圆孔
foramen ovale

棘孔
foramen spinosum

枕髁
occipital condyle

枕外嵴
external occipital crest

枕骨
occipital bone

切牙孔
incisive foramina

腭突
palatine process

腭大孔
greater palatine foramen

腭小孔
lesser palatine foramen

翼窝
pterygoid fossa

翼突外侧板
lateral pterygoid plate

咽结节
pharyngeal tubercle

颈动脉管
carotid canal

颈静脉窝
jugular fossa

乳突
mastoid process

枕骨大孔
foramen magnum of occipital bone

枕外隆凸
external occipital protuberance

296. 颅底（外面观 2）

Base of the skull (external aspect 2)

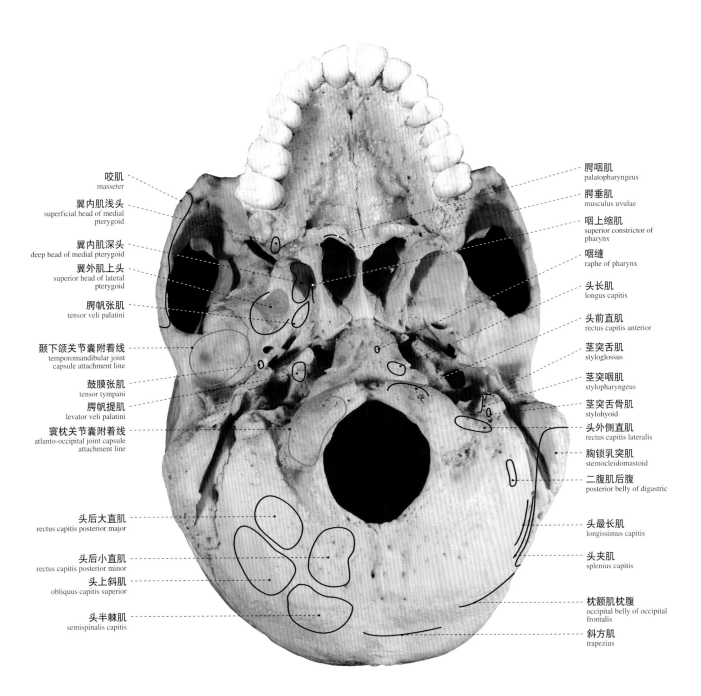

咬肌
masseter

翼内肌浅头
superficial head of medial pterygoid

翼内肌深头
deep head of medial pterygoid

翼外肌上头
superior head of lateral pterygoid

腭帆张肌
tensor veli palatini

颞下颌关节囊附着线
temporomandibular joint capsule attachment line

鼓膜张肌
tensor tympani

腭帆提肌
levator veli palatini

寰枕关节囊附着线
atlanto-occipital joint capsule attachment line

头后大直肌
rectus capitis posterior major

头后小直肌
rectus capitis posterior minor

头上斜肌
obliquus capitis superior

头半棘肌
semispinalis capitis

腭咽肌
palatopharyngeus

腭垂肌
musculus uvulae

咽上缩肌
superior constrictor of pharynx

咽缝
raphe of pharynx

头长肌
longus capitis

头前直肌
rectus capitis anterior

茎突舌肌
styloglossus

茎突咽肌
stylopharyngeus

茎突舌骨肌
stylohyoid

头外侧直肌
rectus capitis lateralis

胸锁乳突肌
sternocleidomastoid

二腹肌后腹
posterior belly of digastric

头最长肌
longissimus capitis

头夹肌
splenius capitis

枕额肌枕腹
occipital belly of occipital frontalis

斜方肌
trapezius

297. 颅底肌肉附着部位（外面观）
Muscle attachment sites of the base of the skull (external aspect)

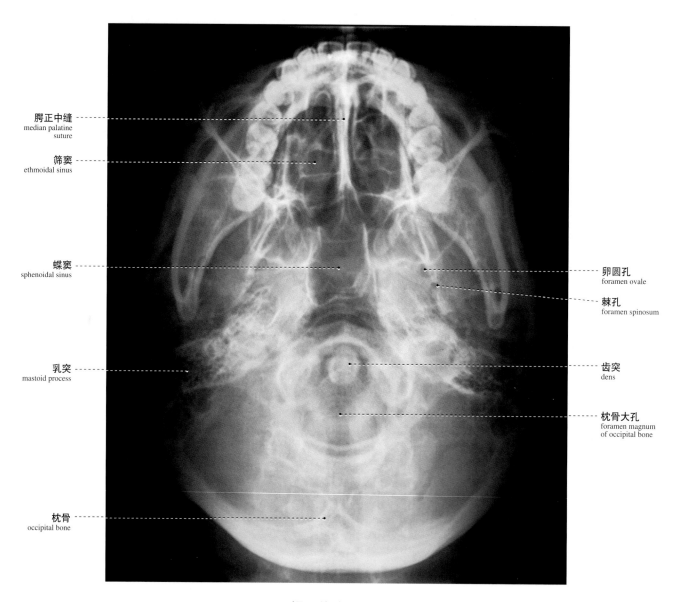

腭正中缝
median palatine suture

筛窦
ethmoidal sinus

蝶窦
sphenoidal sinus

乳突
mastoid process

枕骨
occipital bone

卵圆孔
foramen ovale

棘孔
foramen spinosum

齿突
dens

枕骨大孔
foramen magnum of occipital bone

298. 颅 X 线像（颏顶位）
Radiograph of the base of the skull (SMV)

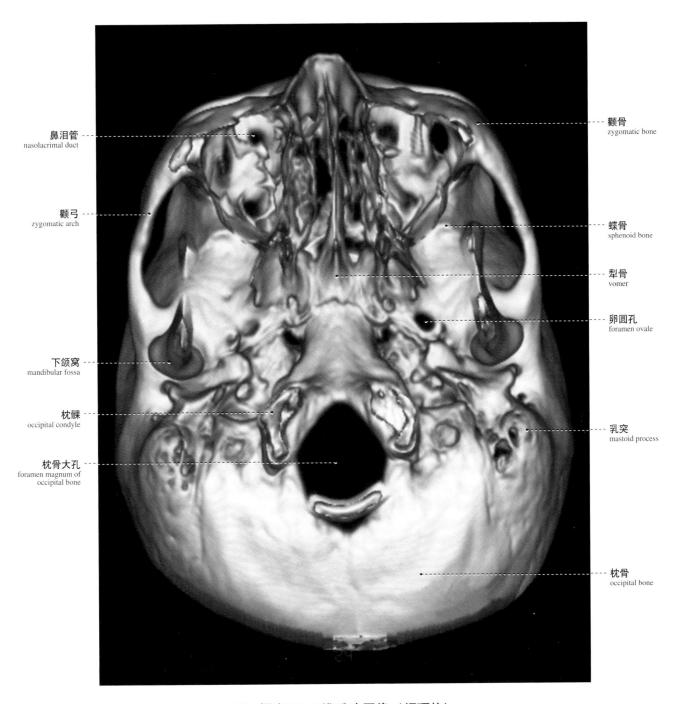

鼻泪管
nasolacrimal duct

颧弓
zygomatic arch

下颌窝
mandibular fossa

枕髁
occipital condyle

枕骨大孔
foramen magnum of
occipital bone

颧骨
zygomatic bone

蝶骨
sphenoid bone

犁骨
vomer

卵圆孔
foramen ovale

乳突
mastoid process

枕骨
occipital bone

299. 颅底 CT 三维重建图像（颏顶位）

CT 3D reconstruction image of the base of the skull (SMV)

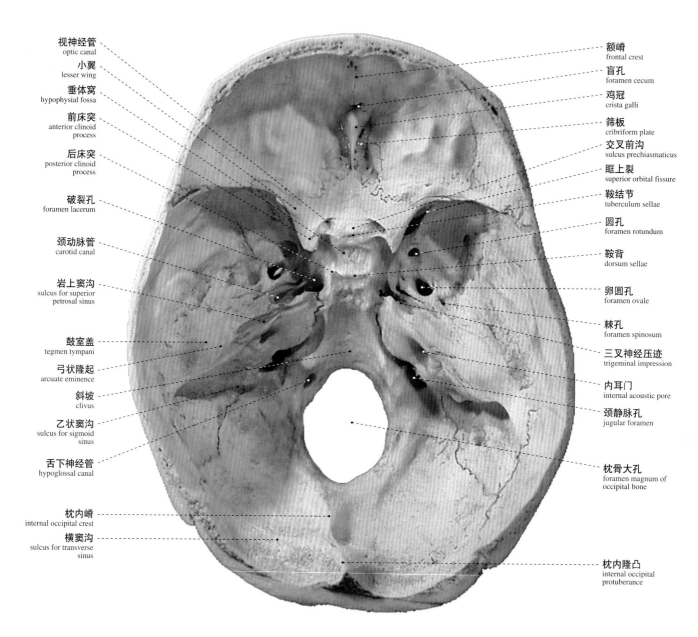

视神经管
optic canal

小翼
lesser wing

垂体窝
hypophysial fossa

前床突
anterior clinoid
process

后床突
posterior clinoid
process

破裂孔
foramen lacerum

颈动脉管
carotid canal

岩上窦沟
sulcus for superior
petrosal sinus

鼓室盖
tegmen tympani

弓状隆起
arcuate eminence

斜坡
clivus

乙状窦沟
sulcus for sigmoid
sinus

舌下神经管
hypoglossal canal

枕内嵴
internal occipital crest

横窦沟
sulcus for transverse
sinus

额嵴
frontal crest

盲孔
foramen cecum

鸡冠
crista galli

筛板
cribriform plate

交叉前沟
sulcus prechiasmaticus

眶上裂
superior orbital fissure

鞍结节
tuberculum sellae

圆孔
foramen rotundum

鞍背
dorsum sellae

卵圆孔
foramen ovale

棘孔
foramen spinosum

三叉神经压迹
trigeminal impression

内耳门
internal acoustic pore

颈静脉孔
jugular foramen

枕骨大孔
foramen magnum of
occipital bone

枕内隆凸
internal occipital
protuberance

300. 颅底（内面观1）
Base of the skull (internal aspect 1)

　　脑颅的内面有许多与脑的沟回相对应的压迹与骨嵴。颅盖内面沿正中线的1条浅沟为上矢状窦沟。在沟的两侧有许多颗粒小凹，颅腔侧壁有较细而分支的沟，是动脉沟。颅底内面不平坦，呈现3级阶梯状的窝，与脑底面的结构相对应，分别称为颅前、中、后窝。其中颅前窝最高，颅后窝最低。颅前窝由额骨、筛骨和位于它们后方的小翼构成。颅中窝由蝶骨体及大翼、颞骨岩部和颞鳞及顶骨前下角构成。颅后窝主要由枕骨和颞骨岩部后面构成。

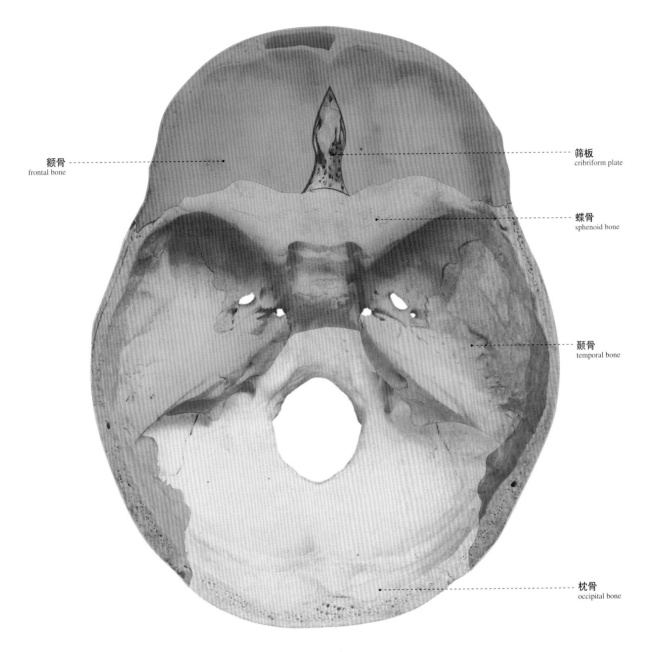

额骨
frontal bone

筛板
cribriform plate

蝶骨
sphenoid bone

颞骨
temporal bone

枕骨
occipital bone

301. 颅底（内面观 2）

Base of the skull (internal aspect 2)

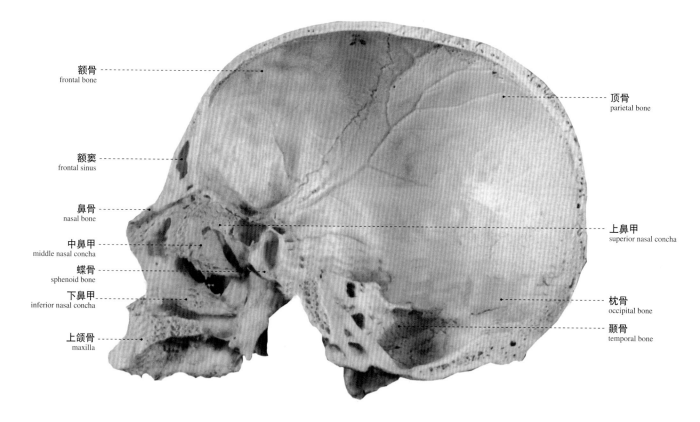

额骨
frontal bone

额窦
frontal sinus

鼻骨
nasal bone

中鼻甲
middle nasal concha

蝶骨
sphenoid bone

下鼻甲
inferior nasal concha

上颌骨
maxilla

顶骨
parietal bone

上鼻甲
superior nasal concha

枕骨
occipital bone

颞骨
temporal bone

302. 右半侧颅（内面观）
Right half of the skull (internal aspect)

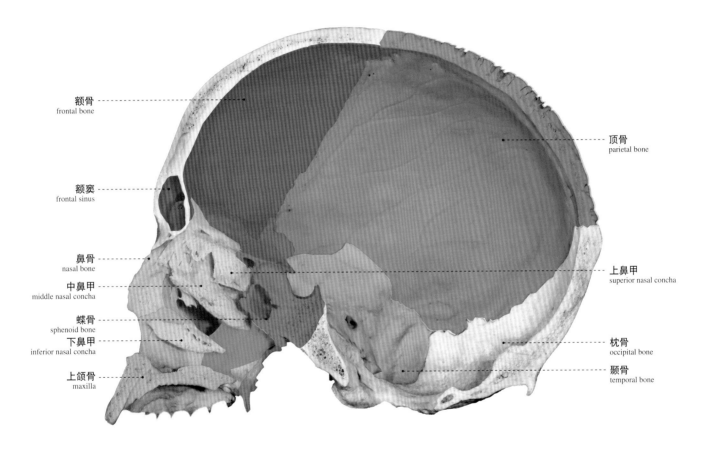

额骨
frontal bone

额窦
frontal sinus

鼻骨
nasal bone

中鼻甲
middle nasal concha

蝶骨
sphenoid bone

下鼻甲
inferior nasal concha

上颌骨
maxilla

顶骨
parietal bone

上鼻甲
superior nasal concha

枕骨
occipital bone

颞骨
temporal bone

303. 右半侧颅（内面观）
Right half of the skull (internal aspect)

颅前窝

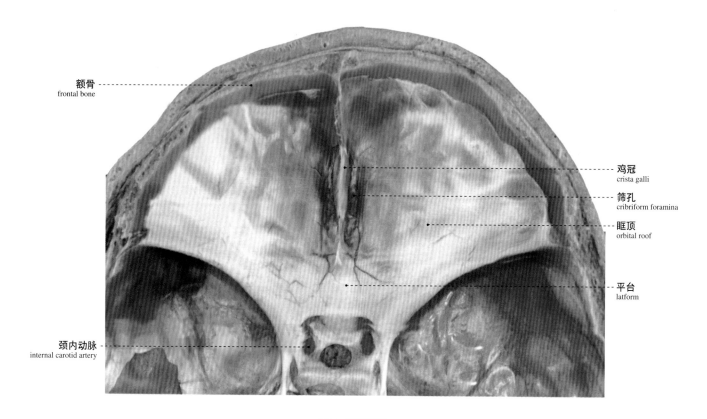

额骨
frontal bone

鸡冠
crista galli

筛孔
cribriform foramina

眶顶
orbital roof

平台
latform

颈内动脉
internal carotid artery

304. 颅前窝
Anterior cranial fossa

颅前窝位于颅底前方，由额骨眶板、筛骨筛板、蝶骨小翼和蝶骨体的前部构成，以蝶骨小翼和蝶轭与颅中窝分界。颅前窝是颅底 3 个回陷中最高的 1 个，位于眶、鼻腔之上，构成两者的顶，其前方与额窦仅以 1 块骨板相隔，其下方与筛窦相邻，故某些疾患可相互波及。

颅前窝整体呈漏斗状，最低处为筛板，通常低于眶顶内侧缘，呈窝状，称嗅窝。嗅窝前缘距颅前窝前缘 9.62 mm（0~21 mm），后缘距视神经管颅口前缘 18 mm（9~26 mm）。筛板位于颅前窝正中部，平均长约 21 mm，前部宽约 4 mm，后部宽约 5 mm，高出 Frankfort 平面 22 mm。筛板上有 26~71 个小孔，称筛孔，嗅丝通过筛孔连于筛板上方的嗅球。筛板薄而多孔，易骨折，伤及嗅丝可致嗅觉障碍；骨折伴硬脑膜撕裂后单纯嗅丝自筛孔内抽出者，均可导致脑脊液鼻漏。

筛板的下方是筛骨迷路，内有筛窦。筛板正中是鸡冠，鸡冠前方是盲孔。筛前神经及伴行血管经鸡冠前部两侧的窄裂进入颅腔。筛板借蝶筛缝与蝶骨相连。额骨眶板位于筛板两侧，构成眶顶，是颅前窝最薄的区，在新生儿中厚 0.12 mm，17 岁时达 0.70~1.10 mm，成年人为 1.00~2.00 mm。在老年人中，常有部分眶板骨质吸收，使眶骨膜直接与硬脑膜相接触。眶板上有指状压迹，高低不平，在颅脑外伤时常发生额叶眶面脑组织挫裂伤。眶板骨折时，骨折面出血渗入眶内，形成眼睑及球结膜下淤血，出现"熊猫眼"征。筛顶壁骨折还可导致脑脊液鼻漏。

蝶骨平台为一较宽阔的骨面，位于蝶骨体的上面，前方接筛板，后方为视交叉沟，外侧移行为蝶骨小翼。蝶骨小翼为三角形薄骨板，外侧端尖细；内侧端以 2 支连于蝶骨体前上部，2 支之间为视神经管。后缘内侧端突向内后方，形成前床突，有小脑幕游离缘附着。

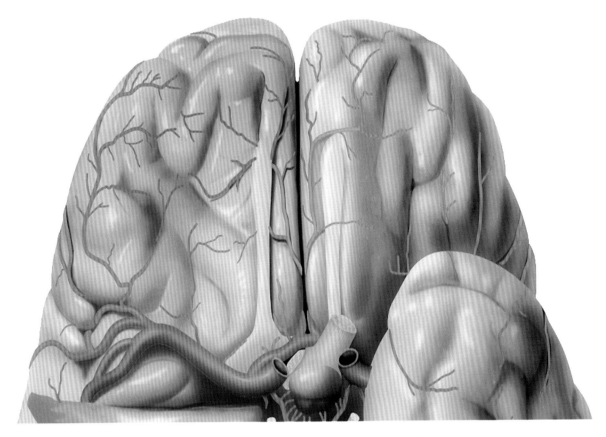

305. 颅前窝脑部
Anterior cranial fossa brain

　　颅前窝的骨板极薄，是颅前窝骨折的常见部位，大脑额叶及有关的嗅神经、嗅球和嗅束均位于颅前窝，同时，视交叉、垂体及大脑颞叶前端也与颅前窝相邻，这些结构的手术有时需经颅前窝才能到达。所以颅前窝具有比较重要的临床意义。

　　在翼点入路中，宜尽可能多而深地咬除蝶骨小翼后缘，使手术视野宽而短。在经额部入路行鞍区手术时，为了满足拓宽手术视野的需要，蝶骨体上部及前床突均可切除，可打开蝶窦和后筛窦，将窦内黏膜完整下推或刮除，小心保护前床突下方的视神经及颈内静脉。

颅中窝

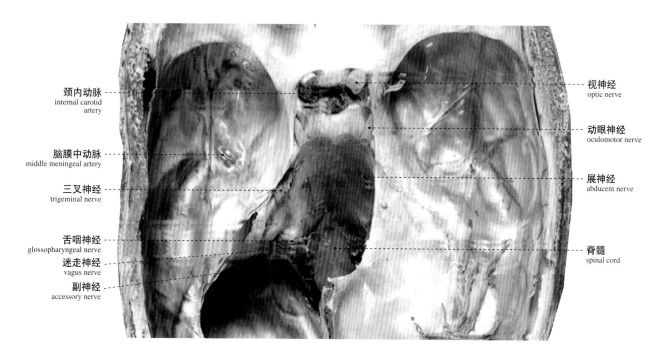

颈内动脉
internal carotid
artery

脑膜中动脉
middle meningeal artery

三叉神经
trigeminal nerve

舌咽神经
glossopharyngeal nerve

迷走神经
vagus nerve

副神经
accessory nerve

视神经
optic nerve

动眼神经
oculomotor nerve

展神经
abducent nerve

脊髓
spinal cord

306. 颅中窝

Middle cranial fossa

  颅中窝较颅前窝深而大，容纳大脑半球的颞叶及居正中位的脑垂体等。前界是蝶骨小翼后缘、前床突和交叉沟，后界是颞骨岩部上缘和蝶骨鞍背，外侧界是颞骨鳞部、顶骨和蝶骨大翼。中央部较窄，由蝶骨体形成。视神经管位于蝶骨小翼根和内侧的蝶骨体之间，稍向前外侧下降，容纳视神经、眼动脉和脑膜。视神经管上壁后缘往往有一弧形缺口，由硬脑膜反折形成的镰状皱襞填补，该皱襞自前床突向内侧延伸至蝶骨平台的蝶棱，覆盖视神经管的近端。有时，镰状皱襞特别坚韧，游离缘锐利，压迫视神经，在视神经上面出现深压迹。在头部创伤中，该皱襞可使视神经产生剪切伤。在该皱襞处，视神经无骨质保护，故在经额垂体手术及视神经减压术时需特别小心，切勿损伤视神经。两视神经管间有交叉前沟，前床突与视神经管相邻。

  蝶鞍位于颅中窝底的中部，形似马鞍形，其前部正中有鞍结节，鞍结节后方为垂体窝。窝底构成蝶窦顶的一部分，小儿垂体窝底较厚，可达 20 mm。但蝶窦随年龄增加而扩大，故窝底也随之变薄，成人多数为 1 mm。较薄的窝底有利于经蝶窦进行垂体手术。鞍背突向上前。鞍背的上外侧角膨大成后床突。颈动脉沟位于蝶鞍的两侧，为颈动脉管的延续。颈动脉管位于颞骨岩部前壁内，其内侧部邻近破裂孔处形成裂口。颈动脉管内侧端以蝶小舌为界。它续于破裂孔上面。沟内侧缘小的突起为中床突，它可连接到前床突。

  颅中窝的外侧部承托大脑颞叶。前面是蝶骨大翼的脑面，后面是颞骨岩部的前面，外侧是介于前两者之间的颞骨鳞部脑面。眶位于前方，颞窝位于外侧，颞下窝位于下方。颅中窝借眶上裂与眶交通，裂的上界是蝶骨小翼，下界是蝶骨大翼，内侧界是蝶骨体；裂的内侧较宽，长轴向下、内前倾斜。眶上裂有眼神经终末支、眼静脉、动眼神经、滑车神经、展神经和小血管通过。卵圆孔位于颈动脉沟外侧，有下颌神经通过。其前方是圆孔，其中有上颌神经通过。后外侧则是棘孔。脑膜中动脉沟从棘孔行向外侧。

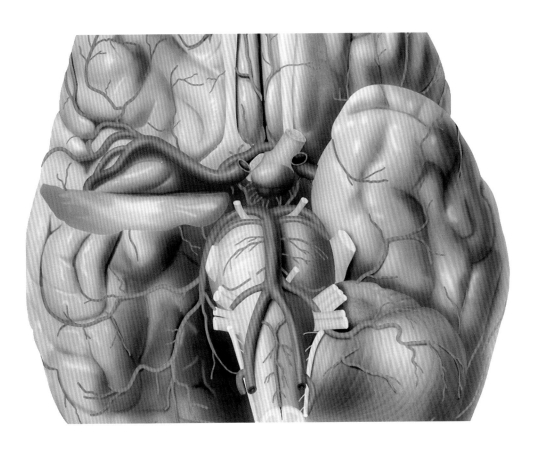

307. 颅中窝脑部
Middle cranial fossa brain

近颞骨岩部尖端可见三叉神经压迹，其外侧稍后方是岩大神经管裂孔，岩大神经沟由此向蝶岩裂延伸。岩小神经管裂孔紧靠岩大神经管裂孔的前外侧。岩大、小神经之间的距离为 1~3 mm，有时有交通支联系。颞骨岩部上缘有发育程度不等的岩上窦沟。弓状隆起为一圆钝的隆起，由前半规管耸起形成。颞骨鳞部与蝶骨以蝶鳞缝相连结。弓状隆起前外侧、颞骨岩部前面有鼓室盖形成，它是鼓室顶的 1 层薄骨板，向前内侧延伸到咽鼓管之上。在隆起的外侧，鼓室盖的后部形成乳突窦顶。三叉神经压迹之后形成岩上窦沟。颅中窝以颞骨岩部上缘和鞍背与颅后窝分隔。

颅后窝

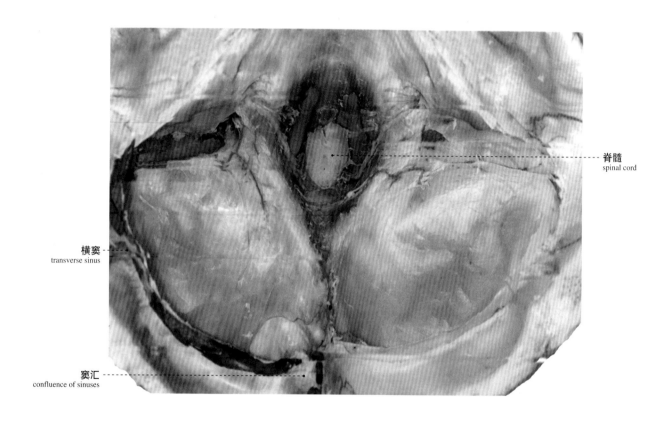

脊髓
spinal cord

横窦
transverse sinus

窦汇
confluence of sinuses

308. 颅后窝
Posterior cranial fossa

颅后窝主要由枕骨和颞骨岩部后上面组成。窝的中央有枕骨大孔，孔的前方为斜坡。在枕骨大孔前外侧缘处有舌下神经管内口。颅后窝后部中央有枕内隆凸，由此向下有枕内嵴，自枕内隆凸向上有矢状沟，向两侧有横沟。横沟延伸到颞骨内面转而向下，再转向前，叫乙状沟，最后通颈静脉孔。在颈静脉孔上方，颞骨岩部后上面中央，有内耳门。

第八章

脑异常改变

颅脑损伤

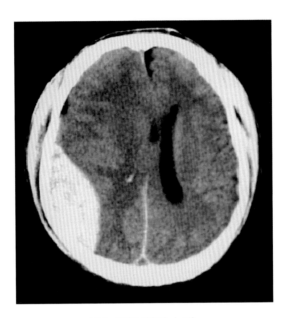

309. 硬脑膜外血肿
Epidural hematoma

头部 CT 平扫见于骨折部位出现双凸形高密度影，外侧与颅板弧度一致，而内侧与脑表面弧度相反。血肿密度常均匀一致，或因混有未凝的新鲜血液而密度不均匀。因血肿多局限，因而占位效应较轻

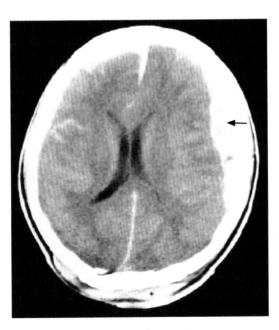

310. 硬脑膜下血肿
Subdural hematoma

头部 CT 平扫见颅骨内板下方呈新月形高密度带状影，受累范围较广，新月形凹面与大脑表面弧度一致。占位效应一般较硬脑膜外血肿显著

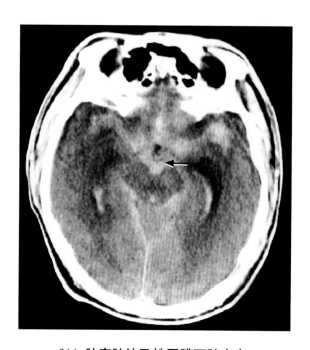

311. 脑室脑池及蛛网膜下腔出血

Hemorrhage of ventricle, cistern and subarachnoid space

头部 CT 平扫见脑室、脑池内呈高密度影，蛛网膜下腔密度增高，脑沟脑裂分界不清，占位效应不明显

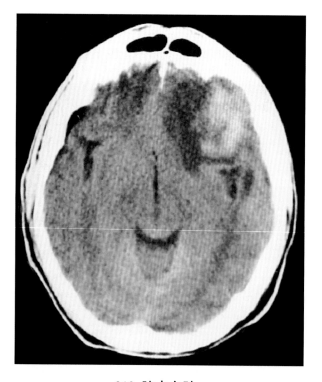

312. 脑内血肿

Intracerebral hematoma

头部 CT 平扫见额叶、颞叶的脑表面出现高密度出血灶，受累部位的脑实质内周围有水肿带，重者可有占位征

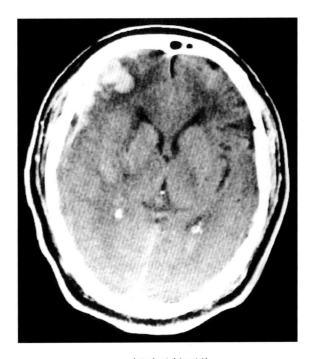

313. 额叶脑挫裂伤
Frontal lobe cerebral contusion

头部 CT 平扫见额叶、颞叶的脑表面出现高密度出血灶，受累部位的脑实质内周围有水肿带，
重者可出现同侧脑室受压变窄和移位，并有占位征

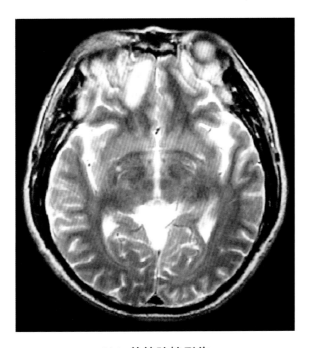

314. 单纯脑挫裂伤
Simple brain contusion

头部 MRI 平扫，T2 加权图像见右额叶出现高信号水肿区，边界清楚，于伤后的几小时至 3 天
出现，以 12~24 小时最明显，可持续几周

颅内肿瘤

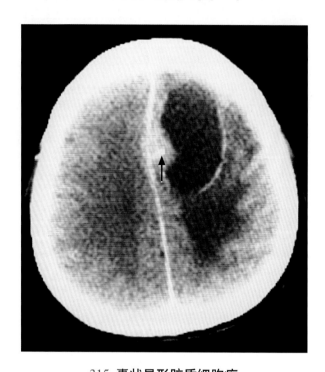

315. 囊状星形胶质细胞瘤
Cystic astrocytoma

头部CT扫描左侧半卵圆中心区一极低密度椭圆形病灶，周围呈指套状低密度水肿带。增强扫描可见
该病灶壁呈环形强化，内侧壁结节明显强化，占位效应不明显

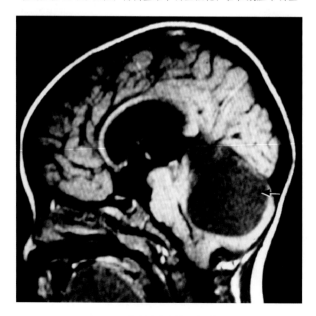

316. 小脑星形细胞瘤
Cerebellar astrocytoma

头部MRI平扫矢状位T1加权图像可见小脑半球内一巨大囊性肿块，呈低信号。大脑枕叶、脑干、四叠体受压移位，第4脑室受压变扁

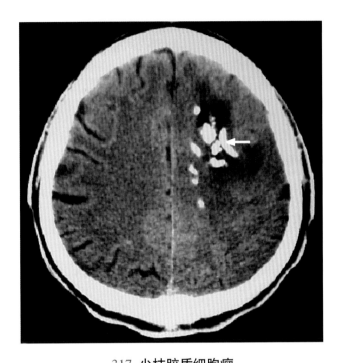

317. 少枝胶质细胞瘤

Oligodendroglioma

头部 CT 平扫，左侧半卵圆中心区可见多个点状、条状高密度钙化灶，呈树枝状。
病灶周围可见低密度水肿带。中线结构未见偏移

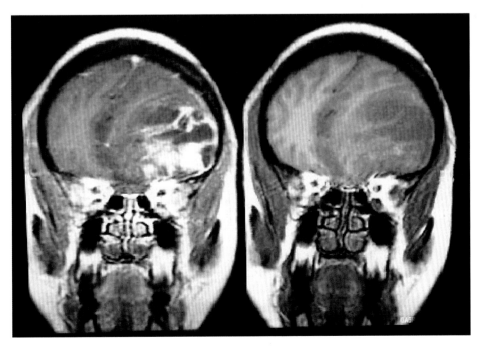

318. 胶质瘤 1

Glioma 1

MRI 平扫与增强扫描，矢状位 T1 加权图像见左额叶大片状低信号区，其内散在等、高信号灶，中线结构明显左移

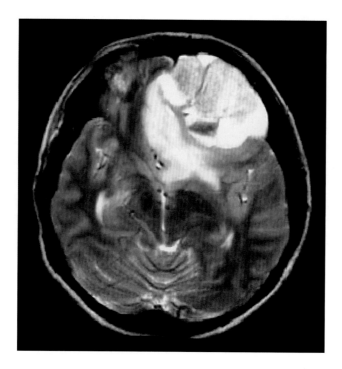

319. 胶质瘤 2

Glioma 2

MRI 平扫，横断面 T2 加权图像见其内信号明显增高，呈囊实性混杂分布。增强扫描见瘤体不规则强化，邻近脑膜受累

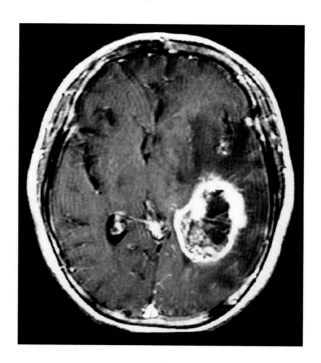

320. 胶质瘤 3

Glioma 3

横断面 MRI 增强扫描可见左颞叶大片状低信号水肿带，其内一环形强化灶，瘤体壁不规则，可见结节强化。
中心区液化坏死，未见强化。肿瘤占位效应明显

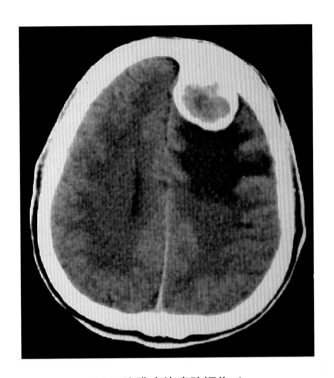

321. 脑膜瘤伴瘤壁钙化 1

Meningioma associated with wall calcification 1

头部 CT 平扫，左额叶区可见一椭圆形病灶，其周边呈环形高密度，中心呈稍高密度。该病灶呈广基底，与周围脑膜相连。周围脑组织呈低密度水肿带

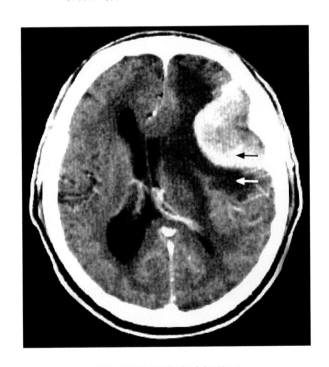

322. 脑膜瘤伴瘤壁钙化 2

Meningioma associated with wall calcification 2

头部 CT 增强扫描左额叶区可见一椭圆形病灶，该病灶呈广基底，与周围脑膜相连。周围脑组织呈低密度水肿带

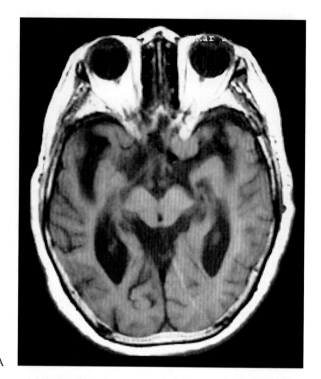

A

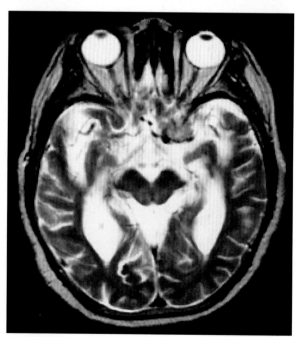

B

323. 脑膜瘤 1

Meningioma 1

A. T1。 B. T2

头部 MRI 平扫，左侧桥前池区可见一球形病灶，呈等 T1 等 T2 信号，瘤灶呈广基底，与颅内板、脑膜相连

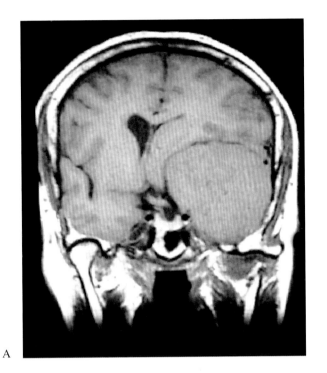

A

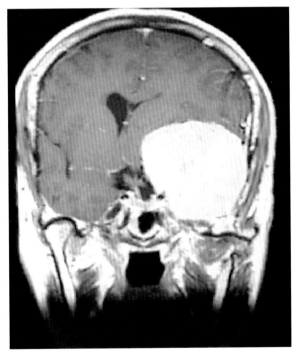

B

324. 脑膜瘤 2

Meningioma 2

A. 冠状位 T1。B. 增强扫描

头部 MRI 平扫，冠状位 T1 加权图像见左颞叶一巨大椭圆形病灶，其信号等同于周围的脑实质，邻近脑组织受压移位，邻近的颅板受压变薄。
增强扫描后病灶呈均匀强化，与周围的脑膜强化程度相近

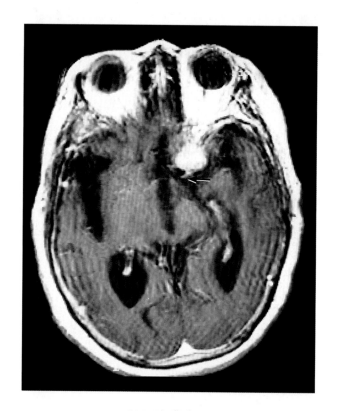

325. 脑膜瘤 3

Meningioma 3

头部 MRI 增强扫描，左侧桥前池区可见一球形病灶，增强后瘤灶呈显著的均一强化，使形态和轮廓更加清晰

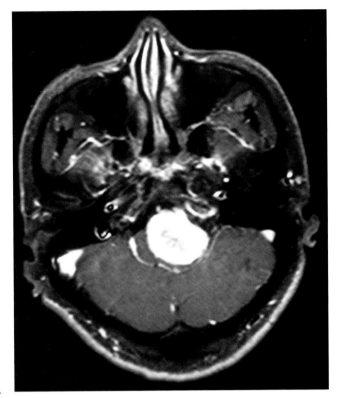

A

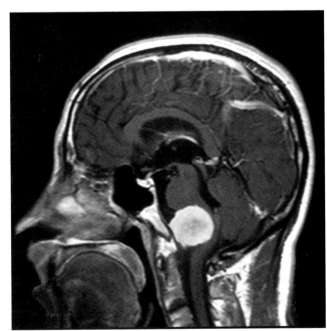

B

326. 枕骨大孔脑膜瘤

Foramen magnum meningioma

A. 轴位 T1+C。B. 矢状位 T1+C

肿瘤均匀增强明显，脑干明显受压移位，第 4 脑室上移并扩大，可见岩骨侧肿瘤根基区脑膜尾征

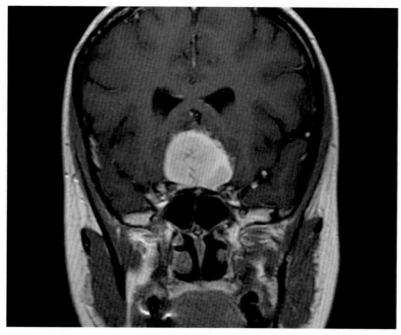

A

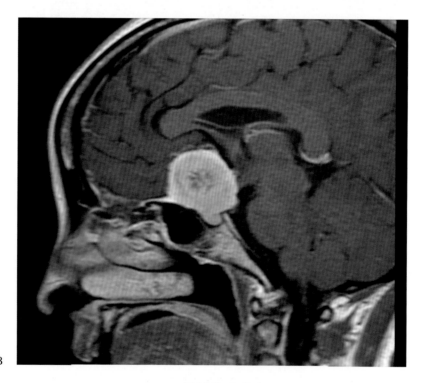

B

327. 鞍结节脑膜瘤

Tuberculum sellae meningioma

A. 冠状位 T1+C。B. 矢状位 T1+C

鞍区可见类圆形团块，边界清晰，增强后不均匀强化，周围脑组织及视神经受压明显，鞍结节区可见脑膜尾征

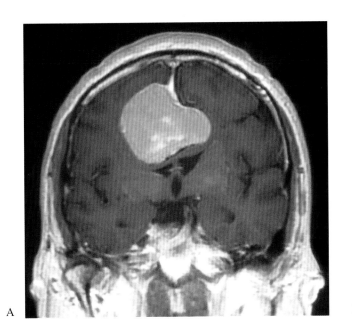

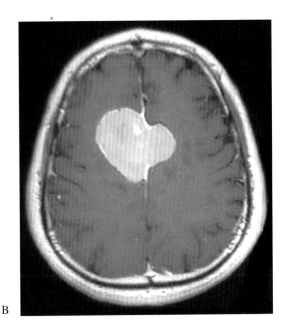

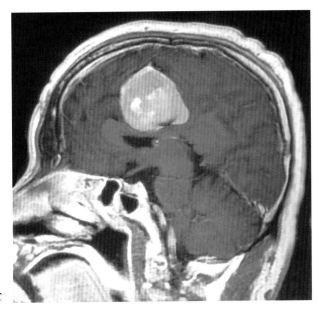

328. 镰旁脑膜瘤

Parafalcine meningioma

A. 冠状位 T1+C。B. 轴位 T1+C。C. 矢状位 T1+C

纵裂区可见分叶形团块，边界清晰，增强后不均匀强化，肿瘤根部位于大脑镰，可见脑膜尾征，
肿瘤穿过大脑镰生长至对侧，周围脑组织、脑室受压明显

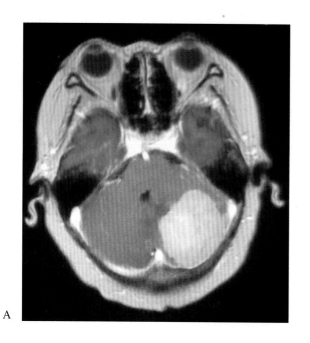

A

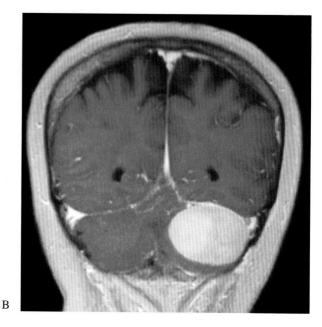

B

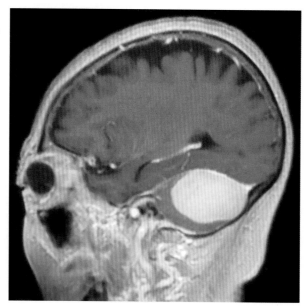

C

329. 后颅窝天幕脑膜瘤

Posterior fossa tentorium meningioma

A. 轴位 T1+C。B. 冠状位 T1+C。C. 矢状位 T1+C

左侧小脑椭圆形团块，边界清晰，增强后均匀强化，肿瘤根部位于天幕，局部可见脑膜尾征，右侧横窦明显受压，
小脑受压明显，第 4 脑室受压

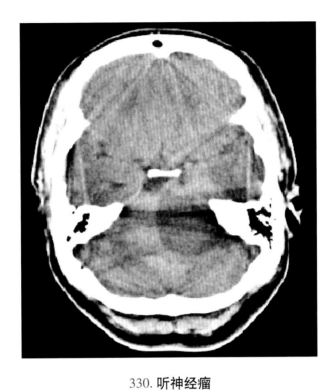

330. 听神经瘤
Acoustic neuroma

头部 CT 平扫，左桥小脑角区可见分叶状低密度肿块影，肿块边界清晰，第 4 脑室受压、移位及闭塞

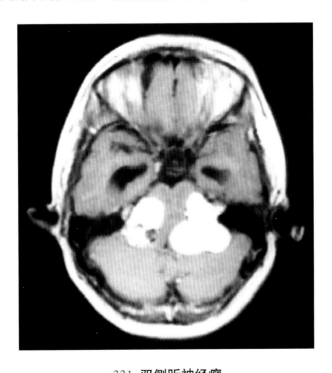

331. 双侧听神经瘤
Bilateral acoustic neuroma

头部 MRI 增强扫描，于双侧桥小脑角区可见分叶状肿块影，增强扫描后瘤体表现强化，相应侧的听神经粗大，出现强化并与瘤体相连，脑干受压变形，第 4 脑室受压、移位及闭塞

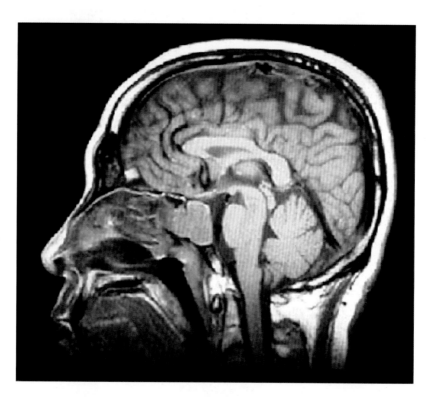

332. 垂体大腺瘤 1

Pituitary adenoma 1

正中矢状位 T1 加权图像见鞍内并向鞍上生长的类圆形等信号肿块影，肿块向前侵入蝶窦，向上侵及视交叉

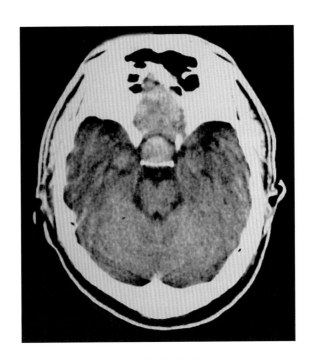

333. 垂体大腺瘤 2
Pituitary adenoma 2
轴位 CT 平扫见鞍内并向鞍上生长的椭圆形高密度肿块影，肿块向前侵入蝶窦，表现为蝶窦内软组织肿块影

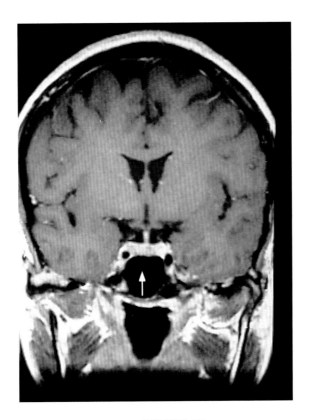

334. 垂体微腺瘤
Pituitary microadenoma
冠状位 T1 加权图像增强扫描见增强的腭垂体腺内出现限局性低信号区，垂体高径增大，下缘突出，垂体柄偏歪

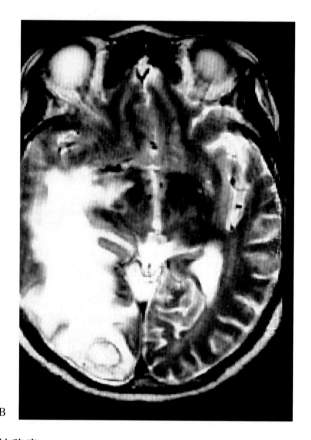

A

B

335. 脑多发转移瘤
Multiple brain metastases

A. 头部 MRI 平扫 T1 加权图像见右侧大脑半球内出现大片状低信号区。B. T2 加权图像信号明显增高，并于高信号内见有软组织肿块影。

增强扫描后见脑内多发球形强化灶，瘤体大小不均

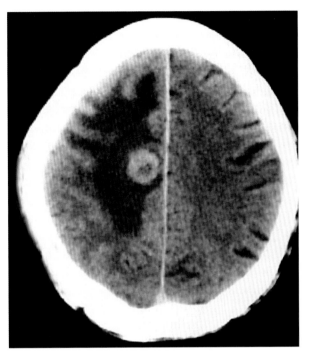

336. 脑转移瘤

Metastatic encephaloma

头部 CT 平扫，脑转移瘤常见于成人或老年人，单发或多发，瘤灶多位于大脑半球的皮质或皮质下。CT 图像上呈圆形或类圆形略高密度影，一般无钙化，多有显著的水肿带环绕并出现明显的占位征象

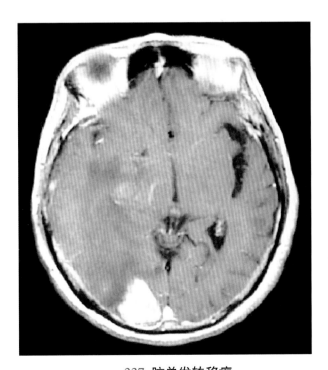

337. 脑单发转移瘤

Single brain metastases

头部 MRI 增强扫描，头部 MRI 增强 T1 加权图像见右侧大脑半球出现皮质下圆形强化灶，周围可见显著的水肿带环绕，占位效应明显

脑血管病

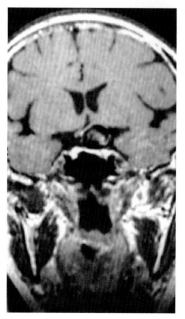
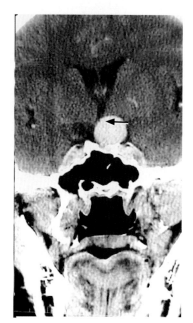

A   B

338. 脑动脉瘤 1

Cerebral aneurysms 1

A. 头部冠状位 MRI T1 加权图像见鞍上一球形低信号灶，其中心出现条状高信号。B. CT 增强扫描见该病灶明显强化，其强化程度较为均一

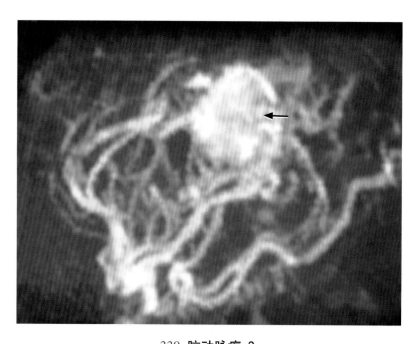

339. 脑动脉瘤 2

Cerebral aneurysms 2

MRA 矢状位见一球形高信号灶，此病灶与大脑中动脉相连。邻近血管均匀变细，被牵直

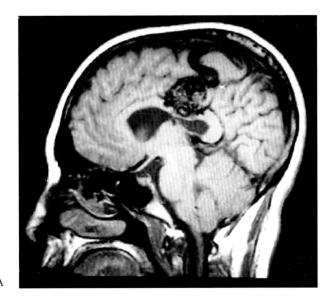

A

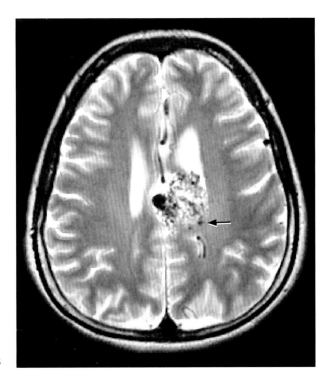

B

340. 动静脉畸形
Arteriovenous malformation

A. 头部 MRI 矢状位 T1 加权图像。B. 横断面 T2 加权图像

脑血管畸形种类繁多，包括动静脉畸形、海绵状血管瘤、静脉瘤及毛细血管扩张症等。其中最为常见的为前两者，均见于顶叶区出现一簇巨大的血管团，其内出现流空效应。周围脑组织受压移位

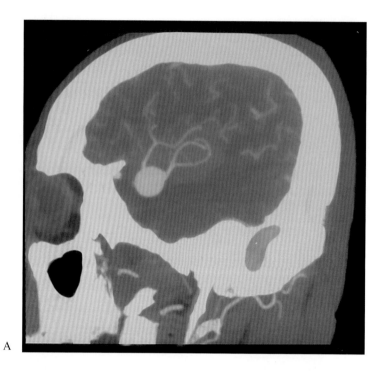

A

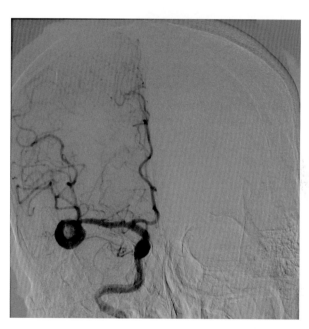

B

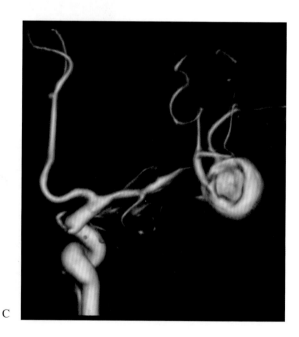

C

341. 大脑中动脉复杂动脉瘤
Complex aneurysm of middle cerebral artery

A. 颅脑 CTA 可见大脑中动脉复杂动脉瘤。B. 颅脑 DSA 前后位。C. 颅脑 DSA 3D 影像, 可见巨大动脉瘤,
并可见与局部交通支关系, 局部缺损区为血栓动脉瘤未显影区

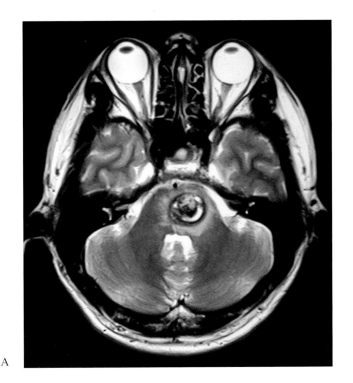

A

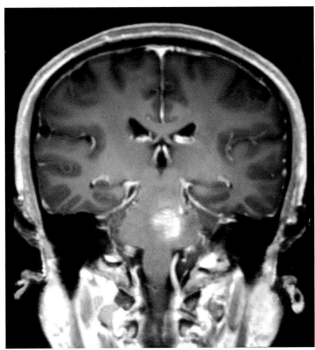

B

342. 脑桥海绵状血管瘤

Cavernous hemangioma of pons

A. 轴位 T2 加权图像，混杂信号，可见反复少量出血形成的同心圆样影像。B. 冠状位 T1+C，脑桥中心偏左侧可见混杂增强信号

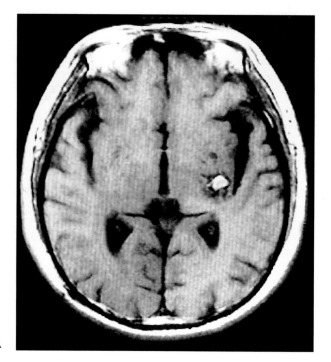

A

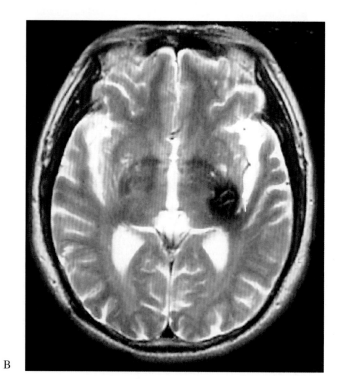

B

343. 海绵状血管瘤 1

Angiocavernoma 1

A. 头部 MRI 平扫 T1 加权图像见左侧基底节区出现圆形高信号灶，病灶周围包绕低信号的含铁血黄素环。

B. T2 加权图像见该病灶信号明显减低。瘤周无水肿

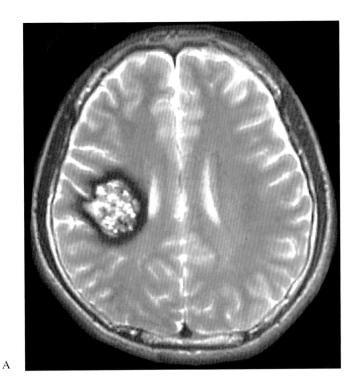

A

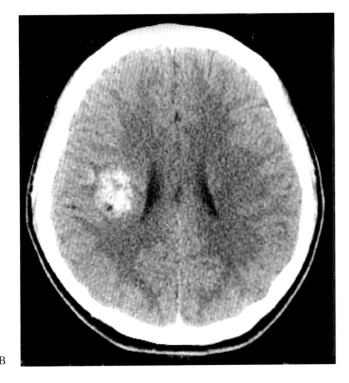

B

344. 海绵状血管瘤 2
Angiocavernoma 2

A. 头部 CT 平扫见右侧基底节区出现一圆形高密度病灶，其密度不均匀，病灶周围无水肿。B. 头部 MRI T2 加权图像
见该病灶中心呈高信号，信号不均，病灶周围绕以低信号的含铁血黄素环

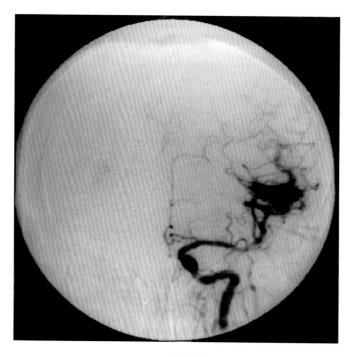

345. 海绵状血管瘤 3

Angiocavernoma 3

头部 MRA，脑海绵状血管瘤应用 MRA 可指明其位置、大小及其与脑血管的关系，便于与单纯性的脑出血相鉴别

346. 脑血管畸形

Cerebrovascular malformation

头部 DSA，其表现为一簇血管团，与扩大、迂曲的动脉及静脉相连。由于动、静脉间有交通，所以病变及引流静脉多提早于动脉期显影。更因血流多流入病变中，以致其他血管显影不良或变细。除非出血形成血肿，否则不引起血管移位

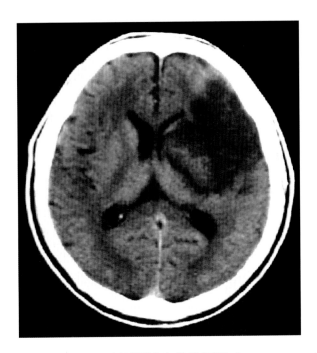

347. 大面积缺血性脑梗死 1

Large area of ischemic cerebral infarction 1

头部 CT 平扫脑血管闭塞后 24 小时内,CT 可无阳性发现。以后则出现低的或混杂密度区,累及髓质和皮质,多为楔形和不整形,边缘不清。常并发脑水肿和占位表现。注入造影剂后脑梗死 3 天 ~6 周时可于低密度区中出现脑回状、斑状或环状增强,多在皮质,也见于髓质

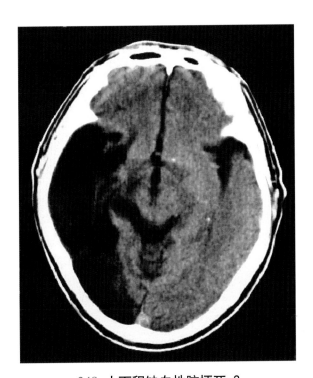

348. 大面积缺血性脑梗死 2

Large area of ischemic cerebral infarction 2

头部 CT 平扫,脑血管闭塞后 24 小时内,CT 可无阳性发现。以后则出现低的或混杂密度区,累及髓质和皮质,多为楔形和不整形,边缘不清。常并发脑水肿和占位表现。注入造影剂后脑梗死 3 天至 6 周时可于低密度区中出现脑回状、斑状或环状增强,多在皮质,也见于髓质

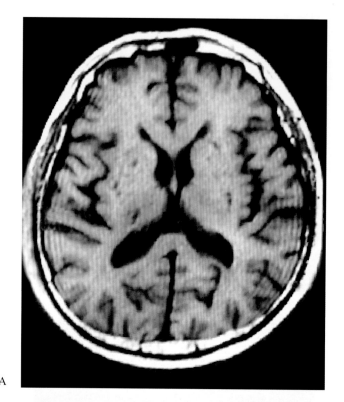

A

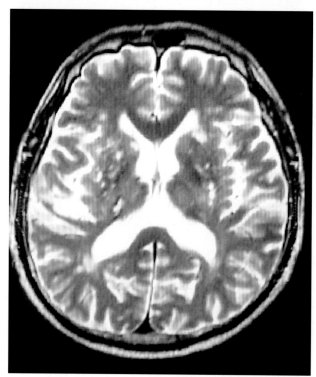

B

349. 腔隙性脑梗死

Lacunar infarction

A. T1。B. T2

头部 MRI 平扫,腔隙性脑梗死系因小的终末动脉闭塞所致,位于基底节与脑干,直径小于 1.0 cm,为边界清楚的长 T1 长 T2 信号灶

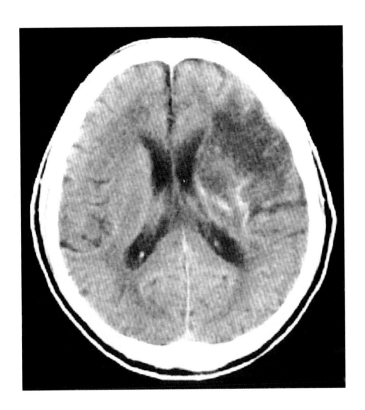

350. 出血性脑梗死
Hemorrhagic cerebral infarction

头部 CT 平扫，缺血性脑梗死经抗凝治疗，血栓碎裂变小，向远侧移动，血液进入再通但已有坏死的血管，易破裂出血而形成
出血性脑梗死。好发于皮质和基底节，为大片低密度区中出现不规则的高密度出血斑

炎症性病变

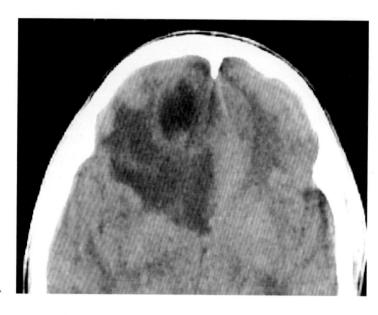

A

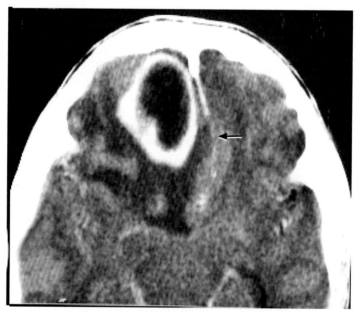

B

351. 脑脓肿
Brain abscess

A. 头部 CT 平扫，早期 CT 仅表现边界不清的低密度区，其中有坏死组织、微血栓、点状出血及渗出等不同成分，系不同密度的混合，但以低密度成分为主。B. 增强后表现为不规则斑片状。脓肿形成后，中心呈低密度，增强检查可见脓肿壁呈均一的高密度环状影，圆形或椭圆形，脑脓肿壁的环形增强虽具有特征，但并无特异性，其他如胶质瘤、转移瘤、脑梗死、脑内血肿及术后残腔亦可出现相似的环形增强，应做出鉴别

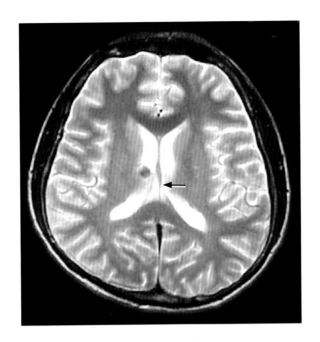

352. 结核性脑膜炎
Tubercular meningitis

头部 MRI 平扫，轴位 T2 加权图像可见右侧脑室室管膜下区球形低信号灶，边界模糊，信号均一，周围未见水肿带及占位效应

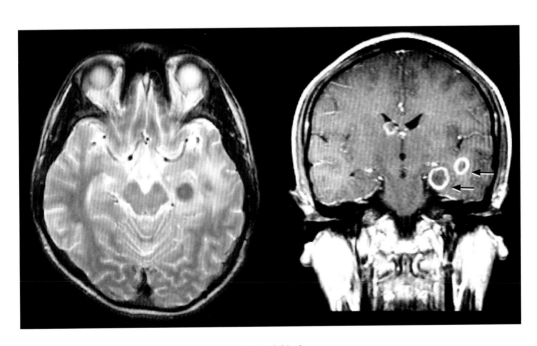

353. 结核瘤
Tuberculoma

头部 MRI 平扫及增强扫描，轴位 T2 加权图像可见左侧颞叶球形病灶，其信号均一，周围出现斑片状高信号水肿带。
增强扫描后左颞叶病灶呈环形强化，占位效应不明显。右侧脑室室管膜下区出现一结节灶，其周围也出现强化

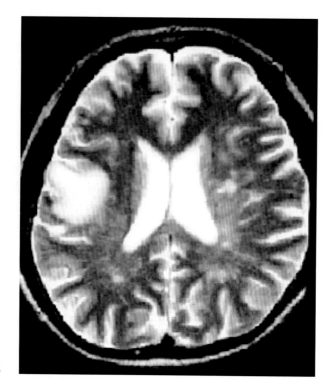

A

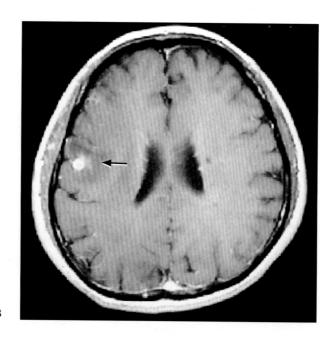

B

354. 脑囊虫病 1
Cerebral cysticercosis 1

A. 头部 MRI T2 加权图像见右侧颞叶灰白质交界处出现指套状高信号水肿带，未出现明显的占位效应。左侧基底节区出现斑点状高信号。

B. 增强扫描后右侧皮质下区病灶呈结节状均匀强化，周围水肿带未出现强化。左侧基底区病灶未出现强化，提示同时合并脑梗死

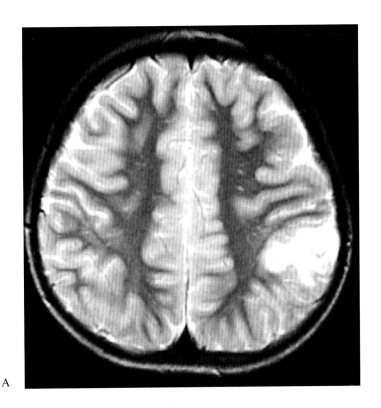

A

B

355. 脑囊虫病 2
Cerebral cysticercosis 2

A. 头部 MRI T2 加权图像见左侧顶叶灰白质交界处出现指套状高信号水肿带，未出现明显的占位效应。
B. 增强扫描后左侧皮质下区病灶呈环形均匀强化，周围水肿带未出现强化

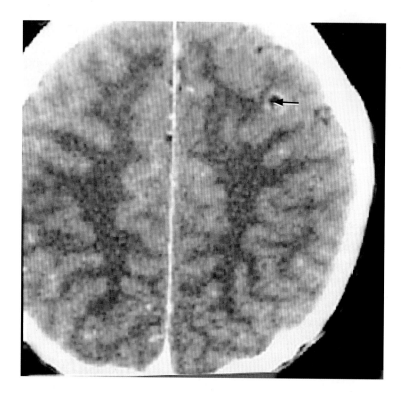

356. 脑囊虫病 3
Cerebral cysticercosis 3

头部 CT 增强扫描，增强扫描后左顶叶皮质区出现环形强化，其内呈低密度，在低密度区又出现点状强化，代表虫体的头节。病灶周围未出现明显的水肿带及占位效应

先天性疾病

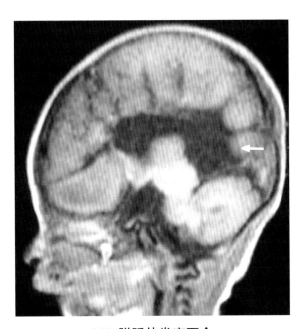

357. 胼胝体发育不全

Agenesis of the corpus callosum

头部 MRI 平扫，正中矢状位 T1 加权图像可见胼胝体区空虚，侧脑室扩大，大量脑脊液充填。
第 3 脑室扩大，并向上移位。侧脑室周围脑回增宽、迂曲

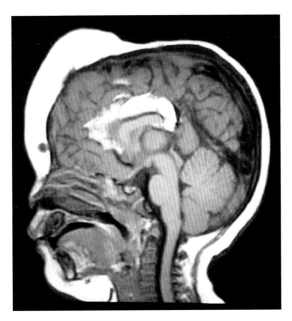

358. 胼胝体脂肪瘤合并脑膜膨出

Lipoma of the corpus callosum with meningocele

头部 MRI 平扫，矢状位 T1 加权图像可见胼胝体上方条状短 T1 高信号，邻近的胼胝体受压。
额前部同时可见皮下脂肪层增厚，其内有一椭圆形等信号灶

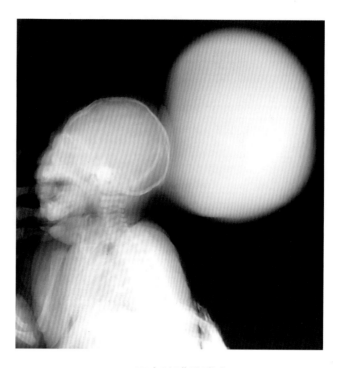

359. 巨大脑膜脑膨出

Huge meningoencephalocele

颅骨侧位像，颅骨侧位像显示枕部一巨大软组织肿块影，边缘清楚，其内侧缘与枕骨相连。相应的颅骨可见局部骨质缺损区

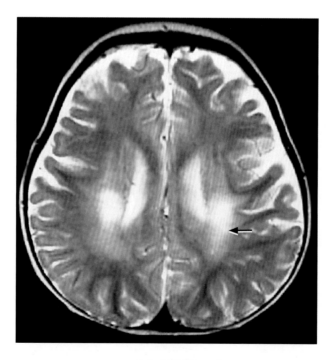

360. 脑白质营养不良

Leukodystrophy

头部 MRI 平扫，轴位 T2 加权图像可见双侧侧脑室室周围脑白质区出现斑片状高信号灶，病灶边界清晰，
灶周无水肿，中线结构居中。病灶主要位于侧脑室后角周围

其他异常

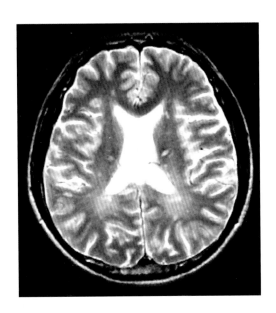

361. 多发性硬化
Multiple sclerosis

头部 MRI 平扫，头部轴位 T2 加权图像可见侧脑室周围脑白质区出现多发斑点状高信号灶，病灶边界清晰规整，
与周围的脑实质对比鲜明。左侧病灶与侧脑室的长轴呈垂直状态

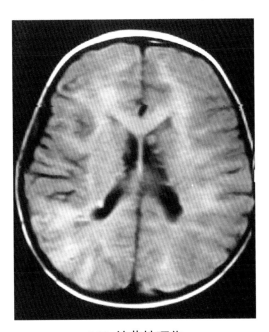

362. 结节性硬化
Tuberous sclerosis

头部 MRI 平扫，轴位 T1 加权图像可见双侧侧脑室室管膜下区出现多个大小不等、边界不清的结节影，
其信号与周围的脑实质的信号相等或稍高

第九章

脑常用手术入路

乙状窦后入路

乙状窦后入路采用耳后钩形、直形或弧形切口，行乳突枕骨骨瓣，暴露横窦和乙状窦转折处，切开硬脑膜并牵拉小脑向内下，利用小脑幕和岩骨背面夹角施行手术。

适应证： 脑桥腹外侧 CPA 区病变。①听神经瘤，低位三叉神经鞘瘤，末组神经鞘瘤。②三叉神经痛，面肌痉挛，末组神经痛。③岩骨背侧脑膜瘤，CPA 脑膜瘤。④ CPA 胆脂瘤、蛛网膜囊肿、转移癌。⑤向 CPA 方向进展的脑干及小脑半球肿瘤。

手术要点： ①目前主要采用 3/4 侧俯卧位。②骨窗要暴露横窦下缘及乙状窦内侧缘，手术主要利用横窦、乙状窦拐角处。③当小脑膨出明显时，脑板探查枕大池，通过枕大池放脑脊液逐渐降低小脑局部张力。④术前合并梗阻性脑积水，可先行脑室外引流术，以降低颅内压。

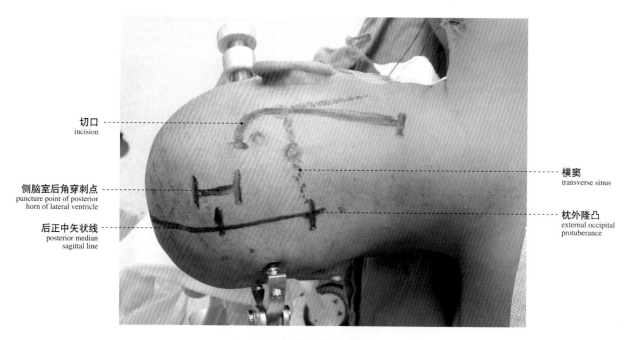

切口
incision

侧脑室后角穿刺点
puncture point of posterior
horn of lateral ventricle

后正中矢状线
posterior median
sagittal line

横窦
transverse sinus

枕外隆凸
external occipital
protuberance

363. 乙状窦后入路 1
Retrosigmoid approach 1

首先标记头颅正中矢状线，并标记枕外隆凸的位置，然后以枕外隆凸、上项线和外耳道的上缘星点处标记出横窦的位置，切口起自耳郭上缘 2 cm、后方 3 cm，钩形向外至耳郭上缘后方 1 cm 直线向下至颌角。枕外隆凸上 6 cm、中线旁 3 cm 标记长 2 cm 侧脑室后角穿刺切口

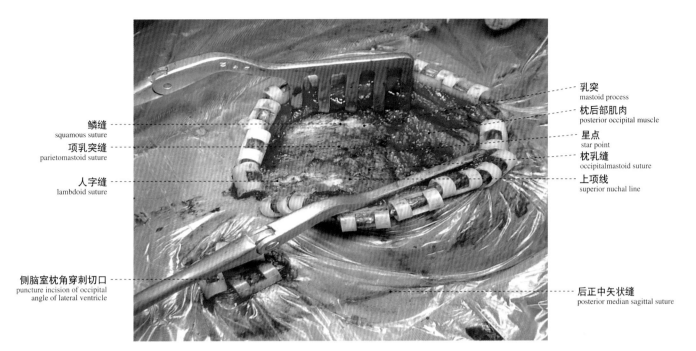

乳突
mastoid process

枕后部肌肉
posterior occipital muscle

星点
star point

枕乳缝
occipitalmastoid suture

上项线
superior nuchal line

鳞缝
squamous suture

项乳突缝
parietomastoid suture

人字缝
lambdoid suture

侧脑室枕角穿刺切口
puncture incision of occipital
angle of lateral ventricle

后正中矢状缝
posterior median sagittal suture

364. 乙状窦后入路 2
Retrosigmoid approach 2

沿标记切口切开皮肤、皮下，剥离枕部肌肉群，可见鳞缝、人字缝、枕乳缝、上项线、星点等骨性结构

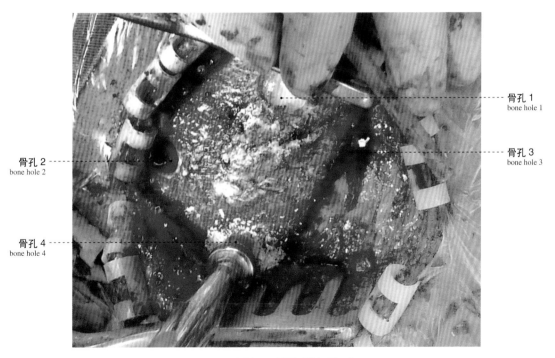

骨孔 1
bone hole 1

骨孔 3
bone hole 3

骨孔 2
bone hole 2

骨孔 4
bone hole 4

365. 乙状窦后入路 3
Retrosigmoid approach 3

钻骨孔 4 枚，其中骨孔 1 位于星点，可暴露横窦与乙状窦转折处为关键孔。根据手术需要决定是否开颅至横窦上方
（天幕上），骨窗较小时，切到幕上可有利于还纳前瓣

横窦与乙状窦转折处
transition of the transverse
sinus and sigmoid sinus

硬脑膜切开线
cut line of cerebral
dura mater

横窦
transverse sinus

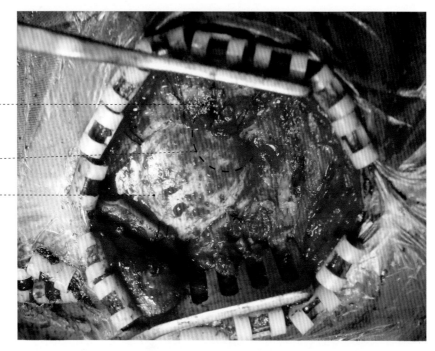

366. 乙状窦后入路 4

Retrosigmoid approach 4

用铣刀铣下骨瓣，上方显露至横窦上方，外侧显露乙状窦内侧缘，"Y"字形剪开硬膜

远外侧入路

远外侧入路利用起自中线的枕下马蹄形或弧形切口，行一侧枕鳞扩大开颅，切除寰椎后弓及部分寰枕关节，暴露枕骨大孔外侧和腹外侧施行手术。

适应证： 枕骨大孔外侧及腹外侧病变。①枕骨大孔脑膜瘤、神经鞘瘤。②低位脊索瘤、基底动脉瘤、血管畸形。③寰枢椎偏向侧方肿瘤。

手术要点： ①主要采用侧俯卧位，头架固定，头屈曲位。②切开后正中矢状线，按白线分离至棘尖部。③沿骨膜向外侧剥离皮肌瓣，依次显露枕外隆凸、枕外嵴、上项线、乳突、下项线、枕骨大孔下缘、寰枕筋膜、寰椎及枢椎等解剖结构。③在一侧枕鳞骨窗并切断寰椎后弓，侧重枕骨大孔外侧缘寰枕关节的处理，解除枕髁的影响是关键。④椎动脉围绕寰枕关节，枕髁处理时避免损伤椎动脉。

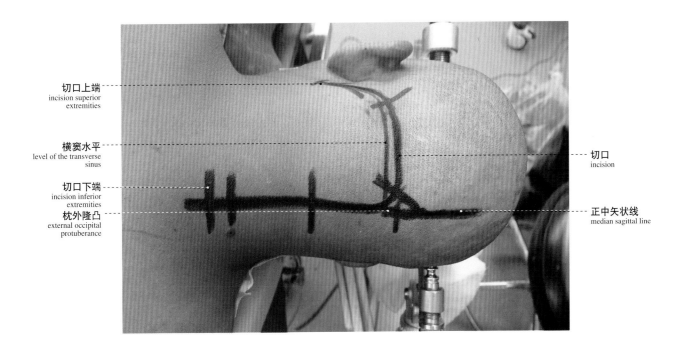

切口上端
incision superior extremities

横窦水平
level of the transverse sinus

切口下端
incision inferior extremities

枕外隆凸
external occipital protuberance

切口
incision

正中矢状线
median sagittal line

367. 远外侧入路 1

Far lateral approach 1

切口起自颈4水平，沿正中线向上达枕外隆凸，拐向外侧平行于上项线至乳突内侧缘向下，止于乳突尖部

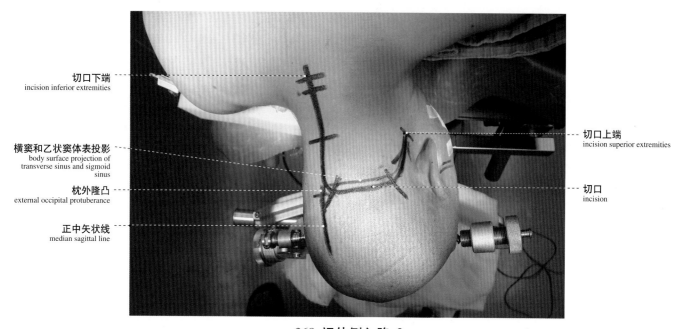

切口下端
incision inferior extremities

横窦和乙状窦体表投影
body surface projection of
transverse sinus and sigmoid
sinus

枕外隆凸
external occipital protuberance

正中矢状线
median sagittal line

切口上端
incision superior extremities

切口
incision

368. 远外侧入路 2

Far lateral approach 2

侧俯卧位，头架固定，头屈曲位

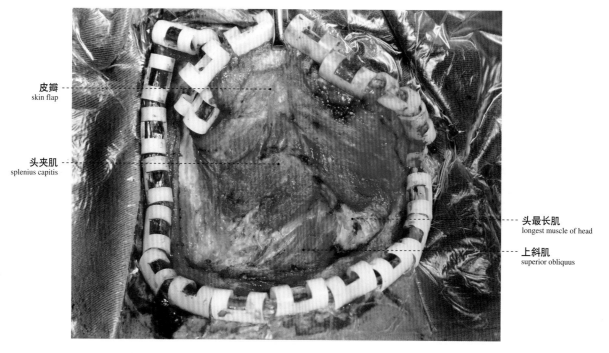

皮瓣
skin flap

头夹肌
splenius capitis

头最长肌
longest muscle of head

上斜肌
superior obliquus

369. 远外侧入路 3

Far lateral approach 3

沿切口切开皮肤、皮下，寻找白线向上，显露头夹肌

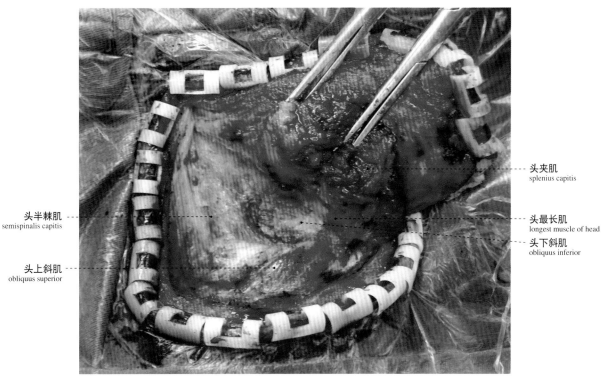

370. 远外侧入路 4

Far lateral approach 4

分离头夹肌后，显露深部头半棘肌、头上斜肌、头下斜肌、头最长肌

头夹肌
splenius capitis

头半棘肌
semispinalis capitis

头最长肌
longest muscle of head

头下斜肌
obliquus inferior

头上斜肌
obliquus superior

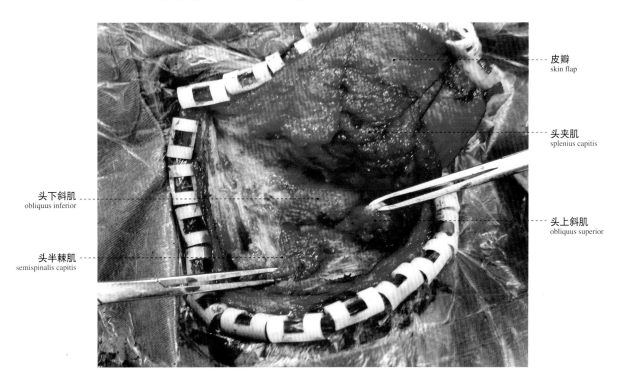

371. 远外侧入路 5

Far lateral approach 5

分离深层肌肉

皮瓣
skin flap

头夹肌
splenius capitis

头下斜肌
obliquus inferior

头上斜肌
obliquus superior

头半棘肌
semispinalis capitis

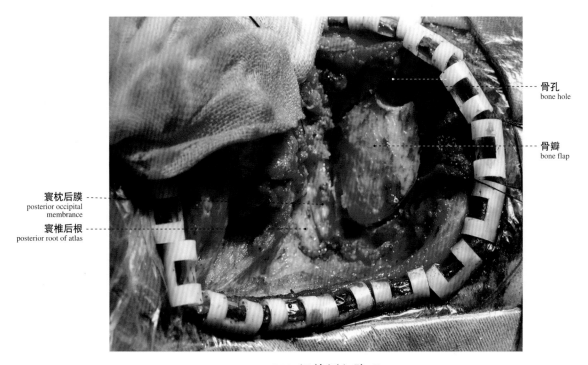

上项线
superior nuchal line

下项线
inferior nuchal line

枕骨大孔后缘
posterior edge of the foramen
magnum

寰椎后根
posterior root of atlas

寰枕后膜
posterior occipital
membrane

372. 远外侧入路 6
Far lateral approach 6

沿骨膜剥离向外推开肌皮瓣，暴露枕鳞部，显露上项线、下项线、枕骨大孔后缘，剥离颈部肌肉显露寰枕后膜、寰椎后根

骨孔
bone hole

骨瓣
bone flap

寰枕后膜
posterior occipital
membrane

寰椎后根
posterior root of atlas

373. 远外侧入路 7
Far lateral approach 7

钻骨孔2枚，铣刀铣下骨瓣，分离寰枕后膜，咬除部分寰椎后根

冠状切口（前纵裂）入路

冠状切口（前纵裂）入路通过双额发际内的冠状切口，行额骨骨瓣，分开额部纵裂，自中线暴露颅前窝底、鞍区及额叶施行手术。

适应证：中线部位鞍上、鞍区、颅前窝底及额叶病变。①高位垂体瘤。②第3脑室前部颅咽管瘤。③前交通动脉瘤和胼周动脉瘤。④筛板及嗅沟骨折脑脊液漏修补。

手术要点：①仰卧位。②重点暴露是大脑额部纵裂。③可单侧开颅，也可双侧开颅，取决于手术需要。④纵裂入路可联合颅底、翼点从不同方向切除肿瘤，根据手术要求调整切口及骨窗。

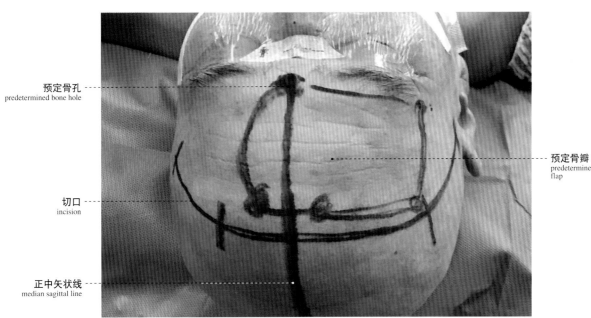

预定骨孔
predetermined bone hole

预定骨瓣
predetermined bone flap

切口
incision

正中矢状线
median sagittal line

374. 冠状切口入路（前纵裂 1）

Coronal incision approach (anterior longitudinal fissure 1)

标志正中矢状线，根据肿瘤位置，标记预计骨瓣及骨孔，根据骨瓣位置及大小，按照切口发际内美观要求，
设计满足暴露眉弓及角突的冠状切口

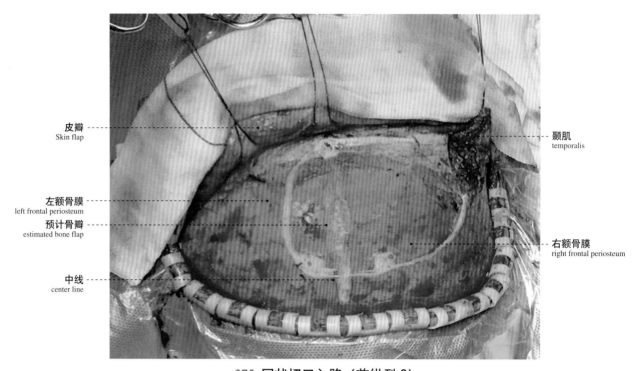

皮瓣
Skin flap

颞肌
temporalis

左额骨膜
left frontal periosteum

预计骨瓣
estimated bone flap

右额骨膜
right frontal periosteum

中线
center line

375. 冠状切口入路（前纵裂 2）
Coronal incision approach (anterior longitudinal fissure 2)

沿切口切开皮肤、皮下，向前游离翻转皮瓣，角突位置分离颞浅筋膜，保护面神经额支

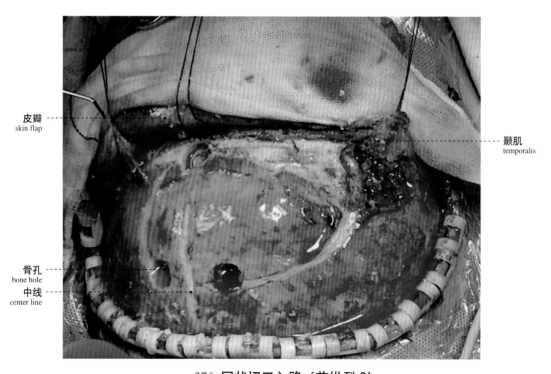

皮瓣
skin flap

颞肌
temporalis

骨孔
bone hole

中线
center line

376. 冠状切口入路（前纵裂 3）
Coronal incision approach (anterior longitudinal fissure 3)

按预定骨孔位置钻骨孔 5 枚

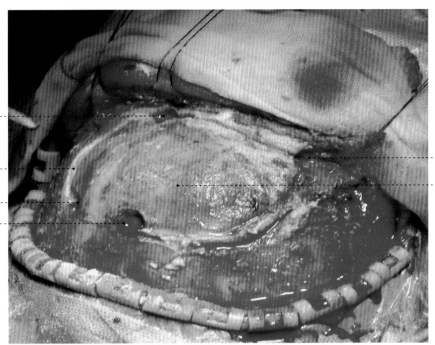

左前方骨孔
left anterior bone hole

中线
center line

左后方骨孔
left posterior bone hole

矢状窦右侧骨孔
right bone hole of sagittal sinus

右前方骨孔
right anterior bone hole

跨窦骨瓣
bone flap of straddling sinus

377. 冠状切口入路（前纵裂 4）
Coronal incision approach (anterior longitudinal fissure 4)

铣刀铣下骨瓣

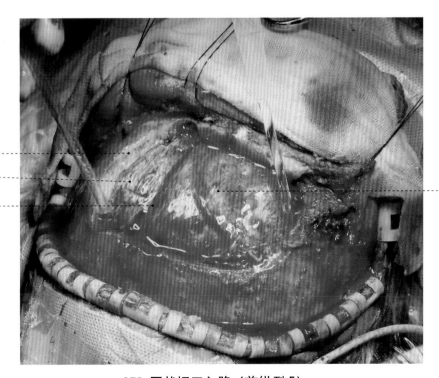

骨窗边缘
bone window edge

左额叶硬脑膜
cerebral dura mater of left frontal lobe

上矢状窦
superior sagittal sinus

右额叶硬脑膜
cerebral dura mater of right frontal lobe

378. 冠状切口入路（前纵裂 5）
Coronal incision approach (anterior longitudinal fissure 5)

显露硬脑膜、上矢状窦，生理盐水冲洗术野

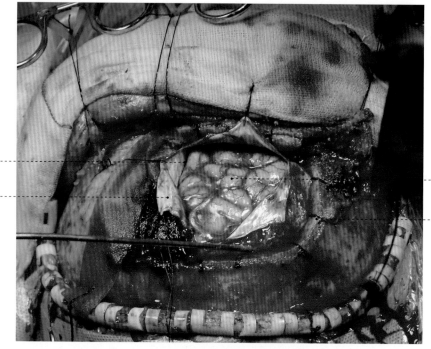

前纵裂
anterior longitudinal fissure

切开的硬脑膜
incised dura mater

右额叶皮质
cortex of right frontal lobe

硬脑膜悬吊
suspension of dura mater

379. 冠状切口入路（前纵裂 6）
Coronal incision approach (anterior longitudinal fissure 6)

悬吊硬脑膜，星形剪开硬膜，显露右侧额叶皮质

翼点入路

翼点入路利用额颞发际内弧形切口，行额颞骨瓣，通过切除蝶骨嵴和解剖分开侧裂，暴露深部基底池和鞍区施行手术。

适应证： Willis 环动脉瘤及鞍上池偏侧肿瘤。①视交叉池及鞍上池肿瘤。②颈内动脉及其分支动脉瘤，基底动脉分支及其上部分分支动脉瘤。③眼眶上、后及外侧壁肿瘤。④蝶骨嵴及前床突周围病变。⑤额叶病变、上斜坡病变及中脑桥腹侧病变。

手术要点： ①头偏侧仰卧位，头后仰 20°，面部向对侧肩部旋转 30°～45°，颈部轻度前屈使额骨颞突位于最高点。②蝶骨嵴的处理是关键，蝶骨嵴切除越多手术暴露越充分，但应保证眶外壁的完整性。③面部转向对侧角度越大，颅前窝底暴露越直接，转动角度越小，颅后颈窝暴露相对越容易。

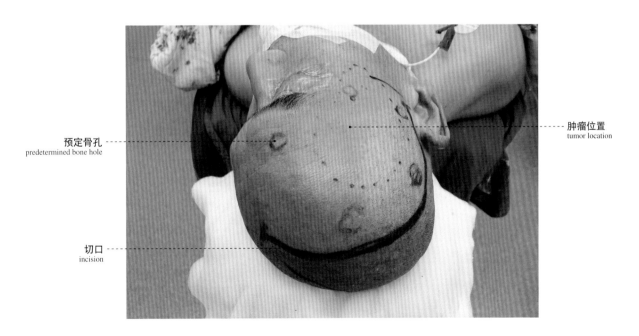

预定骨孔
predetermined bone hole

肿瘤位置
tumor location

切口
incision

380. 翼点入路 1
Pterional approach 1

头偏侧仰卧位，头后仰 20°，面部向对侧肩部旋转 30°～45°，颈部轻度前屈使额骨颞突位于最高点，标记发际内弧形切口，避开颞浅动脉，切口始于耳屏前方颧弓上方 1 cm，沿发际内止于发际中线交点，可根据发际高低做相应调整

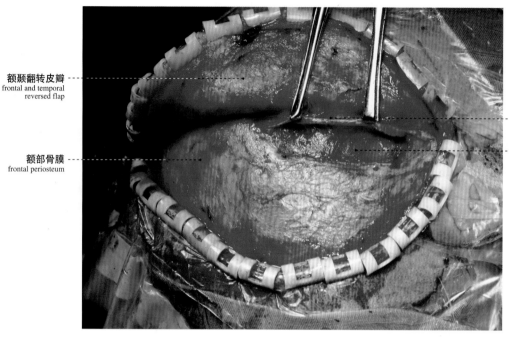

额颞翻转皮瓣
frontal and temporal
reversed flap

额部骨膜
frontal periosteum

颞浅筋膜
superficial temporal fascia

颞肌
temporalis

381. 翼点入路 2
Pterional approach 2

沿切口切开皮肤、皮下、帽状腱膜及颞浅筋膜，保护面神经额支

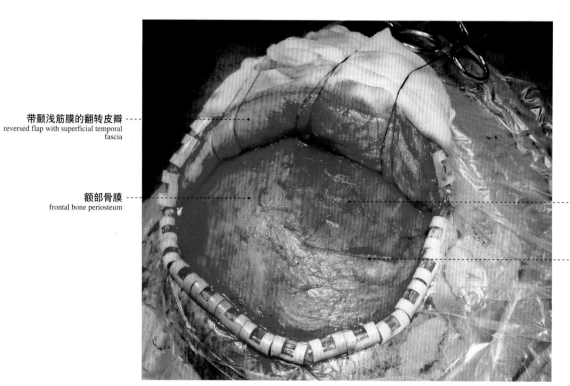

带颞浅筋膜的翻转皮瓣
reversed flap with superficial temporal
fascia

额部骨膜
frontal bone periosteum

颞肌
temporalis

颞浅筋膜断端
broken ends of superficial
temporal fascia

382. 翼点入路 3
Pterional approach 3

游离帽状腱膜、颞浅筋膜，皮瓣翻转向额底方向

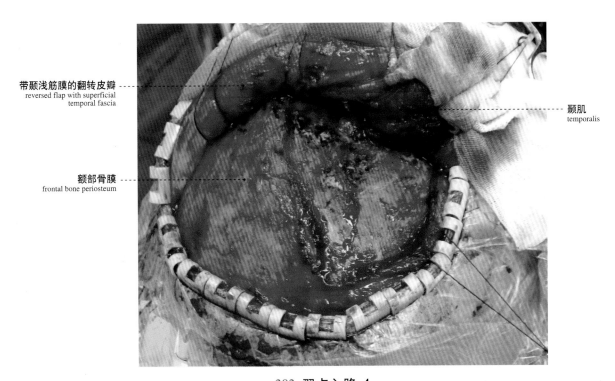

带颞浅筋膜的翻转皮瓣
reversed flap with superficial
temporal fascia

额部骨膜
frontal bone periosteum

颞肌
temporalis

383. 翼点入路 4

Pterional approach 4

游离颞肌为带蒂肌瓣，根蒂位于颞侧，肌瓣向颞侧翻转

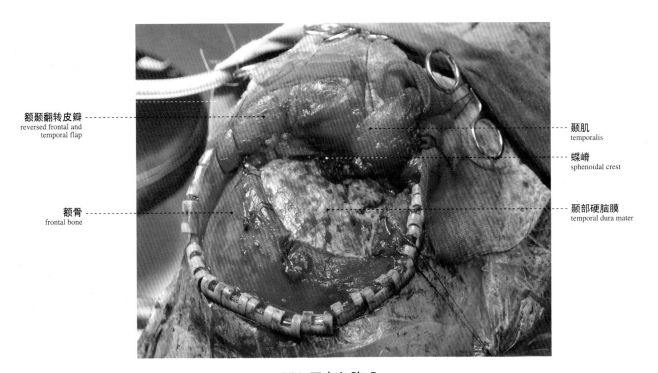

额颞翻转皮瓣
reversed frontal and
temporal flap

额骨
frontal bone

颞肌
temporalis

蝶嵴
sphenoidal crest

颞部硬脑膜
temporal dura mater

384. 翼点入路 5

Pterional approach 5

钻骨孔 5 枚，铣刀铣下骨瓣，咬除部分蝶骨嵴，生理盐水冲洗后，悬吊硬脑膜

纵裂（后部）入路

纵裂（后部）入路通过额顶部中线区域马蹄形切口，行额骨、顶骨、枕骨骨瓣，分开纵裂，切除中线附近病变。

适应证： ①大脑镰附近病变。②矢状窦附近病变。③中线附近皮质内病变。

手术要点： ①体表定位要准确，可利用骨性标志和体表投影线标记肿瘤范围，也可以用体表标记物标记后，完善颅脑 CT 或 MRI 检查，明确肿瘤范围，有条件的可以通过术中导航在术中明确病变范围。②设计入路时要参考肿瘤定位范围，通常遵循骨窗大于肿瘤范围、皮瓣大于骨窗的原则，皮瓣设计参考头皮动脉血流方向和范围设计，满足切口长、宽比例，避免楔形切口，保证切口头皮血供。③处理矢状窦中后部要小心，处理不当可能造成矢状窦闭塞、静脉回流受阻、恶性脑肿胀等。

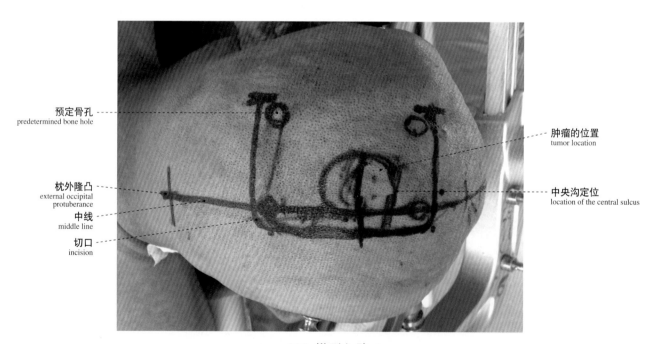

预定骨孔
predetermined bone hole

肿瘤的位置
tumor location

枕外隆凸
external occipital protuberance

中央沟定位
location of the central sulcus

中线
middle line

切口
incision

385. 纵裂入路 1

Longitudinal approach 1

标记枕外隆凸、正中矢状线，定位中央沟体表投影，标记肿瘤体表投影位置，根据肿瘤位置设计单侧中线骨瓣，
皮瓣为马蹄形跨中线侧翻皮瓣

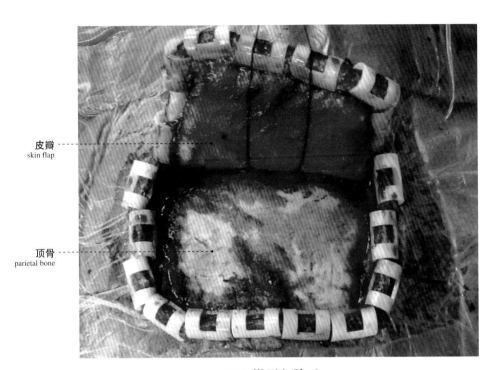

皮瓣
skin flap

顶骨
parietal bone

386. 纵裂入路 2

Longitudinal approach 2

钻骨孔 4 枚，其中中线 3 枚

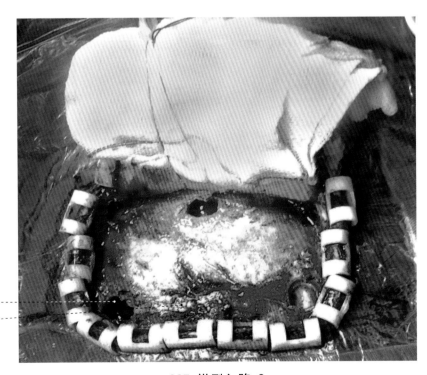

骨孔
bone hole

中线
middle line

387. 纵裂入路 3

Longitudinal approach 3

按设计切口切开皮肤、皮下、帽状腱膜，游离皮瓣，颞侧翻转皮瓣并固定

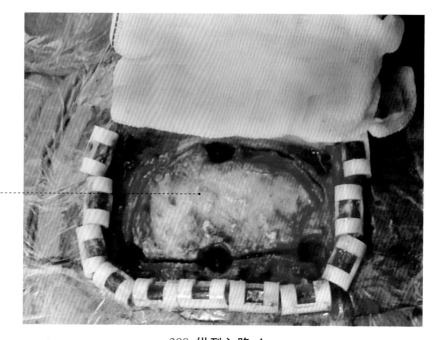

骨瓣
bone flap

388. 纵裂入路 4

Longitudinal approach 4

铣刀铣下骨瓣

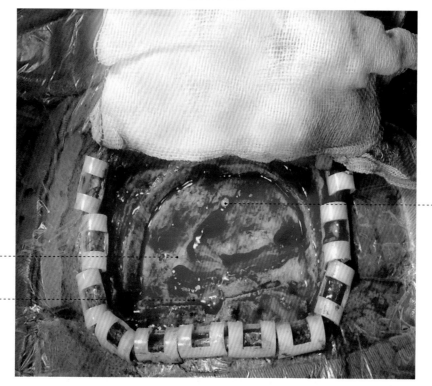

蛛网膜颗粒
arachnoid granulations

硬脑膜
cerebral dura mater

矢状窦
sagittal sinus

389. 纵裂入路 5

Longitudinal approach 5

取下骨瓣，可见蛛网膜颗粒及矢状窦

前额马蹄形切口入路

前额马蹄形切口入路是利用额部发际内马蹄形切口，行额部冠状缝前后骨瓣，切除对应位置或额部皮质造瘘，切除侧脑室肿瘤的手术入路。

适应证：①额叶脑表层病变。②侧脑室额部和体部肿瘤。③透明隔肿瘤。④室间孔肿瘤。⑤丘脑向侧脑室生长肿瘤。

手术要点：①体表定位要准确，可利用骨性标志和体表投影线标记肿瘤范围，也可以用体表标记物标记后，完善颅脑 CT 或 MRI 检查，明确肿瘤范围，有条件的可以通过术中导航在术中明确病变范围。②设计入路时要参考肿瘤定位范围，通常遵循骨窗大于肿瘤范围、皮瓣大于骨窗的原则，皮瓣设计参考头皮动脉血流方向和范围设计，满足切口长、宽比例，避免楔形切口，保证切口头皮血供。③中央沟附近病变要注意保护功能区皮质及功能区动、静脉血供。④肿瘤伴室间隔梗阻导致脑积水，骨窗张力过大或脑室位置判断欠明确时，可先行脑室穿刺后再切开硬脑膜和皮质造瘘，穿刺前应仔细悬吊硬膜。

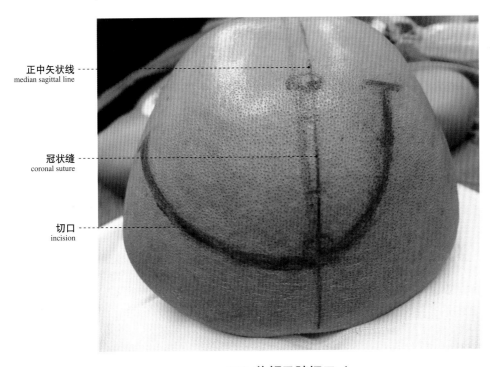

正中矢状线
median sagittal line

冠状缝
coronal suture

切口
incision

390. 前额马蹄切口 1

Forehead horseshoe incision 1

肿瘤位于单侧冠状缝前，标记正中矢状线、冠状缝，切口为马蹄形，位于双侧发际内

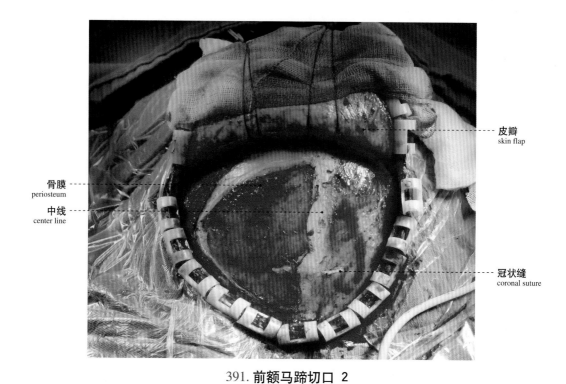

骨膜
periosteum

中线
center line

皮瓣
skin flap

冠状缝
coronal suture

391. 前额马蹄切口 2

Forehead horseshoe incision 2

按设计切口切开皮肤、皮下、帽状腱膜，可见骨膜，游离皮瓣，皮瓣翻转向前并固定

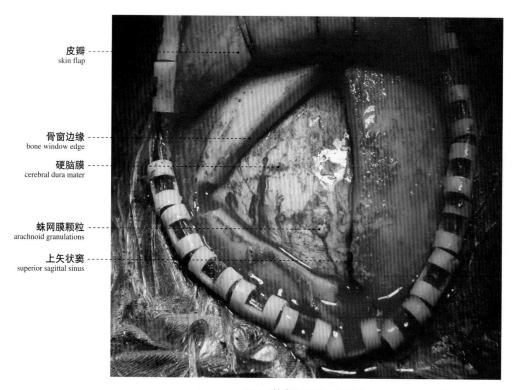

皮瓣
skin flap

骨窗边缘
bone window edge

硬脑膜
cerebral dura mater

蛛网膜颗粒
arachnoid granulations

上矢状窦
superior sagittal sinus

392. 前额马蹄切口 3

Forehead horseshoe incision 3

钻骨孔3枚，铣刀游离三角形骨瓣，可见蛛网膜颗粒及上矢状窦

枕下后正中入路

枕下后正中入路是采用枕外隆凸以下的后正中切口，沿中线切开，行两侧枕鳞骨瓣或寰椎后弓骨窗，暴露和切除两侧小脑、枕大池、枕骨大孔后缘附近、脑干背侧和第 4 脑室病变的手术过程。

适应证：沿中线生长的颅后窝后部、枕骨大孔背侧和颅颈交界背侧病变。①小脑半球病变。②枕骨大孔后缘病变。③小脑蚓部病变。④第 4 脑室病变。⑤脑干背侧病变。⑥延颈交界病变。⑦ Chiari 畸形等。

手术要点：①切口严格按正中切开。②枕骨大孔及寰椎后弓骨性处理动作要轻柔。③延髓闩部为呼吸调节中枢，病变粘连和双极电凝应格外小心，必要时保留呼吸麻醉。④病变切除过程中，应注意两侧小脑后下动脉及其分支的保护。⑤第 4 脑室为周围薄弱环节，病变发展常凸入第 4 脑室内，手术暴露有时需要切开小脑下蚓部或小脑上蚓部，但切开要适度。⑥病变起自第 4 脑室底部或与第 4 脑室底粘连，手术分离应避免脑干损伤。⑦手术有可能影响到后组颅神经时，待患者完全清醒后拔管很有必要，同时要注意术后呛咳反射。

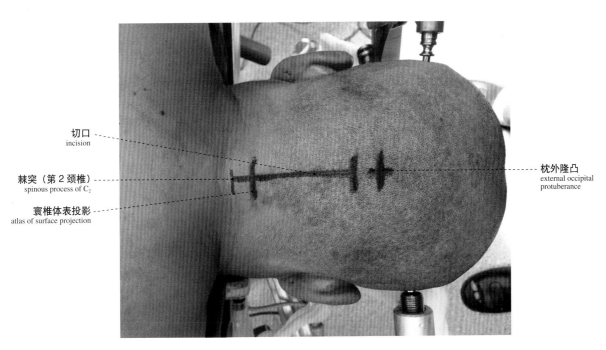

切口
incision

棘突（第 2 颈椎）
spinous process of C₂

寰椎体表投影
atlas of surface projection

枕外隆凸
external occipital protuberance

393. 枕下后正中入路 1

Suboccipital midline approach 1

俯卧位，头架固定，标记枕外隆凸、寰椎及第 2 颈椎棘突位置、后正中线，切口起自枕外隆凸，止于第 2 颈椎水平，可根据手术需要适当延长（图为小脑扁桃体下疝畸形枕下减压术）

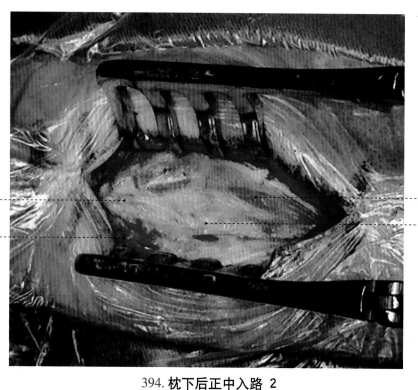

中线
center line

右侧肌肉
right muscle

左侧肌肉
left muscle

项韧带筋膜
fascia of ligamentum nuchae

394. 枕下后正中入路 2
Suboccipital midline approach 2

沿中线切开皮肤、皮下，沿中线游离项韧带及左、右侧肌肉，前拉钩固定

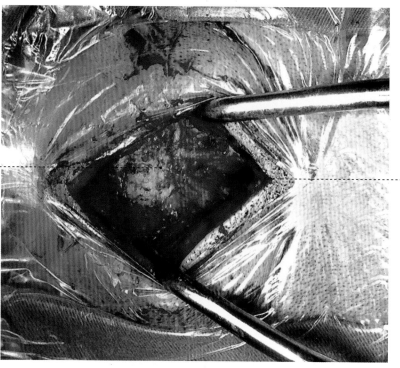

枕外嵴
external occipital crest

枕外隆凸
external occipital protuberance

395. 枕下后正中入路 3
Suboccipital midline approach 3

暴露枕骨、枕骨大孔和寰椎后弓，可见枕外隆凸及枕外嵴

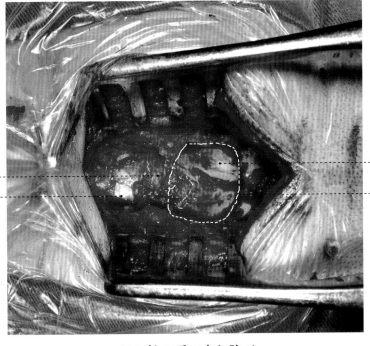

寰枕后膜
posterior occipital membrance

寰椎后弓
posterior arch of atlas

硬脑膜
cerebral dura mater

减压颅窗
decompression skull window

396. 枕下后正中入路 4

Suboccipital midline approach 4

切除中线双侧 1.5 cm 部分枕骨打开枕骨大孔，松解并分离寰枕后膜，咬除寰椎后根

参考书目

[1] Schuenke M，Schulte E，Schumacher U. THIEME Atlas of Anatomy, Neck and Internal Organs. Thieme Stuttgart.

[2] Schuenke M，Schulte E，Schumacher U. THIEME Atlas of Anatomy, General Anatomy and Musculoskeletal System. Thieme Stuttgart.

[3] Schuenke M，Schulte E，Schumacher U. THIEME Atlas of Anatomy, Head and Neuroanatomy. Thieme Stuttgart.

[4] Putz R，Sobotta PR. Atlas der Anatomie des Menschen. Band 2, 21st edition. Elsevier, Pte Ltd.

[5] Standring S. GRAY'S Anatomy Susan Standring. Churchill Livingstone Elsevier.

[6] Netter FH. Atlas of Human Anatomy. SAUNDERS Elsevier.

[7] Bontrager KL，Lampignano JP. 王继琛译. 放射技术与相关解剖. 北京大学医学出版社.

[8] Moore KL，Persaud TVN. The Developing Human. Saunders Elsevier.

[9] Agur AMR. Grant's Atlas of Anatomy. Lippincott Williams & Wilkins Inc.

[10] Stoller DW. MRI, Arthroscopy, and Surgical Anatomy of the Joints. Lippincott Williams & Wilkins lnc.

[11] 托尼·史密斯. 左焕琛译. 人体. 上海科学技术出版社.

[12] Agur AMR，Dalley AF. 左焕琛译. Grant 解剖学图谱. 上海科学技术出版社.

[13] 金征宇. 超高场 MR 全身应用图谱. 中国协和医科大学出版社.

[14] 张朝佑. 人体解剖学. 人民卫生出版社.

[15] 郭光文，王序. 人体解剖彩色图谱. 人民卫生出版社.

[16] 柏树令，段坤昌，陈金宝. 人体解剖学彩色图谱. 上海科学技术出版社.

[17] 石玉秀，邓纯忠，孙桂媛，等. 组织学与胚胎学彩色图谱. 上海科学技术出版社.

[18] 段坤昌，王振宇，李庆生. 颅脑颈部应用解剖学彩色图谱. 辽宁科学技术出版社.

[19] 金连弘. 人体断面解剖学彩色图谱. 人民卫生出版社.

[20] 姜树学，马述盛. 断面解剖与 MRI、CT、ECT 对照图谱. 辽宁科学技术出版社.

[21] 梁长虹，赵振军. 多层螺旋 CT 血管成像. 人民军医出版社.

[22] 徐达传. 骨科临床解剖学图谱. 山东科学技术出版社.

[23] 张正治. 口腔颌面外科临床解剖学图谱. 山东科学技术出版社.

[24] 于春江，贾旺，张绍祥. 神经外科临床解剖学图谱. 山东科学技术出版社.

[25] 孔祥玉，韩德民. 眼耳鼻咽喉科临床解剖学图谱. 山东科学技术出版社.

[26] 汪忠镐，舒畅. 血管外科临床解剖学图谱. 山东科学技术出版社.

[27] 单鸿，姜在波，马壮. 临床血管解剖学. 世界图书出版公司.

[28] 梁常虹，赵振军. 多层螺旋 CT 血管成像. 人民军医出版社.

[29] Hoppenfeld S, de Boer P, Buckley R. Surgical Exposures in Orthopaedics: The Anatomic Approach . Lippincott Williams & Wilkins.

[30] 王怀经. 局部解剖学. 高等教育出版社.

[31] 刘树伟，李瑞锡. 局部解剖学. 人民卫生出版社.

[32] 徐国成，韩秋生，舒强，等. 局部解剖学彩色图谱. 辽宁科学技术出版社.

[33] 舒强，徐国成，鹿晓理. 局部解剖学. 高等教育出版社.

对提供参考书目的作者和出版社，在此一并表示衷心的感谢。